Manfred Bocksch

Natürlich heilen und behandeln

Manfred Bocksch

Natürlich heilen und behandeln

Praktische Naturheilkunde

Wasseranwendung
Heilpflanzen
Homöopathie
Akupressur

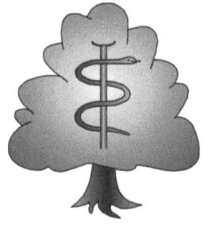

© 2007 – Manfred Bocksch

Fotos: Manfred Bocksch

Zeichnungen: Barbara von Damnitz

Herstellung und Verlag: Books on Demand GmbH, Norderstedt

Printed in Germany

ISBN 9783833496370

Inhaltsverzeichnis

Hinweis zum Gebrauch des Buches
Der Pfeil (→) verweist auf den allgemeinen Behandlungsteil, Seite 12 ff.

Zu diesem Buch

Beschwerden und Krankheiten trüben nur zu oft den Alltag. Seien es so lästige »Alltagsbeschwerden« wie Kopfschmerzen, Zahnschmerzen, Magenverstimmung oder Schlafstörungen. Jeder wird schon einmal davon betroffen gewesen sein. Oder seien es chronische Krankheiten, wie z. B. chronischer Gelenkrheumatismus, Lebererkrankungen, Asthma u. a. Dies sind sicherlich keine »Alltagsbeschwerden«, aber für den Betroffenen werden sie zum »alltäglichen« Leiden.

Um Schmerzen und Symptome zu lindern, greifen viele leider nur allzu rasch zu chemischen Präparaten, andere wiederum ertragen stillschweigend, ergeben ihr Leiden. Häufig wird auch die Verantwortung für die eigene Gesundheit einem Dritten – dem Arzt, Heilpraktiker oder Therapeuten – überlassen, wobei aber auch von ärztlicher Seite dem Betroffenen die Fähigkeit abgesprochen wird, für sich selbst zu sorgen – dies sogar bei kleinen Unpäßlichkeiten.

Die Möglichkeit, sich selbst zu helfen, wie es für unsere Großeltern noch selbstverständlich war, gerät dabei weitgehend in Vergessenheit.

Dieses Buch versteht sich als ein Ratgeber, der jedem einzelnen Denkanstöße geben will, im Falle einer Krankheit für sich zu überlegen, ob es zunächst einmal sinnvoll sein kann, mit natürlichen Hilfsmitteln den Weg der Linderung oder Heilung zu beschreiten. Es zeigt in anschaulicher Weise die Möglichkeiten und Hilfsmittel für eine Selbstbehandlung auf. Es werden aber auch klar die Grenzen für eine ausschließliche Selbstbehandlung gezogen, denn in vielen Fällen ist eine ärztliche Diagnostik und Behandlung nötig und sinnvoll. Ferner liefert es dem Patienten Informationen und will ihn dazu ermuntern, den Arzt auf eine natürliche Behandlung anzusprechen. Arzt und Patient sollen gleichberechtigte Partner sein, die im Gespräch über die Krankheit, aber auch über die Gesundheit, einen Weg der Behandlung finden.

Dies verlangt vom Arzt ein Abrücken von seinen »Allmachtsansprüchen« bezüglich Krankheit und Gesundheit und vom Patienten das Tragen von Eigenverantwortlichkeit – aber nur darin besteht eine Chance zur tiefgreifenden Genesung.

Dieses Buch ist in zwei große Abschnitte gegliedert:
➤ Behandlungsmethoden,
➤ Beschwerden und Therapien.
Einer kurzen Erklärung der Prinzipien einer naturgemäßen Behandlung – mit dem Unterschied zur »Schulmedizin« – folgen die »Allgemeinen Behandlungsmethoden«. Hier werden die wichtigsten naturheilkundlichen Methoden beschrieben. Auf Vollwerternährung – mit Wochenmenüplan, speziellen Ernährungsmethoden, z. B. Fasten, Reisdiät u. a., Bewegungs- und Atemtherapie mit Übungsbeispielen – wird näher eingegangen. Entspannungstherapien, wie z. B. autogenes Training, Yoga und Massage, werden nur kurz erwähnt.

Auf den großen, wichtigen Bereich der psychotherapeutischen Verfahren kann in diesem Buch nicht näher eingegangen werden, da sie sich nicht zur Selbstbehandlung anbieten. Bei den einzelnen Beschwerden und Krankheiten wird aber immer wieder auf psychische Ursachen verwiesen. Jeder einzelne wird dazu aufgefordert, »in sich hineinzuhorchen« und die seelischen Probleme zu berücksichtigen. Kann er diese nicht im Gespräch mit dem Partner, Freunden oder Arzt lösen, sollte sich unbedingt eine psychotherapeutische Behandlung anschließen. Die vier wichtigsten Therapiemethoden dieses Buches – Wasseranwendungen, Heilpflanzen, Homöopathie und Akupressur – werden ausführlich erklärt. Methoden, die in die Hände eines erfahrenen naturheilkundlichen Behandlers gehören, wie z. B. Akupunktur, Chirothera-pie, Neuraltherapie, Ozontherapie, Zelltherapie u. a., werden nicht erwähnt. Eine Anwendung dieser Methoden ist aber bei vielen Beschwerden und Krankheiten sinnvoll und bringt erst den erwarteten Heilerfolg. Beschwerden und Therapien sind Gegenstand des zweiten Abschnitts. Dabei muß bei den Beschwerden eine Auswahl getroffen werden. Häufige und für eine Selbstbehandlung – in gewissem Umfang – geeignete Beschwerden und Krankheiten werden ausführlich beschrieben. Der Aufbau der einzelnen Beschwerdebilder ist dabei immer gleich:

Erscheinungsbild   Hier werden auch die für einen Laien erkennbaren Symptome erklärt.

Verlauf   Es werden zeitlicher Verlauf und Komplikationen aufgeführt.

Ursache   Ursachen im umfassenden Sinn – von psychischen Problemen bis zu Umweltbelastungen – werden dargestellt. Der Therapieteil untergliedert sich im Sinne des ersten Abschnittes dieses Buches in

Allgemeine Maßnahmen,
Wasseranwendung,
Heilpflanzen,
Homöopathie,
Akupressur.

Als Ergänzung folgt noch ein Kapitel über Hausmittel. Dabei werden überlieferte Rezepte und Anwendungen aufgeführt, die sich erfahrungsgemäß bewährt haben. Den Abschluß bilden eine Hausapotheke, ein Literaturverzeichnis und ein ausführliches Register.

An dieser Stelle möchte ich mich ganz herzlich bei Brigitte Störk bedanken. Erst durch Ihre unermüdliche Arbeit am Computer konnte dieses Buch so rasch fertiggestellt werden.

Manfred Bocksch

»Naturgemäß behandeln« – was bedeutet das?

Beschwerden und Krankheiten naturgemäß behandeln bedeutet, Heilmittel und Methoden einzusetzen, die aus der Natur kommen und die die natürlichen Selbstheilungskräfte des Organismus anregen. Diese Therapie bezeichnet man als *Naturheilverfahren*.

Die zentralen Begriffe der Naturheilverfahren
- natürliche Heilmittel und Methoden
- Selbstheilungskräfte des Organismus

möchte ich näher erläutern:

Zu den *Naturheilmitteln im engeren Sinn* zählen Licht, Luft, Sonne, Wasser, Bewegung und Ernährung. Diese Mittel könnte man auch als natürlich wirksame Lebensreize bezeichnen. Ihnen war der Mensch in seiner gesamten Entwicklungsgeschichte immer ausgesetzt. Er mußte sich mit diesen Reizen auseinandersetzen, und der Organismus mußte entsprechend auf diese Reize reagieren. In der Therapie können wir nun durch vernünftige, maßvolle, zielgerichtete Anwendung dieser Lebensreize, z. B. mit einer Wasseranwendung, Gesundheit erhalten und krankhafte Situationen verändern. Die Wirkung ist dabei überwiegend unspezifischer Art, d. h. es wird nicht direkt ein einzelnes Organ behandelt, sondern körpereigene Regulationsvorgänge werden beeinflußt.

Der Therapieeffekt besteht z. B. in einer Kräftigung des Herz-Kreislauf-Systems, in einer Anregung des Stoffwechsels oder in einer Stärkung der Abwehrkräfte. Die Naturheilmittel, und hier besonders die Wasseranwendungen, die Bewegungs- und Atemtherapie und die Vollwerternährung, führen zu einer körperlichen Leistungssteigerung, zu einer Stabilisierung des Vegetativums und somit letztlich zu einer Harmonisierung der seelischen Grundstimmung. Zu den *natürlichen Heilmitteln im weiteren Sinn* zählen besonders die Heilpflanzen, aber auch Medikamente aus tierischen Organen oder Mineralien. Mit diesen Mitteln besteht die Möglichkeit, speziell einzelne Organfunktionen zu beeinflussen. So können wir z. B. mit Heilpflanzen auf Magen-Darm-Erkrankungen, Bronchialleiden, Herzschwäche u. a. m. einwirken.

Obwohl wir bei dieser Therapie zielgerichtet ein Organsystem behandeln und damit eigentlich einem Grundprinzip der Naturheilverfahren untreu werden, nämlich immer den ganzen Menschen zu behandeln, kann und darf die Naturheilkunde nicht auf diese Heilmittel verzichten. Denn in der Hand des erfahrenen Behandlers sind Heilpflanzen – damit sind die in diesem Buch erwähnten Pflanzen gemeint – und die anderen Naturheilmedikamente sehr wirksame Mittel mit geringen Nebenwirkungen. Damit wird diese Therapie dem Behandlungsgrundsatz der Naturheilkunde gerecht, den Organismus möglichst wenig zu schädigen. Von großer therapeutischer Bedeutung im Rahmen der Naturheilverfahren sind die *natürlichen Heilmethoden*. Dazu gehören z. B. die Homöopathie, die

Akupunktur, die Neuraltherapie u. a. Die Gemeinsamkeit dieser Methoden besteht darin, daß sie die natürlichen Regulationsmechanismen des Körpers ausnutzen, um dadurch die gestörten Funktionen wieder in ein gesundes Gleichgewicht zu bringen. Eine Heilung geschieht somit nicht durch das Mittel oder die Methode, sondern nur durch die »Heilkraft« im Menschen selbst. Damit sind wir beim zweiten zentralen Begriff der Naturheilverfahren, nämlich der Selbstheilungskraft des Organismus.

Wenn man von *»Selbstheilungskraft«,* von »Lebenskraft« oder auch von »Bioenergie« spricht, so bezeichnet man damit ein Phänomen, das außerhalb jeder wissenschaftlichen Diagnostik liegt. Dieses Phänomen in seiner gesamten Bedeutung zu erläutern, würde den Rahmen dieses Buches sprengen, denn im Grunde erfordert dies eine philosophische Betrachtung. Hier mögen einige Gedankengänge genügen.

Grundgedanke ist, daß ein lebendiger Organismus in seiner Gesamtheit und in der Gesamtheit seiner Funktionen mehr ist als die Summe seiner Teile. Das heißt, wir können den Menschen z. B. nicht in seine Organe und Zellen zerlegen, wie es die rein naturwissenschaftlich orientierte Medizin tut, und damit seine Identität beschreiben.

In jedem lebenden Organismus – von der einzelligen Amöbe bis zum Menschen – muß es eine bildende Kraft geben, durch die erst der Organismus entsteht. Durch diese Kraft besitzt er auch die Fähigkeit zur Selbstregulation und Selbstheilung. Da diese Vorgänge aktive Leistungen des Organismus sind, können wir auch davon ausgehen, daß jede Heilung nur aktive Selbstheilung sein kann. Eine passive Heilung kann es nicht geben. Dies ist der Ansatzpunkt für eine naturgemäße Behandlung. Der Behandler versteht sich nur als Förderer und wird nur dann tätig, wenn die Selbstheilungsvorgänge nicht ausreichen. In seiner Behandlung wird er sich bemühen, möglichst in Einklang mit diesen natürlichen Vorgängen und nicht gegen sie zu wirken.

An diesem Behandlungsprinzip wird der Unterschied zwischen Naturheilverfahren und Schulmedizin am deutlichsten. Die Schulmedizin betreibt eine spezifische, organbezogene Therapie. Dabei richtet sie sich nach den Forschungsergebnissen chemischer und physikalischer Experimente. Labor und Tierversuch werden zum entscheidenden Maßstab für die Beurteilung eines Medikaments oder einer therapeutischen Methode.

Die Erfolge der Schulmedizin sollen in keiner Weise geleugnet werden. Seuchen wurden eingedämmt, künstliches Insulin wurde entwickelt, aber alle Maßnahmen der schulmedizinischen Therapie richten sich gezielt gegen die krankhafte Veränderung und weisen dem Organismus eine passive Rolle zu. Die Wirkung ist dabei immer an die Anwesenheit der Wirkstoffe gebunden. Dabei geht die Schulmedizin davon aus, daß dort, wo Wirkungen sind, auch unerwünschte Nebenwirkungen sind. Wo keine unerwünschten Nebenwirkungen auftreten, besteht der Verdacht, daß auch keine Wirkung da ist. Dieser Denkansatz läßt sich durchaus auf die Prinzipien der Schulmedizin anwenden, kann aber nicht auf die naturgemäße Behandlung übertragen werden, wie es leider allzu häufig geschieht. Für die Schulmedizin gilt nur das als Behandlungserfolg, was objektivierbar und nachprüfbar ist, alles andere wird als Placeboeffekt bezeichnet. Eine Medizin, die aber nur meßbare Daten gelten läßt, verliert den einzelnen, individuellen Menschen in seiner körperlichseelisch-geistigen Gesamtheit aus den Augen; sie wird nicht heilen können, bestenfalls nur symptomatisch helfen. Bei einer naturgemäßen Behandlung steht dagegen der einzelne Mensch mit seinem jeweils individuellen Problem im Mittelpunkt der Betrachtung, die Therapie versteht sich nur als Anstoß zur aktiven Selbstheilung.

Naturgemäße Behandlungsmethoden

Allgemeine Maßnahmen

Vernünftige Ernährung

Auf dreifache Weise steht der Mensch mit seiner Umwelt in Verbindung:
durch die Atmung,
durch die Nahrung,
durch die Sinnes- und Gefühlswahrnehmungen.
Die Nahrung ist dabei das direkte Bindeglied für sein körperliches Befinden. Die Nahrungsmittel, die wir täglich essen, werden durch unsere Verdauungsorgane aufgespalten, abgebaut und in körpereigene Substanz umgewandelt; was nicht verwertbar ist, wird ausgeschieden. Diesen komplexen Vorgang bezeichnen wir als Stoffwechsel. Kommt es zu einer Störung dieser Stoffwechselabläufe, entwickeln sich im Laufe der Zeit krankhafte Zustände. Eine falsche Ernährung ist dabei der entscheidende Faktor. Die Ernährung hat außerdem noch eine deutliche Beziehung zur Funktion des Abwehrsystems und zur Funktion des Kreislaufs.

Betrachtet man alle drei Bereiche – Stoffwechsel, Abwehr, Kreislauf – die durch die Ernährung am deutlichsten beeinflußt werden, so kann man folgende Krankheiten als ernährungsabhängige Krankheiten bezeichnen:

- Karies
- Übergewicht
- Verstopfung
- Altersdiabetes
- Hyperlipämie (erhöhtes Blutfett)
- Gicht (erhöhte Harnsäure)
- Arteriosklerose
- Bluthochdruck
- Gallensteine
- Infektanfälligkeit
- Erkrankungen der Bewegungsorgane (z. B. Arthrosen)

Die aufgeführten Erkrankungen zählen zu den häufigsten und verbreitetsten in den industrialisierten Ländern. Sie sind die sogenannten »Wohlstandskrankheiten«.
Wie ist nun zu erklären, daß wir auf der einen Seite eine Riesenauswahl an Nahrungsmitteln haben, auf der anderen Seite aber die ernährungsbedingten Krankheiten so zahlreich sind?
Tatsache ist, daß der Organismus zur Aufrechterhaltung aller seiner Funktionen mit allen lebensnotwendigen Nahrungsstoffen versorgt werden muß. Die Ernährungswissenschaft hat in den letzten 100 Jahren nach und nach immer mehr lebenswichtige Nährstoffe entdeckt, die zur Erhaltung einer optimalen Gesundheit notwendig sind. Sie betrachtet die Ernährung aber nur nach rein wissenschaftlichen Kriterien, d. h. soundsoviel Gramm Eiweiß, Kohlenhydrat und Fett, soundsoviel Milligramm Vitamine, Mineralien und Spurenelemente enthält ein Nahrungsmittel und soundsoviel benötigt ein Mensch davon pro Tag. Der gesamte Stoffwechsel wird als meßbarer Vorgang verstanden. Dabei wird aber nicht berücksichtigt, daß man nur das messen kann, wozu man eine Meßeinrichtung hat. Der beste Beweis dafür sind die Vitamine, die man erst seit 1930 nachweisen kann, und die Spurenelemente, die man erst nach und nach in den letzten

Jahren entdeckt hat. Vor dieser Zeit kannte man sie nicht, folglich waren sie damals nicht »lebenswichtig«. Die Bedeutung der Vitamine und Spurenelemente für die Gesundheit und Leistungsfähigkeit hat man erst eindeutig in den letzten Jahren nachgewiesen.

Die Wahrscheinlichkeit, daß die Nahrung alle lebenswichtigen Stoffe enthält, ist um so größer, je weniger die einzelnen Nahrungsmittel behandelt sind, denn fast jede Verarbeitung vermindert den Gehalt an lebenswichtigen Nährstoffen. Nicht nur, daß jeder selbst den Nährstoffgehalt z. B. durch Erhitzen vermindert, die entscheidende Veränderung geschieht bereits durch die Nahrungsmittelindustrie. Durch physikalische und chemische Verfahren werden aus den vollwertigen, natürlichen Lebensmitteln oft minderwertige Nahrungsmittel. Zwei Beispiele sollen dies verdeutlichen:

1. Das Getreidekorn wird bei der industriellen Mehlproduktion von seinem Keim und seinen Randschichten getrennt, dadurch erhält man den Mehlkern. Der Mehlkern (Mehlkörper) enthält hauptsächlich Stärke; Keim und Randschichten enthalten Proteine, Mineralien, Vitamine, Fette, Enzyme und Ballaststoffe. Den Mehlkern verwenden wir gemahlen als Mehl zur Herstellung von Brot und Teigwaren, den Keim und die Randschichten verfüttern wir größtenteils an Tiere. Durch die ausschließliche Verwendung von Mehl mit einem hohen Ausmahlungsgrad – Weizenmehl Type 405 – verlieren wir gegenüber dem vollen Getreidekorn ca. 80% an Vitaminen und 70% an Mineralien.

2. Aus Zuckerrohr oder -rüben wird Zucker hergestellt. Der isolierte Zucker enthält kein Eiweiß, kein Fett, keine Vitamine und nur geringe Mengen Mineralien, er ist ein reines Kohlenhydrat. Aus diesem Grund ist er nur noch reiner Kalorienträger und von daher für die menschliche Ernährung entbehrlich. Unbearbeitete Lebensmittel in frischem Zustand geben demnach die größte Gewähr für eine gesunde, vollwertige Ernährung. Selbstverständlich können wir nicht alles in rohem Zustand genießen – bei Bohnen und Kartoffeln wäre dies sogar gesundheitsschädlich – aber dennoch lautet der Grundgedanke der Vollwerternährung:

Die Nahrung soll so natürlich, so unverarbeitet wie möglich sein.

So einfach dieser Leitgedanke der Vollwerternährung klingt, so schwer fällt es, eingefahrene Ernährungsgewohnheiten zu verändern. Oft steht dem auch das Vorurteil entgegen, »Vollwertkost schmeckt nicht«, »sie ist zu teuer«, »die Zubereitung ist zu aufwendig« u. a. mehr. Darauf kann man nur erwidern: Machen Sie einen Versuch mit der Vollwerternährung, und Sie werden feststellen, daß die Vorurteile unbegründet sind. Um die Umstellung zu erleichtern, folgen noch einige Grundregeln und ein Wochenmenüplan.

Grundregeln zur Vollwerternährung

- Jeden Tag frisches Obst, Gemüse und Salat essen. Der Frischkostanteil in der täglichen Nahrung sollte möglichst groß sein.
- Getreideprodukte aus Vollkorn – Brot, Brötchen, Kuchen – sind Produkten aus Weißmehl vorzuziehen.
- Frisch eingeweichter Getreideschrot oder gekeimtes Getreide als Müsli verwenden.
- Zucker so sparsam wie möglich gebrauchen, auch auf versteckten Zucker, z. B. in Konfitüre, Limonade, Cola, Schokolade, achten. Wenn nötig, zum Süßen Honig, Birnendicksaft oder Ahornsirup verwenden.
- Nur kaltgepreßte Öle für Salatsaucen gebrauchen.
- Als Streichfett kann Butter oder Reformhausmargarine empfohlen werden.
- Viel frische Kräuter zum Würzen nehmen, dadurch braucht man weniger Salz.

- Langsam und gründlich kauen.
- Nicht zu heiß und nicht zu kalt essen oder trinken.
- Sich Zeit nehmen zum Essen.
- Beim Essen weder lesen noch fernsehen.

Hinweis Vollwerternährung versteht sich als möglichst »natürliche Ernährung«. Die Lebensmittel können aber nur so natürlich, so gesund sein wie unsere Umwelt, wie die Pflanzen und Tiere, von denen sie stammen. Von daher ist biologischer Landbau und eine »tiergerechte Tierhaltung« unabdingbare Voraussetzung für eine gesunde, vollwertige Ernährung. Wenn wir als Verbraucher biologische Produkte bevorzugen, ist das nicht nur zum Vorteil für unsere eigene Gesundheit, sondern dadurch unterstützen wir auch die umweltschonenden, ökologischen Anbau- und Tierhaltungsmethoden.

Wochenmenüplan

Jeweils zum Frühstück

Kräutertee
Rezept für Hausteemischung:

| Brombeerblätter |
| Himbeerblätter |
| Erdbeerblätter |
| zu gleichen Teilen |
| Zubereitungsart II (Seite 52). |

Diese Grundmischung kann man geschmacklich variieren mit Pfefferminze, Apfelschalen, Fenchel, Anis, Lavendelblüten, Hagebuttenschalen, Melisse, Malve u. a.

Vollkornbrot, -semmeln, Knäckebrot
Als Aufstrich Butter, Frischkäse, Quark, Sojaaufstrich (Reformhaus), Honig, gelegentlich Wurst oder Ei.

Müsli
Mindestens dreimal in der Woche sollte ein Frischkornmüsli aus geschrotetem oder gekeimtem Getreide gegessen werden.
Getreideschrotbrei 2 Eßlöffel Getreide frisch grob schroten, mit kaltem Wasser zu einem Brei rühren, 6-10 Stunden quellen lassen. Danach einen geriebenen Apfel untermischen und mit Joghurt, Sauermilch, Sahne, Nüssen, Rosinen und Obst abschmecken.
Getreidekeime 2 Eßlöffel Weizen gut waschen, in einen tiefen Teller geben und mit etwas Wasser übergießen. Über Nacht einweichen, am Morgen die Körner in ein Sieb geben und gut abspülen. Tagsüber trocken stehen lassen. Diesen Vorgang noch zweimal wiederholen, am dritten Tag haben die Körner einen ca. 1 cm langen Keim. Zubereitung dann wie Getreideschrotbrei (nicht schroten).

Montag
Mittag – Möhrensalat, Grüner Salat, überbackener Fenchel mit Reis
Abend – Selleriesalat, Tomatensalat, Vollkornbrot, Quark mit frischen Kräutern, Käse

Dienstag
Mittag – Rote-Rüben-Rohkost, Gurkensalat, Vollkornnudelauflauf mit Speck
Abend – Feldsalat, Rettichsalat, Vollkornbrot, Käse

Mittwoch
Mittag – Krautsalat, Radieschensalat, Möhrengemüse mit Hirse
Abend – Tomaten-Paprika-Salat, Pellkartoffeln mit Kräuterfrischkäse

Donnerstag
Mittag – Tomatencremesuppe, Kaiserschmarrn aus Vollkornmehl mit Apfelmus
Abend – Blumenkohlrohkost, Endiviensalat, Vollkornknäcke, geräucherte Forelle, Käse

Freitag
Mittag – Grüner Salat, Rote-Rüben-Salat, gedünstetes Fischfilet mit Kräuterkartoffeln
Abend – Chicoreesalat, Möhren-Apfel-Salat, Vollkornbrot, Quark mit frischen Kräutern, Käse

Samstag
Mittag – Kartoffelsuppe

Abend – Spinatsalat, Sellerie-Walnuß-Salat, Pizza aus Vollkornteig mit Salami, Kräutern und Käse

Sonntag
Mittag – Eissalat, Paprikasalat, Rinderfilet mit Kräuterbutter und Kartoffelrösti, Obstsalat
Abend – Krautsalat, Vollkornbrötchen, Käse, Geflügelsalat

Aus diesem Menüplan wird deutlich, daß Vollwerternährung nicht einseitig ist, sondern vielseitiger als die normale Hausmannskost. Die Rezepte sind nur eine kleine Auswahl. Die genaue Zubereitung kann man den erwähnten Büchern entnehmen – siehe Literaturverzeichnis.
Bei der Vollwertkost geht es auch nicht um strenge Verhaltensmaßregeln, sondern es sind nur die aufgeführten Grundregeln zu beachten. Ernährt man sich »vollwertig«, ist auch gegen ein gelegentliches Tortenstück, ein Glas Bier oder Wein nichts einzuwenden.

Spezielle Ernährungsmethoden

Die Wirkung der speziellen Ernährungsmethoden besteht in einer kurzfristigen Entlastung der Verdauungsorgane, in einer Umstimmung des Organismus und in einer Anregung der Stoffwechselschlackenausscheidung. Keine dieser Ernährungsmethoden sollte ohne ärztliche Kontrolle über einen längeren Zeitraum durchgeführt werden. Die Auswahl der Zutaten und die Zubereitung der Speisen sollten äußerst sorgfältig erfolgen.

Frischkost

Sie besteht ausschließlich aus frischem Obst, Gemüse, Salat, Nüssen, eingeweichtem Getreideschrot, gekeimtem Getreide. Zum Anmachen von Salat wird kaltgepreßtes Öl, Obstessig, Bioghurt, süße Sahne verwendet.
Diese Ernährung eignet sich bei Übergewicht, Gicht, Hauterkrankungen, rheumatischen Erkrankungen.
Dauer Jeweils alle 4 Wochen 1 Woche lang.

Kartoffel-Diät

Dabei werden 1–1,5 Kilogramm Kartoffeln pro Tag in mehreren Portionen gegessen, z. B. als Kartoffelsuppe, Kartoffelauflauf, Kartoffelbrei, Pellkartoffeln. Tomaten, Möhren oder Gurken dürfen ebenfalls verwendet werden. Zum Würzen nur frische Kräuter, Zitrone, Meerrettich, Kümmel nehmen. Etwas kaltgepreßtes Öl ist erlaubt.

Diese Ernährung eignet sich vor allem bei Übergewicht, Bluthochdruck, Nierenerkrankungen.
Dauer Bei Selbstbehandlung nur 1 Woche lang.

Karotten-Diät

Dabei werden 1–1,5 Kilogramm Karotten pro Tag, auf 5–6 Portionen verteilt, roh gerieben oder gekocht und durch ein Sieb passiert gegessen. Nur mit frischen Kräutern oder etwas Zitrone würzen.
Diese Ernährung eignet sich besonders bei Magen-Darm-Erkrankungen, wie z. B. Magenkatarrh, Durchfall.
Dauer 2–3 Tage, bis die akuten Beschwerden abgeklungen sind.

Molke-Diät

Dabei wird 1 Liter Diät-Kurmolke (Heirler), über den Tag verteilt, getrunken. Bei der strengen Form gibt es zusätzlich nur noch Kräutertee, ca. 1 Liter, und Frischpflanzensaft, z. B. Brennesselsaft, Löwenzahnsaft, Weißdornsaft (5–6 mal 2 Eßlöffel). Bei der milden Form gibt es zu der Diät-Kurmolke (1 Liter, verteilt) noch Vollwerternährung mit hohem Frischkostanteil. Diese Ernährung eignet sich vor allem bei Lebererkrankungen, chronischer Verstopfung, Blutfetterhöhung.
Dauer 1 Woche lang.

Reis-Diät

Dabei werden 300 Gramm Vollreis pro Tag in 5–7 Portionen gegessen. Obst, gedünstete Tomaten, Gurken und Paprika sind erlaubt. Kein Salz und keine Milch verwenden. Zum Dünsten der Gemüse ist etwas kaltgepreßtes Pflanzenöl erlaubt. Diese Ernährung eignet sich bei Bluthochdruck, Herz-, Kreislaufschwäche und Nierenerkrankungen.
Dauer Für die Selbstbehandlung empfiehlt es sich, jede Woche 1 Reistag einzulegen.

Fasten

Fasten ist die wirksamste Methode, den Körper auf natürliche Weise von innen her zu reinigen. Während des Fastens kommt es zu einer Umstellung des Stoffwechsels. Der Körper gewinnt die zum Leben nötige »Energie« aus dem körpereigenen Fett- und Eiweißdepot. Durch die Schonung der Verdauungsorgane kommt es zur Säuberung des Darms und zur »Entgiftung« des Organismus. Fasten führt zur Steigerung der Abwehrkräfte und fördert die körperliche und geistige Leistungsfähigkeit. Eine regelmäßig durchgeführte Fastenwoche – im Herbst und im Frühjahr – ist die beste Vorbeugung.
Das körperliche Anzeichen zum Durchführen einiger Fastentage ist der fehlende Appetit. Dieses Symptom finden wir häufig bei Erkältungskrankheiten, Magen-Darm-Störungen und Kinderkrankheiten. Auf keinen Fall sollten wir in der falschen Annahme, wir müßten den Körper kräftigen, diese Zeichen unbeachtet lassen und extra viel essen. Gerade dadurch würden wir den Organismus zusätzlich belasten und in seiner Abwehrkraft schwächen. Wichtig ist eine Entlastung, was wir durch einige Tee-Saft-Fastentage erreichen können. Wer länger als 4 Tage fasten will, sollte sich vorher genau informieren (Arzt, Literatur).

Tee-Saft-Fasten

Dabei werden 1–1,5 Liter Kräutertee, über den Tag verteilt, getrunken. Mittags ein kleines Gläschen biologischer Gemüsesaft, nachmittags ein kleines Gläschen biologischer Fruchtsaft.
Dauer 2–3 Tage lang, dann leichte Kost, z. B. Zwieback, Haferbrei, Karottensuppe.

Kräutertee	
Himbeerblätter	20,0
Brombeerblätter	20,0
Lindenblüten	20,0
Holunderblüten	20,0
Hagebuttenschalen	20,0
Fenchelfrüchte	10,0
Zubereitungsart II (Seite 52)	

Bewegungstherapie

»Wer rastet, der rostet«. Dieses alte Sprichwort beinhaltet die Weisheit, daß Bewegung notwendig ist für unser körperliches Wohlergehen. Bewegungsmangel wird zur Krankheitsursache: Die Muskelkraft schwindet, Herz und Kreislauf werden schwach, der Darm wird träge, die Atmung flach. Die Folge sind Erkrankungen, wie z. B.

– Kreislaufstörung
– Herzmuskelschwäche
– Durchblutungsstörungen
– Bluthochdruck
– Verstopfung
– Übergewicht
– Atemstörungen

Eine Möglichkeit, die Lebensqualität zu erhalten, ja sogar zu steigern, ist die aktive Bewegung. Bewegungsübungen dienen einerseits der Vorsorge und sind Ausgleich für einseitige, tägliche Belastung, andererseits tragen sie zur Erhaltung und Wiedergewinnung der Gesundheit bei.
Gesundheit und Leistungsfähigkeit bis ins hohe Alter lassen sich durch regelmäßige Bewegung erreichen. Wichtig dabei ist die richtige Dosierung der Übungen. Diese ist abhängig von Alter, Kondition und Gesundheitszustand. Die Übungen in diesem Buch sind so ausgewählt, daß sie von

jedem durchgeführt werden können, allerdings mit der Einschränkung, daß Personen mit chronischem Gelenkrheumatismus und fortgeschrittener Arthrose nur unter krankengymnastischer Anleitung üben sollten. Der Ungeübte beginnt mit den leichten Übungen und steigert dann langsam den Schwierigkeitsgrad und die Zahl der Wiederholungen. Wichtig ist besonders das regelmäßige Üben. Am besten eignet sich die Zeit nach dem Aufstehen. 10–15 Minuten tägliche Morgengymnastik sollten wie das Zähneputzen zur täglichen Hygiene gehören. Selbstverständlich können die Übungen auch am Arbeitsplatz, am Nachmittag oder Abend durchgeführt werden.

Grundregeln

- Bevor man mit den Übungen beginnt, die Muskulatur auflockern.
- Bei den Übungen niemals die Luft anhalten und pressen.
- Keine Übungen bei Krankheitsgefühl.
- Übungen sofort abbrechen, wenn sich Beschwerden einstellen, z. B. Herzstolpern, Schwindel, Kopfschmerzen. In diesen Fällen sollte ein Arzt aufgesucht werden.

- Um einen Trainingseffekt zu erzielen, muß man 2 bis 3 Monate regelmäßig täglich Bewegungsübungen machen. Nach dieser Zeit reicht es, zwei- bis dreimal pro Woche zu üben.
- Zwischen den einzelnen Übungen immer wieder Arme und Beine ausschütteln, kräftig ausatmen.

Leichte Übungen

I. Gehen im Stand, Arme dabei locker schwingen.
Dauer 2–3 Minuten.
Zweck Muskellockerung.
Geeignet bei Durchblutungsstörungen der Beine.

II. Körper ganz strecken, Fersen federnd heben, mit den Armen abwechselnd hoch über den Kopf greifen.
Dauer 15–20 mal.
Zweck Muskeldehnung.
Geeignet bei Durchblutungsstörungen der Beine.

III. Beinkreisen in wechselnder Richtung.
Dauer 15–20 mal je Bein.
Zweck Lockerung des Hüftgelenks, Kräftigung der Beinmuskeln.
Geeignet bei Durchblutungsstörungen der Beine, Hüftgelenksbeschwerden.

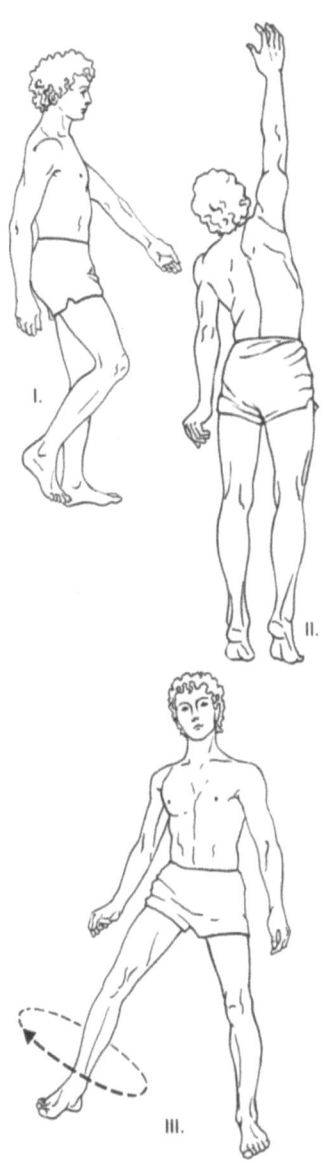

IV. Knie abwechselnd vor die Brust heben.
Dauer jeweils 15–20 mal.
Zweck Lockerung des Hüftgelenks, Kräftigung der Beinmuskulatur.
Geeignet bei Durchblutungsstörungen und Hüftgelenksbeschwerden.

V. Leichte Seitgrätsche, ein Bein bleibt immer angewinkelt; wippende Gewichtsverlagerung vom rechten aufs linke Bein.
Dauer 15–20 mal.
Zweck Lockerung des Hüftgelenks, Dehnung der Beinmuskulatur.
Geeignet bei Hüftgelenksbeschwerden, Verspannung im Unterleib.

VI. Kreisende Bewegung mit dem Becken mit Richtungswechsel.
Dauer 15–20 mal in jede Richtung.
Zweck Lockerung der Beinmuskulatur und Förderung der Wirbelsäulenbeweglichkeit.
Geeignet bei Verspannungen im Unterleib, Schmerzen im Lendenwirbelsäulenbereich.

VII. Hände im Nacken verschränken, den Oberkörper von einer Seite zur anderen drehen.
Dauer 15–20 mal.
Zweck Lockerung und Förderung der Brustwirbelsäulenbeweglichkeit.

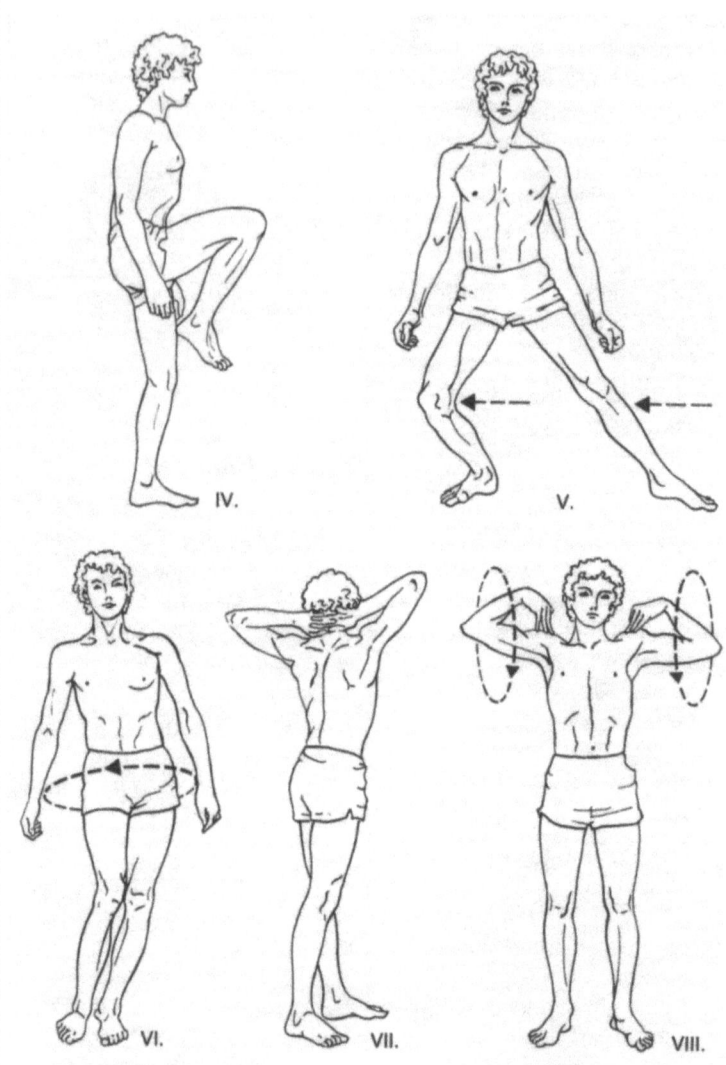

Geeignet bei Rückenschmerzen im Brustwirbelsäulenbereich, chronischer Bronchitis, Asthma.

VIII. Hände auf die Schultern legen, mit den Ellenbogen kreisende Bewegungen ausführen, Richtung wechseln.

Dauer 15–20 mal in jede Richtung.
Zweck Lockerung Schultergelenk und Nackenmuskulatur, Dehnung des Brustkorbs.
Geeignet bei Schulter- und Nackenschmerzen, chronischer Bronchitis, Asthma.

IX. Entspannt hinstellen, Kopf seitwärts und nach vorn und hinten bewegen – nicht kreisen.
Dauer 15–20 mal in jede Richtung.
Zweck Lockerung der Nacken- und Halsmuskulatur, Förderung der Halswirbelsäulenbeweglichkeit.
Geeignet bei Schulter-, Nacken- und Kopfschmerzen.

X. Im Sitzen Füße aus- und einwärts drehen, die Beine sind dabei gestreckt, der Oberkörper gerade.
Dauer 15–20 mal.
Zweck Lockerung der Fußgelenke, Kräftigung der Unterschenkelmuskulatur.
Geeignet bei Durchblutungsstörungen der Unterschenkel und Füße.

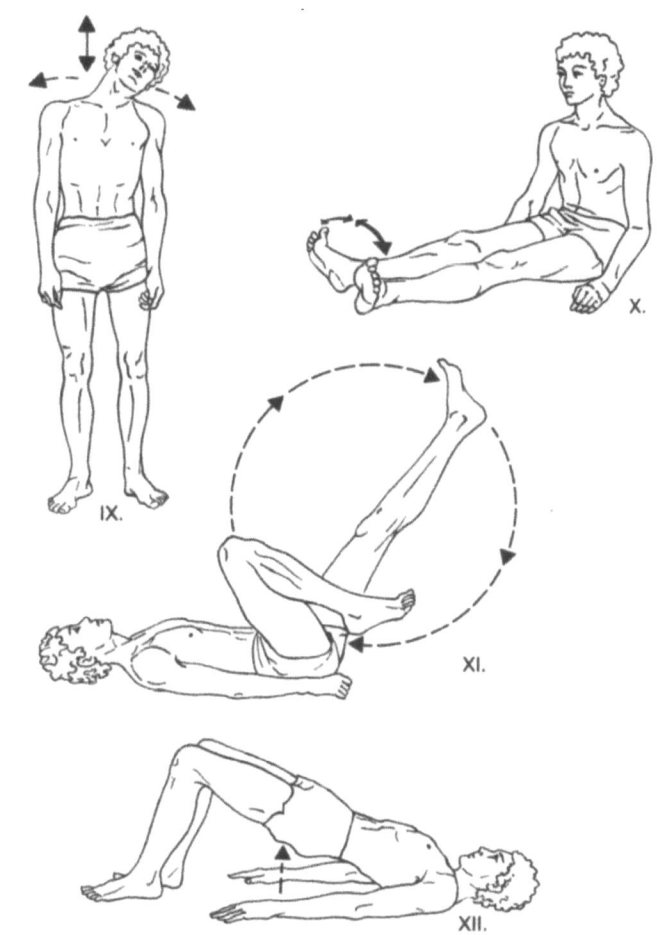

XI. In Rückenlage die Beine wie beim Radfahren bewegen, Richtung wechseln.
Dauer 15–20 mal in jede Richtung.
Zweck Kräftigung der Beinmuskulatur, Lockerung der Gelenke.

Geeignet bei Durchblutungsstörungen der Beine, Kniearthrose.

XII. Rückenlage, Beine etwas anwinkeln, Füße fest aufstützen, Becken heben und senken.
Dauer 15–20 mal (langsam).

Zweck Kräftigung der Bauchmuskulatur, Lockerung des Beckens.
Geeignet bei Verspannungen im Unterleib, z. B. Menstruationsbeschwerden, Reizblase, Schmerzen in der Lendenwirbelsäule, Verstopfung.

Mittelschwere Übungen

I. Leichtes Tippeln auf der Stelle.
Dauer 2–3 Minuten.
Zweck Muskellockerung, Kräftigung der Beinmuskulatur.
Geeignet bei Durchblutungsstörungen der Beine.

II. Arme kreisen, Richtung und Tempo wechseln.
Dauer 15–20 mal in jede Richtung.
Zweck Lockerung der Schultergelenke, Kräftigung der Schulter- und Oberarmmuskulatur.
Geeignet bei Schulter- und Nackenverspannung, Durchblutungsstörungen der Hände.

III. Rechter Arm berührt die linke Fußspitze und umgekehrt, Beine bleiben durchgestreckt.
Dauer 15–20 mal.
Zweck Lockerung der Wirbelsäule, Dehnung der Bein- und Brustmuskulatur.
Geeignet bei Rückenschmerzen.

IV. Beine gespreizt, Arme über den Kopf gestreckt, Hände verschränkt; mit Schwung die Arme senken, dabei in den Hüften beugen, »wie beim Holzhakken«, federnd wieder aufrichten. *Dauer* 15–20 mal.
Zweck Dehnung und Entspannung der Rücken- und Bauchmuskulatur.
Geeignet bei Rückenschmerzen.

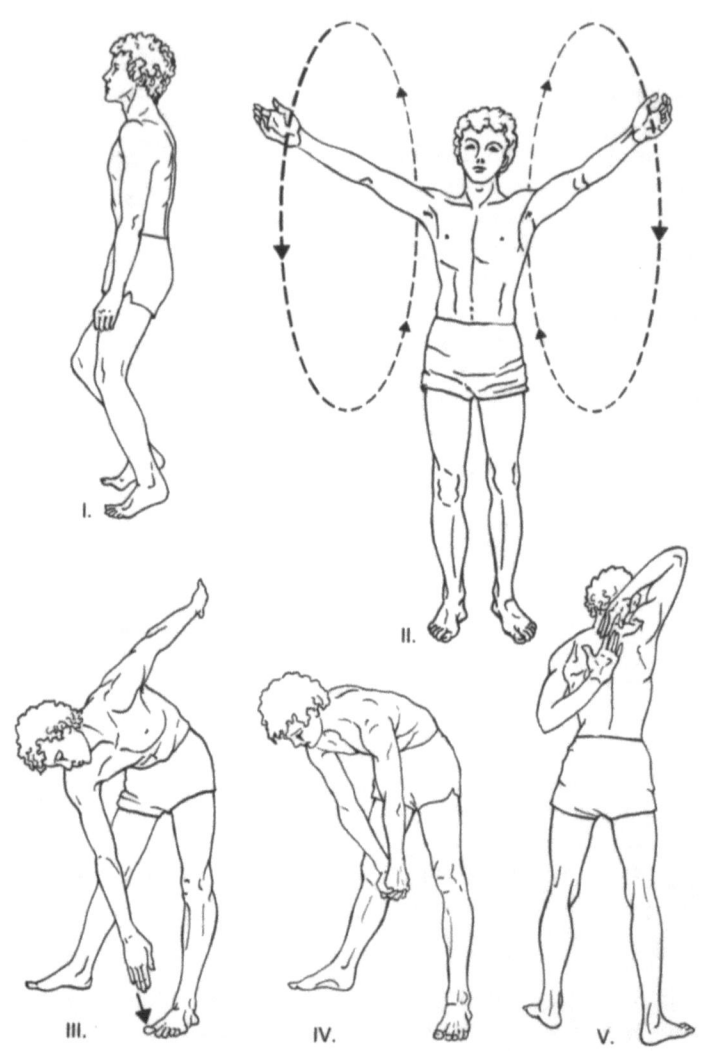

V. Rechter Arm kommt von oben über die linke Schulter, linker Arm von der linken Rückenseite, die Hände sollen sich so weit wie möglich berühren – Richtung wechseln.
Dauer 15–20 mal in jede Richtung.

Zweck Dehnung der Brust-
muskulatur.
Geeignet bei chronischer
Bronchitis, Asthma.

VI. Sitzen, rechter Arm berührt
den linken Fuß und umgekehrt,
Beine sind gestreckt.
Dauer 15–20 mal.
Zweck Dehnung der Bein- und
Rückenmuskulatur.
Geeignet bei Rückenschmerzen.

VII. Sitzen, Beine leicht anziehen, Füße abstützen, Arme nach
hinten abstützen, Becken
anheben, kurz in dieser Stellung
verharren, wieder absenken.
Dauer 15–20 mal.
Zweck Kräftigung der Bauch-
und Beckenmuskulatur.
Geeignet bei Rückenschmerzen, Verspannungen im Unterleib, Verstopfung.

Übungen für Fortgeschrittene

I. Leichtes Laufen auf der Stel-
le, Knie dabei gelegentlich stär-
ker anziehen.
Dauer 1–2 Minuten.
Zweck Muskellockerung,
Kräftigung der Beinmuskulatur.

II. Rechter Ellenbogen berührt
linkes Knie, Knie dabei hochziehen und umgekehrt.
Dauer Jeweils 15–20 mal.
Zweck Dehnung der Wirbelsäule und Rückenmuskulatur.

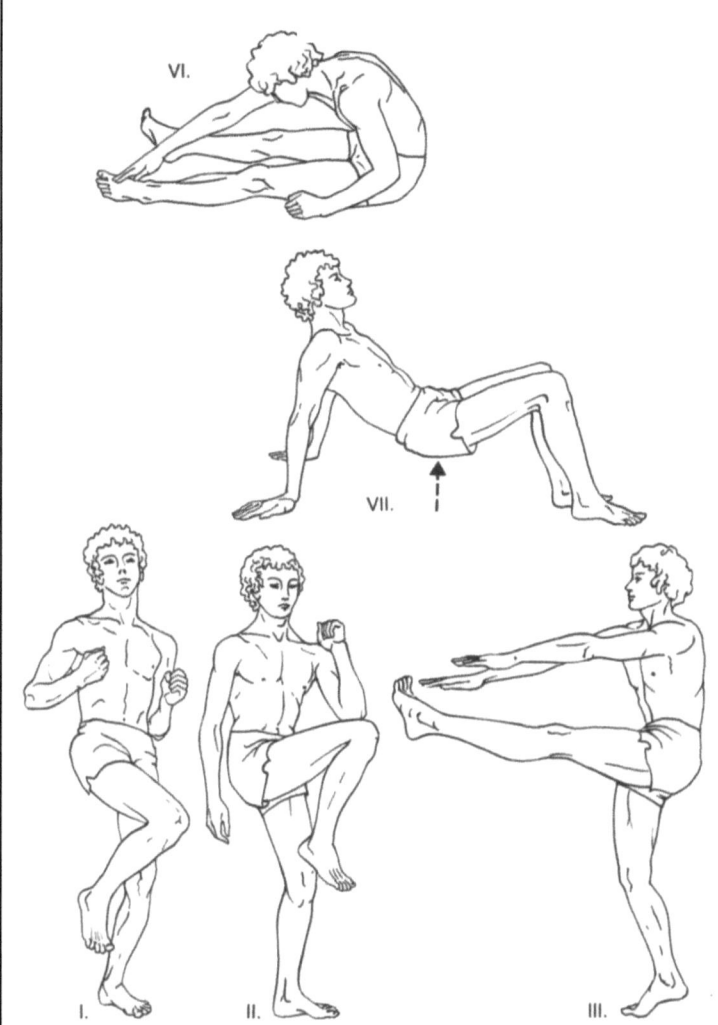

III. Arme waagerecht ausstrek-
ken, linkes Bein berührt rechte
Hand und umgekehrt, Bein
bleibt gestreckt.

Dauer Jeweils 15–20 mal.
Zweck Dehnung der Beinmuskulatur, Lockerung des Hüftgelenks.

IV. Abwechselnd Hohlkreuz
und Katzenbuckel machen.
Dauer 15–20 mal.
Zweck Lockerung der Wirbelsäule.

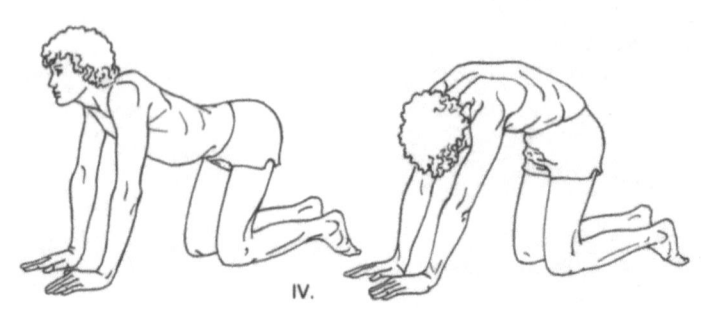

V. Hinsetzen, Oberkörper
leicht zurückbeugen, mit den
Armen abstützen, Beine aus-
strecken, anheben, abwechselnd spreizen und über-
einanderschlagen.
Noch schwieriger, wenn man
sich nicht mit den Händen
abstützt.
Dauer 15-20 mal.
Zweck Kräftigung der Bauch-
und Beinmuskulatur.

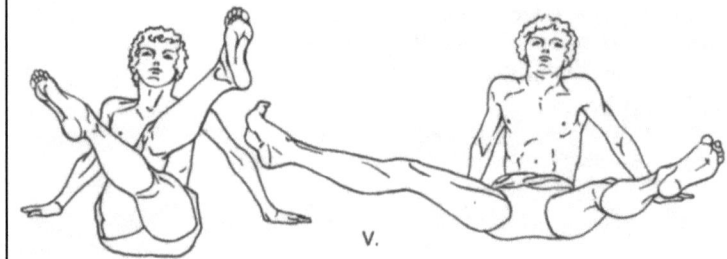

VI. Hinsetzen, Hände liegen
auf den Knien, Beine anziehen,
Knie können dabei gespreizt
sein, Arme gleichzeitig gestreckt nach hinten federn,
»als ob man rudert«.
Dauer 15–20 mal.
Zweck Kräftigung der Bauchmuskulatur, Dehnung des
Brustkorbs.

Dies ist nur eine kleine Auswahl der möglichen Übungen
und dient zur Anregung für das
Üben zu Hause. Da es erfahrungsgemäß am schwierigsten
ist, die eigene Bequemlichkeit
zu überwinden, empfiehlt es
sich, in einen Turn- oder Gym-
nastikverein zu gehen oder
Kurse der Volkshochschule zu
besuchen.

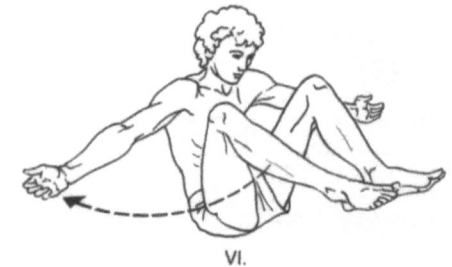

Atemübungen

Die Atmung ist eine unserer lebenswichtigsten Funktionen. Der Atemvorgang geschieht scheinbar automatisch, wir nehmen ihn kaum wahr. Nur wenn wir »außer Atem« kommen, z. B. bei körperlicher Betätigung, spüren wir deutlich den Atemvorgang, spüren wir, wie sich der Brustkorb hebt und senkt, wie sich der Bauch vorwölbt und die Flanken – seitlicher Bauch – sich dehnen. Als tägliche »normale Atmung« haben sich die meisten Menschen eine oberflächliche Brustkorbatmung angewöhnt, die Bauch- und Flankenatmung wird vollkommen vernachlässigt. Oft ist der Atemrhythmus hastig und unregelmäßig. Aber nur durch eine *Vollatmung,* d. h. wenn alle drei Atemformen harmonisch ineinander übergehen, kommt es zu einer optimalen Sauerstoffversorgung. Richtiges Atmen wirkt nicht nur auf die Atmungsorgane, auch das Herz- und Kreislaufsystem und die Verdauungsorgane werden angeregt. Bauchatmung fördert die Durchblutung von Magen und Leber und stärkt die Darmbewegung – sehr hilfreich bei Verstopfung. Richtige Atmung wirkt aber nicht nur auf das körperliche Wohlbefinden, sondern führt auch zu seelischer Entspannung. Ein tiefer Seufzer wirkt manchmal schon Wunder und Lachen ist die beste, ursprünglichste Atemübung. Es empfiehlt sich, täglich einmal bewußt tief und rhythmisch zu atmen. Die Übungen sollen dabei helfen. *Heilatmung,* die besonders für chronische Bronchitis und Asthma bronchiale angezeigt ist, kann nur unter Anleitung erlernt werden.

Grundregeln

- Kleidung, die beengt, ausziehen oder lockern.
- Durch die Nase einatmen, durch den leicht geöffneten Mund ausatmen.
- Jede Übung nicht mehr als 4–5 mal wiederholen.
- Zwischen jeder Atemübung leichte Lockerungsübungen machen, z. B. Arme und Beine ausschütteln.
- Prinzipiell ist jede Beugung mit Ausatmen und jede Streckung mit Einatmen verbunden.

Übungen

I. Entspannt hinstellen, Kopf langsam nach vorne beugen, dabei ausatmen. Kopf anheben, Schulter leicht zurücknehmen, dabei einatmen.

II. Entspannt hinstellen, Hände seitlich auf den Bauch legen und die Atmung fühlen – beim Einatmen Bauch heraus, beim Ausatmen Bauch einziehen.

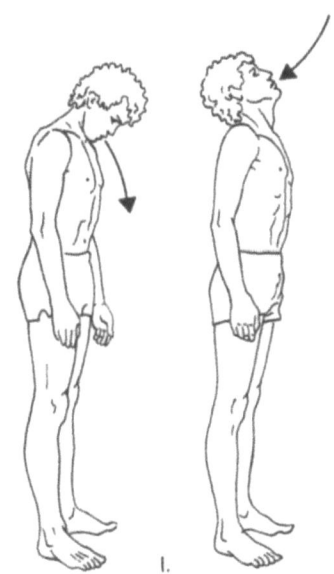

I.

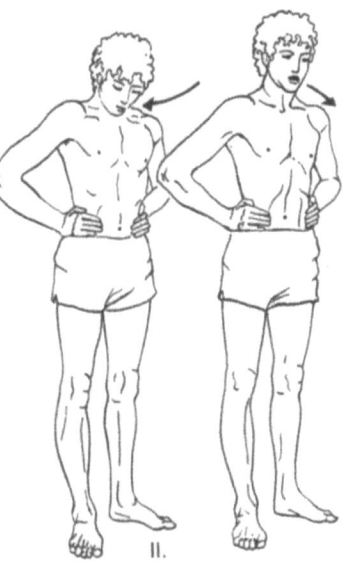

II.

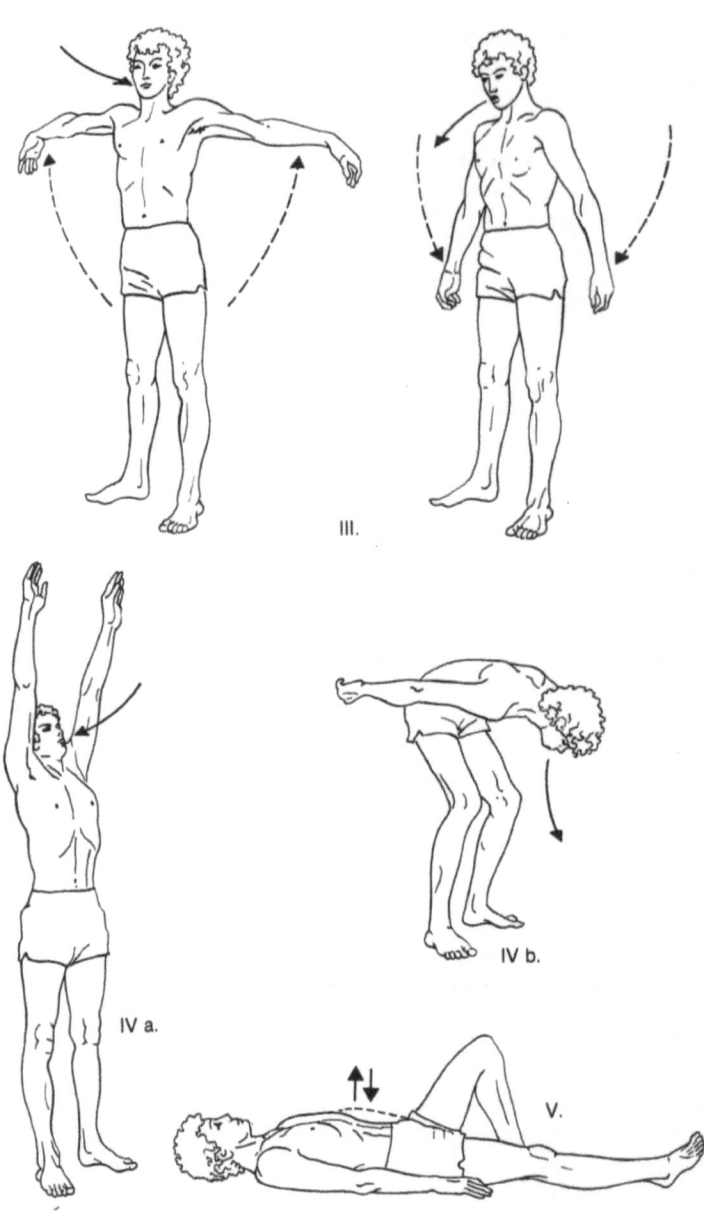

III.

IV a.

IV b.

V.

III. Entspannt hinstellen, Arme seitlich bis zur Waagerechten heben, dabei einatmen, Arme wieder langsam senken, dabei ausatmen.

IV. Entspannt hinstellen, Arme über den Kopf heben, dabei einatmen, nun locker »in sich zusammenfallen«, dabei ausatmen; die Knie wippen leicht, Arme pendeln seitlich am Körper.

V. Entspannt hinlegen, ein Bein leicht anwinkeln, Hände liegen seitlich neben dem Körper; in den Bauch atmen, Bauch wölbt sich dabei vor.

Entspannungsübungen

Ebenso wie Bewegung und Belastung brauchen wir Entspannung zum körperlichen und geistigen Wohlbefinden. Die Anspannungen sind oft so groß, daß es selbst in der Freizeit nicht mehr zu Erholung und Entspannung kommt. Dauert dieser Zustand länger an, so kommt es zu körperlichen Beschwerden, z. B. Schlafstörungen, Kopfschmerzen, Infektanfälligkeit, Verdauungsstörungen u. a. Auch ernsthafte Erkrankungen können die Folge sein, wie Bluthochdruck, Magengeschwür, Herzinfarkt u. a. Manchmal können wir schon durch eine einfache Übung Ruhe und Entspannung finden. Dauerhafte Besserung und vor allem eine gefühlsmässig andere Einstellung zu belastenden Situationen läßt sich nur durch spezielle Entspannungstechniken erreichen. Die bekanntesten sind das autogene Training, Yoga und verschiedene Massagetechniken.

Die beiden ersten Methoden sollten in einer Gruppe unter Anleitung eines erfahrenen Lehrers erlernt werden. In vielen Bildungsstätten gibt es dazu Kurse. Massage eignet sich nur in wenigen Fällen – und dann nur nach gründlicher Unterweisung – zur Selbstbehandlung.

Übung für zu Hause

Wenn Sie nach einem »gestreßten« Tag nach Hause kommen, nehmen Sie sich ganz bewußt etwas Zeit für sich. 15 Minuten können schon ausreichend sein. Ziehen Sie sich in ein ruhiges Zimmer zurück; es sollte angenehm warm sein. Lockern Sie zunächst alle beengenden Kleidungsstücke und legen Sie sich ausgestreckt – die Arme liegen neben dem Körper – aufs Bett, Sofa oder den Fußboden, dann aber eine Decke unterlegen: Schließen Sie die Augen.

Atmen Sie ruhig und gleichmäßig ein und aus. Der Atem sollte dabei locker bis tief in den Bauch strömen. Spüren Sie, ob Sie ganz entspannt sind. Fühlen Sie die Beine, Arme, Nacken, Schulter, Gesicht – jeder Muskel sollte locker sein. Gehen Ihnen dabei irgendwelche Gedanken durch den Kopf, versuchen Sie nicht, sie krampfhaft wegzudrängen, lassen Sie die Gedanken kommen und gehen. Nach der Übung werden Sie sich ruhig, entspannt und frisch fühlen. Es kann aber auch sein, daß Sie bei der Übung einschlafen, was nicht schlimm ist, denn Schlaf ist die beste Entspannung.

Wasseranwendung

Wenn man von Wasseranwendung spricht, fällt sofort der Name SEBASTIAN KNEIPP. Das Kneippsche Heilsystem aber nur auf diese Anwendungen zu reduzieren, würde seinem Schöpfer nicht gerecht werden, denn eine originale Kneippkur umfaßt 5 Elemente:

- Wasseranwendungen,
- Bewegungstherapie,
- Heilpflanzentherapie,
- Ernährung und
- Ordnungstherapie,

d. h. allgemeine Gesundheitsberatung und psychische Betreuung.

Alle diese Therapien und Behandlungsmethoden sind auch in diesem Buch enthalten, beziehen sich aber – außer den Wasseranwendungen – nicht nur auf Kneipp. Kneipp war nicht der erste, der Wasser zu Heilzwecken verwendete. Die heilende Kraft des Wassers zu nutzen, ist so alt wie die Menschheit.

Schon die Steinzeitjäger haben sicherlich instinktiv ihre Wunden und Verletzungen im Wasser gereinigt und gekühlt. Die ersten »schriftlichen« Überlieferungen über die heilende Wirkung des Wassers finden sich auf Wandtafeln und Inschriften aus Babylonien, Syrien und Ägypten. Im antiken Griechenland gab es berühmte »Kurorte«, wie z. B. Pergamon und Epidauros, wo Wasseranwendungen bei der Krankenbehandlung eine wesentliche Rolle spielten. Bei HIPPOKRATES, (um 400 v. Chr.) finden sich schon genaue Anweisungen zum Gebrauch von kaltem und warmem Wasser. Die römischen Thermen zeugen von einer Hochblüte der Badekultur«, und sicherlich dienten sie nicht nur dem Vergnügen, sondern wurden auch zu Heilzwecken besucht.

Weit verbreitet war in der Antike auch der Quellenkult mit eigenen Gottheiten, das Wasser war ein heiliges Element. Das entstehende Christentum fand diese uralten »heidnischen« Überzeugungen vor und hat sie dann in Form des Weihwassers aufgenommen. In der Volksmedizin gilt deshalb noch bis heute das geweihte Wasser als besonders heilkräftig. Der auch heute noch nicht abreißende Pilgerstrom zu der wundertätigen Quelle von Lourdes ist dafür Beweis. Lange Zeit – von den Römern bis zum 17. Jahrhundert – geriet das Wasser als heilendes Element völlig in Vergessenheit. Zwar war im Mittelalter das Badewesen in Badestuben weit verbreitet, doch diente es eher dem geselligen Beisammensein und Vergnügen.

Die ersten ernstzunehmenden Anleitungen zur praktischen Wasseranwendung gaben die Ärzte SIGMUND HAHN und sein Sohn Johann Sigmund im Jahre 1737. Sie verfaßten ein Büchlein mit dem vielversprechenden Titel: »Die wunderbare Heilkraft des frischen Wassers bei dessen innerlichem und äußerlichem Gebrauch auf die Leiber der Menschen durch die Erfahrung bestätigt«. Dieses Buch wurde zum Schlüsselerlebnis für Kneipp.

SEBASTIAN KNEIPP, der Sohn armer Webersleute, wurde 1821 in Stephansried im Allgäu geboren. Sein größter Wunsch war es, Priester zu werden. Nach vielen Mühen und Entbehrungen trat er im Alter von 23 Jahren durch die Hilfe eines Geistlichen in das Gymnasium von Dillingen ein. Seinem Ziel ein Stück näher, erkrankte er aber an einer schweren Lungentuberkulose, die behandelnden Ärzte bezeichneten seinen Zustand als hoffnungslos. Zu diesem Zeitpunkt fällt ihm das besagte Büchlein in die Hände. Dadurch angeregt, erprobt er an sich diese Kraft des Wassers. Er läuft nachts heimlich an die 4 km entfernte Donau, taucht kurz in die eiskalten Fluten, kleidet sich rasch – ohne sich abzutrocknen – an und eilt wieder zurück. In Schweiß gebadet, erreicht er wieder das Priesterseminar. Dies macht er dreimal pro Woche und noch dazu im Winter. Es geht ihm nach und nach besser, und 1852 wird er – völlig genesen – zum Priester geweiht. Durch das Erlebte angeregt, beginnt er noch während der Seminarzeit, Freunden und Kommilitonen mit Wasseranwendungen zu helfen. 1855 kommt Kneipp als Beichtvater nach Wörishofen an das dortige Dominikanerinnenkloster. Hier ist er aber nicht nur Seelsorger, sondern er kümmert sich auch um die Landwirtschaft des Klosters und behandelt Kranke, die im Kloster um Rat fragen. Die Waschküche des Klosters, wo er mit der Gießkanne behandelt, wird seine erste Wirkungsstätte.

Seine Erfolge sprechen sich bald herum, der Zustrom von Hilfesuchenden wird immer größer. Er verdient viel Geld, was er aber nicht für sich verwendet, sondern zum Bau verschiedener Heil- und Badeanstalten. Die Gelder aus seinen Buchveröffentlichungen »Meine Wasserkur«, »So sollt ihr leben«, »Mein Testament für Gesunde und Kranke«, »Codizill zu meinem Testament« fließen in seine Stiftungen ein. In diesen Büchern geht Kneipp weit über die bloße Erklärung von Wasseranwendungen hinaus. Er war es unter anderem auch, der die Heilpflanzen wieder in die Naturheilkunde einführte. Hierdurch unterschied er sich auch von seinem großen Vorgänger Vinzenz Prießnitz, der die Heilkräuter ablehnte, dem Kneipp aber viele Anregungen zur Wasseranwendung verdankt. Die Lehre Sebastian Kneipps vom gesunden Leben und naturgerechten Heilen, die im ganzheitlichen Sinn von einer Einheit von Körper-Geist-Seele ausgeht, erlangte weltweite Bedeutung. Es entstanden eine große Kneipp-Bewegung und ein Kneipp-Ärztebund, die bis heute, getreu dem Vermächtnis Kneipps: »Haltet meine Lehre rein!«, die Kneipptherapie weiterentwickelt haben und durch neue wissenschaftliche Untersuchungen in ihrer Richtigkeit bestätigten.

Wasser, seine Eigenschaften und Wirkungen

Alle Wasseranwendungen beeinflussen den gesamten Organismus in seiner körperlich-geistig-seelischen Einheit. Der Organismus wird durch einen äußeren Reiz in seinen Selbstregulationskräften angeregt. Das Wasser dient hierbei aufgrund seiner physikalischen Eigenschaften als *Reizträger.* Vor allem die thermischen Eigenschaften, besonders die Wärmeleitfähigkeit des Wassers, spielen eine wesentliche Rolle. Unter Wärmeleitfähigkeit versteht man die Eigenschaft, Wärme aufzunehmen bzw. abzugeben. D. h., Wasser leitet rasch Wärme an die Haut hin oder von ihr weg. Dabei wird immer von der höheren zur niedrigeren Temperatur hin geleitet. Ein Vergleich mit der Wärmeleitfähigkeit der Luft soll dies verdeutlichen. Eine Luft- bzw. Wassertemperatur von 21°C wird vom Organismus jeweils ganz unterschiedlich wahrgenommen. 21°C Lufttemperatur sind noch angenehm; 21°C Wassertemperatur werden nach kurzer Zeit als unangenehm kalt empfunden. Das Wasser leitet die Körpertemperatur von 37°C ab, der Körper kühlt aus. Die Stärke des Reizes hängt also von der Wassertemperatur ab, aber auch von der Dauer der Anwendung und der Größe der gereizten Fläche.

Wassertemperatur

Durch den Unterschied von Hauttemperatur zu Wassertemperatur bestimmt sich die Stärke des Reizes. Nach der Skala von DR. J. H. KAISER gilt:

  0–18°C kalt = starker Reiz
19–22°C temperiert = mittlerer bis schwacher Reiz
23–32°C schwacher Reiz
33–35°C Hauttemperatur = keine Reizwirkung
36–38°C warm = schwacher Reiz
39–41°C heiß = mittlerer bis starker Reiz
42–44°C sehr heiß = starker Reiz

Zeitdauer der Anwendung

Je mehr Sekunden die kalten und je mehr Minuten die warmen Anwendungen dauern, desto stärker ist der Reiz.

Größe der gereizten Fläche

In der Haut gibt es Kälte- und Wärmepunkte, die auf den entsprechenden Reiz reagieren. Die Anzahl der Kältepunkte ist ca. 8fach höher als die der Wärmepunkte, auch die Verteilung auf der Körperoberfläche ist unterschiedlich. So befinden sich am Rumpf 3–4 mal so viele Kältepunkte wie an den Armen oder Beinen. Hieraus wird deutlich, daß auf einen kalten Reiz eine stärkere Reaktion erfolgt als auf einen warmen. Ebenso wird ein Kaltreiz am Bauch intensiver empfunden als am Arm. Daß

man z. B. mit einem Schenkelguß mehr Kältepunkte reizt als mit einem Kniguß und deshalb auch eine stärkere Reaktion erfolgt, wird ebenso deutlich.

Aus diesen drei Punkten wird verständlich, daß die Wassertherapie in den Händen des Erfahrenen ein Werkzeug ist, das bei Beachtung der jeweiligen Reaktionslage des einzelnen eine fein abgestufte, individuelle Behandlung erlaubt. Das Wasser kann einerseits für einen dünnen, kälteempfindlichen, geschwächten Patienten zum Heilmittel werden, andererseits für einen kräftigen, gesunden Menschen zum Trainingseffekt der Abhärtung – entscheidend ist nur die Reizstärke.

Welcher Art sind nun die Reaktionen des Organismus auf den Wasserreiz? Jeder Wasserreiz – sei er kalt oder warm – wird vom Organismus zunächst als »Störung« empfunden, die er durch entsprechende Reaktionsvorgänge auszugleichen versucht. Die wissenschaftlich am besten untersuchten Reaktionen sind die auftretenden Durchblutungsveränderungen. Diese kann man auch selbst am besten beobachten. Bei einem warmen Fußbad z. B., sieht man deutlich die vermehrte Hautdurchblutung an der Hautrötung. Daß die Durchblutungsveränderung aber nicht nur örtlich auf die Füße

begrenzt bleibt, weiß jeder, der bei kalten Füßen ein warmes Fußbad genommen hat. Schon nach kurzer Zeit verspürt man ein wohlig-warmes Gefühl im ganzen Körper.

Die Wasseranwendungen erzeugen zunächst eine *Veränderung der Durchblutung* der Haut und der oberflächlichen Muskulatur, später auch des Brust- und Bauchraums. Dadurch kommt es zu einer günstigen Beeinflussung des gesamten Herz-Kreislaufsystems und zur Verbesserung der Stoffwechselvorgänge. Da von der Herz-Kreislauffunktion die Leistungsfähigkeit eines Menschen wesentlich abhängt, können wir diese durch gezielte Wasseranwendungen steigern und so das körperliche Wohlbefinden heben. Die Wirkungen des Wasserreizes beschränken sich aber nicht nur auf Durchblutungsveränderungen, sondern über komplizierte, nervale Steuerungsmechanismen werden an inneren Organen und am Hormonsystem *Regulationseffekte* ausgelöst. So erklärt sich z. B. die entkrampfende Wirkung eines warmen Armbades bei einem Angina pectoris-Anfall (Herzkranzgefäß-Mangeldurchblutung).

Für die Selbstbehandlung zu Hause sind folgende Reaktionen des Organismus zu beachten, die Haut dient dabei als Kontrollorgan:

Reaktion auf Kälte

Es kommt zu einer Verengung der arteriellen Blutgefäße. Die Zeichen sind blasse Haut, »Gänsehaut«, Kälte- bis Schmerzgefühl. Darauf erfolgt selbständig die aktive körperliche Gegenreaktion. Ihre Zeichen sind Rötung der Haut, Wärmegefühl. Das Auftreten dieser Reaktion beendet die Kaltanwendung. Erfolgt keine Reaktion – im obigen 2-Phasen-Schema – so war wahrscheinlich die Reizstärke zu gering, das kalte Wasser war zu temperiert.

Gelegentlich kommt es zu sogenannten »Fehlreaktionen«. Die Zeichen für die arterielle Fehlreaktion sind anhaltend blasse Haut und krampfartige Schmerzen durch einen Blutgefäßkrampf. Die kalte Anwendung muß sofort beendet werden. Durch erwärmende Maßnahmen – Frottieren, warmes Fußbad, warme Auflagen – löst sich die Verkrampfung. Die Zeichen für die venöse Fehlreaktion sind blaurote, marmorierte, kalte Haut. Hierbei ist der Rückfluß des Blutes zum Herzen gestaut. Hochlagern der Beine, mildes, ansteigendes Teilbad oder Bewegung beseitigen die Stauung.

Reaktion auf Wärme

Hierbei kommt es zur Erweiterung der arteriellen Blutgefäße. Die Zeichen sind Rötung der Haut, Wärmegefühl, Entspannung. Deshalb eignen sich warme Anwendung zur Krampflösung (aber nicht bei Venenkrankheiten, z. B. Krampfadern).

Wasseranwendungen sind nicht generell als harmlos zu bezeichnen und erfordern in einer akuten ernsthaften Krankheitssituation einen erfahrenen Therapeuten. Die in diesem Buch aufgeführten Anwendungen rechnet man zu den milden bis mittelstarken. Diese können aber bei Beachtung der Grundregeln – siehe bei den jeweiligen Anwendungsarten – unbedenklich von jedem zu Hause durchgeführt werden.

Waschungen

Waschungen sind mit die mildesten Wasseranwendungen. Sie können sowohl bei Kindern, Bettlägrigen und alten Menschen wie auch zur Anregung bei gesunden Erwachsenen durchgeführt werden. Die wesentliche Wirkung einer Waschung besteht darin, die Haut mit einer dünnen Wasserschicht zu umhüllen und sie dadurch zur Reaktion zu bringen: Durch den Wasserreiz kommt es zu einer stärkeren Hautdurchblutung und somit zu einer indirekten Beeinflussung des Herz-Kreislaufsystems.

Grundregeln

- Kalte Waschungen werden mit 12–16°C kaltem Wasser durchgeführt. Empfindliche Menschen können anfangs auch leicht temperiertes Wasser (21–24°C) nehmen.
- Waschungen morgens, wenn der Körper noch warm und ausgeruht ist, durchführen.
- Nie kalte Waschungen machen, wenn man friert oder fröstelt.
- Nach den Waschungen nicht abtrocknen, nur leicht abtupfen.
- Mindestens 30 Minuten im Bett gut zugedeckt nachruhen.

Ganzkörperwaschung

Benötigte Gegenstände

Grobes Leinentuch (50 x 50cm), wenn dies nicht vorhanden, kann man auch ein entsprechendes Stück Bettleinen oder auch einen Waschlappen nehmen; Schüssel mit kaltem Wasser (12–16°C).

So wird's gemacht

Man beginnt am rechten Handrücken, geht an der Armaußenseite hinauf bis zur Schulter, an der Innenseite wieder abwärts bis zur Handinnenfläche. An noch nicht benetzter Armfläche wieder hinauf. Zuletzt wird die Achselhöhle ausgewaschen. Nun wendet man das Tuch und wäscht den linken Arm genauso wie den rechten. Tuch danach erneut eintauchen, auswringen und Hals, Brustkorb und Bauch abreiben. Tuch wenden, an der rechten Beinaußenseite hinunterfahren bis zum Fußrücken, an der Beininnenseite wieder hinauf, bis alles gleichmäßig feucht ist. Links verfährt man ebenso. Den Rücken wäscht man sich, soweit es allein geht. Tuch zwischendurch mehrmals anfeuchten. Die Waschung erfolgt nur mit leichtem Druck – nicht reiben.

Dauer
Die Waschung muß möglichst rasch – aber nicht in Hetze – erfolgen, ca. 2 Minuten.

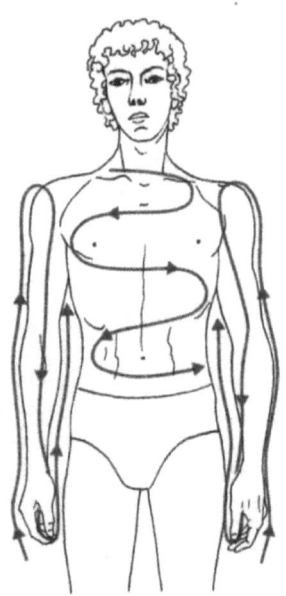

Oberkörperwaschung

Oberkörperwaschung

Benötigte Gegenstände
Wie bei Ganzkörperwaschung.

So wird's gemacht
Bei dieser Waschung wird der Körper vom Hals bis zum Nabel gewaschen, wobei der Unterkörper bedeckt bleibt. Durchgeführt wird sie wie die Ganzkörperwaschung.

Dauer
Ca. 1 Minute

Unterkörperwaschung

Benötigte Gegenstände
Wie bei Ganzkörperwaschung.

So wird's gemacht
Bei dieser Waschung wird der Körper vom Nabel abwärts gewaschen. Der Oberkörper bleibt bedeckt. Durchgeführt wird sie wie die Ganzkörperwaschung.

Dauer
Ca. 1 Minute

Serienwaschung

Benötigte Gegenstände
Wie bei Ganzkörperwaschung.

So wird's gemacht
Das Vorgehen ist das gleiche wie bei einer Ganzkörperwaschung, nur mit dem Unterschied, daß die Waschung

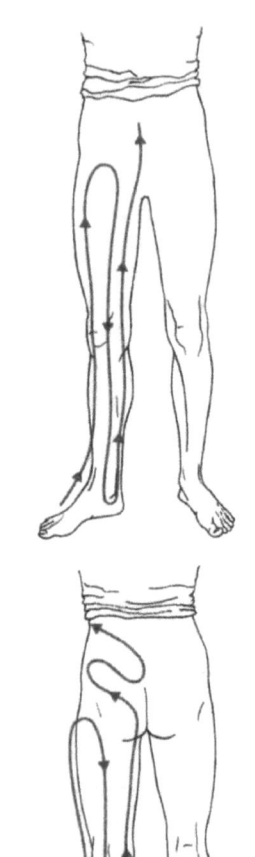

Unterkörperwaschung

stündlich bis halbstündlich wiederholt wird und zwar so oft, bis es zum Schweißausbruch gekommen ist.

Wickel

Wickel, vor allem Hals- und Wadenwickel, sind wohl die bekanntesten und gebräuchlichsten Wasserheilverfahren. Sie sind mild in ihrer Wirkung und einfach in der Anwendung. Das Prinzip jedes Wickels besteht darin, ein feuchtes Tuch möglichst eng um den Körper oder Körperteile (Arm, Bein, Hals) zu wickeln. Hierdurch entsteht ein Reiz, den der Körper mit verstärkter Hautdurchblutung beantwortet. Indirekt kommt es dadurch zur Anregung des gesamten Kreislaufs und Stoffwechsels.

Man unterscheidet zwischen warmen und kalten Wickeln. Warme Wickel sind nicht sehr gebräuchlich und kommen meist nur bei sehr kälteempfindlichen Personen zur Anwendung, z. B. bei kalten, schlecht durchbluteten Händen oder Füßen.

Bei den kalten Wickeln unterscheidet man

Wärmeentziehende Wickel
Der gut nasse Wickel bleibt nur ca. 10–30 Minuten liegen. Wird er warm, nimmt man ihn ab und erneuert ihn bei Bedarf. Diesen Wickel wendet man bei örtlichen Entzündungen (z. B. Halsentzündung) oder für eine fiebersenkende Wirkung als Wadenwickel an.

Wärmeerzeugende Wickel
Hierbei wird das Wickeltuch stark ausgewrungen, der Wickel bleibt so lange liegen, bis es zu einer Erwärmung gekommen ist, in der Regel 45–60 Minuten. Dieser Wickel wirkt stoffwechselanregend und eignet sich gut bei allen chronischen Erkrankungen, z. B. chronischer Raucherkatarrh, chronischen Gelenkbeschwerden u. a. Ferner wirkt er beruhigend und schlaffördernd.

Schweißtreibende Wickel
Das Wickeltuch wird gut ausgewrungen und bleibt zunächst so lange liegen, bis es zum Schweißausbruch gekommen ist, in der Regel nach 90–120 Minuten. Nach dem Schweißausbruch sollte der Wickel noch ca. 30 Minuten liegen bleiben. Man kann die Wirkung noch verstärken, indem man gleichzeitig heißen Holunderblütentee trinkt. Diesen Wickel wendet man vor allem bei Erkältungskrankheiten an.

Grundregeln

- Wickel immer im gewärmten Bett und im warmen Zimmer durchführen.
- Während des Wickels gut zudecken.
- Einen kalten Wickel nie auf ein kaltes Körperteil, z. B. kalte Beine, oder bei frösteligem Gefühl auflegen.
- Einen Wickel so kalt und so eng wie möglich anlegen, aber nicht beengend, auch keine »Radikalkur« durchführen. Der Grundsatz ist, daß ein Wickel nie als unangenehm empfunden werden soll.
- Wickel schnell auflegen und abnehmen.
- Bei größeren Wickeln vorher möglichst Blase und Darm entleeren.
- Bei größeren Wickeln, z. B. Halbwickel, Ganzwickel, sollte immer eine zweite Person im Zimmer sein.
- Kommt es zu keiner Erwärmung, heißen Tee trinken.
- Kommt es zu Schwächegefühl, Angstzuständen oder Schwindel, muß der Wickel abgenommen werden.
- Schläft man während des Wickels ein, so kann man ruhig auch über die Zeit, die der Wickel liegen soll, weiterschlafen. Nur bei sehr geschwächten Personen sollte er abgenommen werden.
- Bei liegendem Wickel sollte Ruhe herrschen – kein Radio oder Fernseher.
- Nach Abnahme des Wickels noch ca. 30 Minuten nachruhen.
- Nie unmittelbar nach Mahlzeiten einen Wickel anlegen.

Grundsätzliches zur Wickeltechnik

Zu einem echten »Kneippschen Wickel« benötigt man drei Tücher:
- das Innentuch, es sollte aus grobem Leinen sein, sog. »Kneippleinen«,

- das Zwischentuch aus normalem Leinen,
- das Abschlußtuch, hierzu eignet sich ein Woll- oder Flanelltuch.

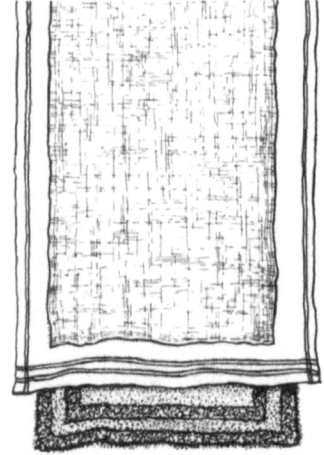

Das Zwischentuch ist das größte der drei Tücher, es sollte nie aus undurchlässigem Stoff sein, denn es hat die Aufgabe, das Abdunsten langsam und gleichmäßig zu gestalten. Ferner verhindert es dadurch, daß es größer ist als das wollene Außentuch, ein unangenehmes Kratzen.
Bevor man mit dem Wickel anfängt, legt man sich alles zurecht. Dann taucht man das Innentuch in kaltes Wasser (je nach Empfindlichkeit 12–18°C), wringt es aus und legt es eng um den zu umwickelnden Körperteil. Es soll glatt und faltenlos anliegen. Auf keinen Fall dürfen Luftblasen zwischen Tuch und

Körper sein, da der Wickel dann nur ungenügend wirkt.
Jetzt legt man das Zwischentuch an und zieht es fest. Hierbei aber darauf achten, daß es nicht zu Einschnürungen kommt. Zum Schluß wird das Wolltuch umgelegt. Als größtes Tuch ragt das Zwischentuch über das Außentuch. Es wird nun nach innen eingeschlagen.

▷ Wer noch nicht »kneippmäßig« ausgerüstet ist, kann sich im Notfall, z. B. bei akutem Fieber, auch mit einem Leinentuch (altes Bettuch auf erforderliche Größe zurechtschneiden) und zwei Handtüchern – als Zwischen- und Außentuch – behelfen.

Halswickel

Benötigte Gegenstände
Leinentuch, wenn nicht vorhanden, dünnes Hand- oder Geschirrtuch, möglichst so lang, daß es 2mal um den Hals gewickelt werden kann, Wolltuch oder Wollschal, Schüssel mit kaltem Wasser (12–18°C).

So wird's gemacht
Das Tuch wird auf Handbreite zusammengelegt. Dann taucht man die Hälfte des Tuches ins Wasser – etwas auswringen – und wickelt diesen Teil zuerst um den Hals. Die trockene Hälfte bildet das Zwischentuch. Darüber kommt das trockene Wolltuch oder der Schal.

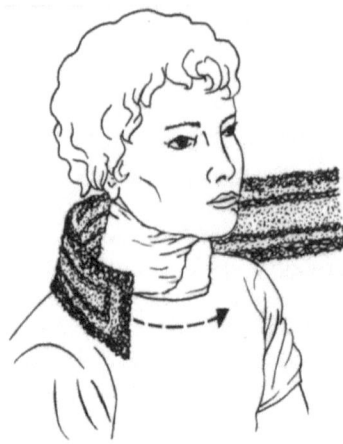

Halswickel

Dauer
Sobald das Tuch trocken ist, Wickel erneuern. Insgesamt sollte der Wickel aber nicht länger als 60 Minuten aufgelegt werden.

Halbwickel

Benötigte Gegenstände
Leinentücher (ca. 150 x 180cm), große Wolldecke, Eimer mit kaltem Wasser (12–18 °C).

So wird's gemacht
Dieser Wickel reicht von der Achselhöhle bis über die Füße, die Arme bleiben frei. Zuerst die Tücher aufs Bett legen, zuunterst Wolldecke, dann Zwischentuch, zuletzt das nasse Innentuch. Nun legt man sich auf die Tücher. Diese werden dann – am Oberkörper beginn-

nend – möglichst eng umgelegt. Zwischen die Beine legt
man eine Tuchfalte. Darauf
achten, daß auch die Füße gut
eingepackt sind.

Dauer
Ca. 60 Minuten.

Ganzwickel-Schwitzpackung

Benötigte Gegenstände
2 Leinentücher (ca. 150 x
200 cm), 2 Wolldecken.

So wird's gemacht
Dieser Wickel reicht vom Hals
bis über die Füße und schließt
die Arme ein. Wird er als
Schwitzpackung angewendet,
bleibt das Innentuch trocken.
Wickeltechnik wie bei Halbwik-
kel, nur daß der Schulterteil des
inneren Tuches über die Brust
geschlagen wird.

Dauer
Der Wickel bleibt so lange liegen, bis es zu ausgiebigem
Schwitzen gekommen ist. Dies
kann noch durch Trinken heißen
Holundertees unterstützt
werden.

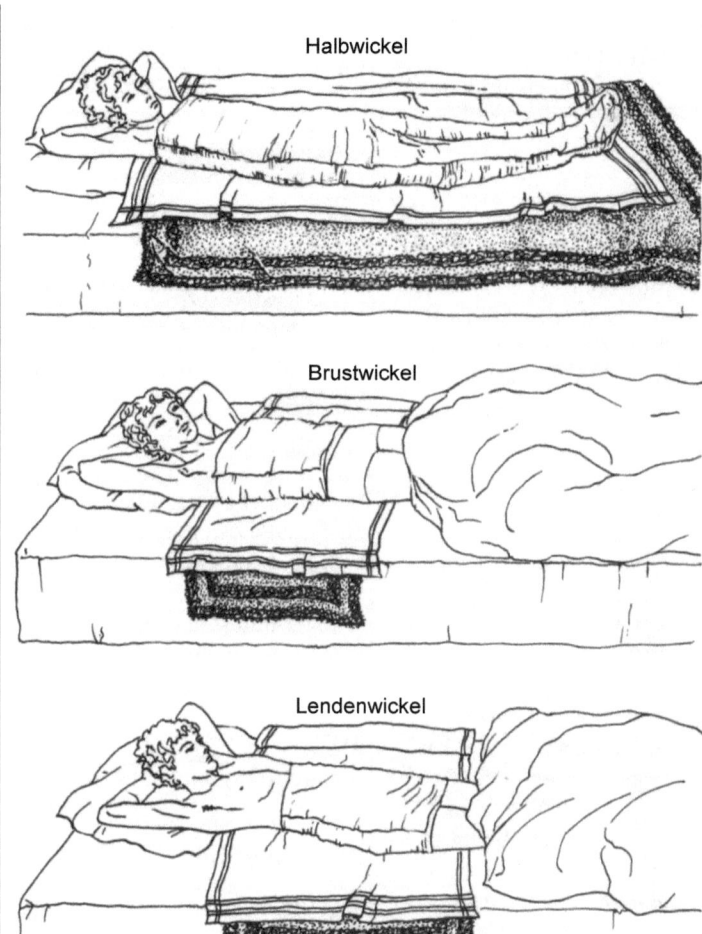

Halbwickel

Brustwickel

Lendenwickel

Brustwickel

Benötigte Gegenstände
Leinentuch (ca. 80 x 150cm),
Zwischentuch (50 x 150cm),
Wolldecke, Schüssel mit kaltem
wasser (12-18 °C).

So wird's gemacht
Dieser Wickel reicht von der
Achselhöhle bis zur Taille, die
Arme bleiben frei. Zuerst legt
man die Tücher aufs Bett, zuunterst die Wolldecke, dann das
Zwischentuch und zuletzt das
nasse, einmal längs zusammen-
gefaltete Innentuch. Nun legt
man sich auf die Tücher, diese
werden bei ruhiger, gleichmäßi-
ger Atmung faltenlos umgelegt.

Dauer
Ca. 60 Minuten.
▷ Bei Herzkranken keinen
kalten Brustwickel anlegen.

Lendenwickel

Benötigte Gegenstände
Leinentuch (ca. 80 x 150cm),
Zwischentuch (50 x 150cm),
Wolldecke, Schüssel mit kaltem
Wasser (12-18 °C) oder warmes
Wasser (35-40 °C), je nach Er-
krankung.

So wird's gemacht
Dieser Wickel reicht von etwas
oberhalb des Nabels bis zur
Mitte der Oberschenkel.
Angelegt wird er wie der
Brustwickel.

Dauer
Bei Verdauungsbeschwerden
kann er auch – gegen die Grundregel – nach den Mahlzeiten
angelegt werden. Er bleibt ca.
60 Minuten liegen. Bei vielen
Erkrankungen ist das Anlegen
über Nacht zu empfehlen.

Armwickel

Benötigte Gegenstände
2 Leinentücher
(ca. 70 x 100cm), Wolltuch,
Schüssel mit kaltem Wasser

So wird's gemacht
Dieser Wickel reicht von den
Fingerspitzen bis zur Schulter.
Die Tücher werden auf einen

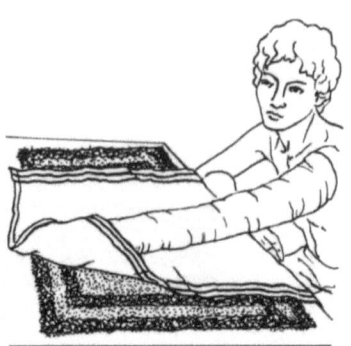

Armwickel

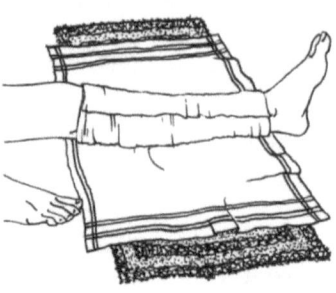

Wadenwickel

Tisch gelegt, zuerst das Wolltuch, dann das Zwischentuch,
zuletzt das nasse Innentuch.
Nun legt man den Arm auf die
Tücher und schlägt diese – bei
der Hand beginnend – mög-
lichst eng um den Arm.

Dauer
Ca. 60 Minuten.

Wadenwickel

Benötigte Gegenstände
Leinentuch (ca. 60 x 60cm),
Zwischentuch, Wolltuch; man
kann aber auch Leinenhandtü-
cher als Innen- und Zwischentuch und ein Frotteehandtuch
als Abdecktuch verwenden.
Schüssel mit kaltem Wasser
(12–18° C).

So wird's gemacht
Dieser Wickel wird wie der
Brustwickel vorbereitet: Er
reicht vom Fußknöchel bis zur

Kniekehle. Man hebt das Bein
etwas an oder legt die Ferse auf
eine Unterlage. Dann wickelt
man das nasse Innentuch möglichst eng um den Unterschenkel, dann das Zwischentuch und
zuletzt das Abdecktuch.

Dauer
Wird eine fiebersenkende Wirkung erwünscht, sollte das Tuch
gewechselt werden, sobald es
warm geworden ist; nach ca.
10 Minuten. Dies wiederholt
man ca. 3–5 mal. Ansonsten
bleibt der Wickel 30–60 Minuten liegen.

Abwandlung Statt eines Wa-
denwickels verwendet man auch
die sog. »nassen Socken«. Hierbei gebraucht man ein Paar nasse Baumwollsocken, über die
man dann trockene Wollsocken
zieht. Als »Einschlafhilfe« können sie auch die ganze Nacht
anbehalten werden.

Kompressen, Auflagen und Packungen

Bei diesen Anwendungen handelt es sich um Abwandlungen des Wickels. Der Unterschied gegenüber dem Wickel besteht darin, daß sie mehr eine lokale Wirkung haben und daß oft Zusätze verwendet werden.

Herzkompresse

Benötigte Gegenstände
Leinentuch (ca. 50 x 50cm); Zwischentuch (ca. 50 x 150cm), Wolltuch; Schüssel mit kaltem Wasser (ca. 15° C bei nervösen Herzbeschwerden) oder mit warmem Wasser (ca. 40° C bei Herzstechen – Angina pectoris).

So wird's gemacht
Auf das Bett legt man zuerst das Wolltuch, dann das Zwischentuch. Nun legt man sich auf die Tücher und läßt sich das nasse Leinentuch auf die linke Brustseite legen (Tuch vor dem Naßmachen 4mal zusammenfalten). Das Zwischentuch und die Wolldecke umlegen.

Dauer
Eine kalte Kompresse bleibt ca. 45 Minuten liegen. Eine warme Kompresse muß nach ca. 10 Minuten (wenn sie kalt wird), erneuert werden.
▷ Bei Angina Pectoris nie eine kalte Kompresse auflegen.

Dampfkompresse

Benötigte Gegenstände
2 Leinentücher und 2 Wolltücher, Topf mit kochendem Wasser, Holzlöffel, Handtuch.

So wird's gemacht
Ein Leinentuch auf die Größe der zu behandelnden Stelle falten (mindestens 4 mal), in kochendes Wasser legen. Mit dem Holzlöffel herausholen, im Handtuch auswringen und in ein Wolltuch einhüllen. Die Kompresse auf die jeweilige Körperstelle legen und mit dem Zwischentuch und Wolltuch abdecken – wie bei einem Wickel.

Dauer
Wenn sie kalt wird – nach ca. 20 Minuten – abnehmen und bei Bedarf erneuern.

Kartoffelauflage

Benötigte Gegenstände
Leinentuch (40 x 40cm) oder Leinensäckchen, Zwischentuch, Wolldecke, 500 Gramm mehlige Kartoffeln (die angegebenen Größen und Mengen reichen für einen Brustwickel).

So wird's gemacht
Kartoffeln mit der Schale kochen und zu einem feuchten, heißen Brei stampfen. In das Säckchen füllen oder auf das Tuch streichen und einhüllen.

Auf die zu behandelnde Stelle legt man das Zwischentuch, darauf kommt nun das Kartoffelsäckchen – vorher immer an der Wange oder dem Handrücken die Wärme überprüfen. Dann schlägt man das Zwischentuch darüber und bedeckt es mit der Wolldecke.

Dauer
Nach Erkalten abnehmen.

Leinsamenauflage

Benötigte Gegenstände
Leinentuch (20 x 20cm) oder Leinensäckchen, Zwischentuch, Wolltuch, 2 Handvoll Leinsamen (die angegebene Größe und Menge reichen zum Bedecken einer handtellergroßen Stelle).
Statt Leinsamen kann man auch Bockshornkleesamen verwenden.

So wird's gemacht
Leinsamen mit etwas Wasser zu einem dicken, heißen Brei kochen, auf die Mitte des Tuches streichen, die Seitenteile darüberfalten (oder in das Säckchen füllen) und auf die erkrankte Stelle legen. Mit dem Zwischentuch und dem Wolltuch gut abdecken.

Dauer
Nach Erkalten abnehmen, evtl. erneuern.

Senfpackung

Benötigte Gegenstände
200 Gramm Senfmehl (gibt es in der Apotheke), Leinentuch (die Menge reicht für eine Brust- oder Rückenpackung).

So wird's gemacht
Senfmehl mit lauwarmem Wasser zu dickem Brei rühren, auf die erkrankte Stelle streichen, mit dem Leinentuch bedecken.

Dauer
Nach ca. 5–10 Minuten den Senf entfernen und die behandelte Stelle mit lauwarmem Wasser abwaschen.
▷ Nicht bei Senfallergie anwenden!

Quarkpackung

Benötigte Gegenstände
Leinentuch, Wolltuch, 500 Gramm Magerquark, etwas Milch oder Molke (die Menge reicht für eine Brust- oder Rückenpackung).

So wird's gemacht
Quark mit der Milch oder Molke zu einer cremigen Masse verrühren. Diese fingerdick direkt auf die Haut streichen, mit dem Leinentuch bedecken und mit dem Wolltuch umhüllen.

Dauer
Diese Auflage kann liegen bleiben, bis der Quark trocken und krümelig geworden ist – mindestens aber 1 Stunde.

Lehmpackung

Benötigte Gegenstände
Leinentuch, Wolldecke, 1 Päckchen Luvos-Heilerde (gibt es in der Apotheke).

So wird's gemacht
Den Lehm nach Packungsvorschrift mit kaltem Wasser zu einem dicken Brei rühren, etwa 3 mm dick direkt auf die erkrankte Stelle aufstreichen und mit dem Leinentuch und der Wolldecke abdecken.

Dauer
Der Wickel bleibt so lange liegen, bis er trocken ist, ruhig auch über Nacht. Nur bei Wunden sollte er nach ca. 2 Stunden abgenommen werden.

Heublumenpackung oder Heusack

Benötigte Gegenstände
Leinensäckchen (20 x 20cm), Zwischentuch, Wolldecke, 300 Gramm Heublumen (aus der Apotheke), Dampfkochtopf mit Einsatz oder Topf und Metallsieb (die angeführte Größe und Menge können als Schulter-, Rücken-, Brust- und Bauchauflage gebraucht werden).
In Apotheken gibt es auch fertige Heublumensäcke zu kaufen.

So wird's gemacht
Das Leinensäckchen, welches man sich gut selber nähen kann, mit den Heublumen füllen und zunähen. In den Topf etwas Wasser geben, das Heublumensäckchen auf den Einsatz legen oder ins Metallsieb, das Wasser zum Kochen bringen und so das Säckchen in ca. 30 Minuten im Wasserdampf erwärmen, herausnehmen, gut auspressen zwischen zwei großen Holzküchenbrettern und auf die erkrankte Stelle legen – vorher Wärmeprobe an der Wange durchführen. Der Heublumensack wird noch mit Zwischentuch und Wolldecke abgedeckt.

Dauer
Er kann ca. 30–45 Minuten liegen bleiben.

Eisbeutelauflage

Benötigte Gegenstände
Der günstigste Effekt läßt sich mit fertigen Packungen erzielen, die man vorher in das Gefrierfach legen muß (gibt es in der Apotheke). Hat man diese aber nicht zur Hand, z. B. bei einer akuten Verstauchung, so genügen auch zerstoßene Eiswürfel.

So wird's gemacht
Packung oder Eiswürfel direkt auf die betroffene, schmerzende Stelle legen und mit einem Tuch (Handtuch) abdecken.

Dauer
Ca. 2–5 Minuten, bis zur Schmerzlinderung. Bei Bedarf erneuern.

Bäder

Bei einem Bad wirken drei Faktoren auf den Menschen ein:
- Wasserdruck und Wasserauftrieb,
- verschiedene Temperaturreize und
- bestimmte Badezusätze.

Wasserdruck und Wasserauftrieb

Durch den Wasserdruck, der auf dem Körper lastet, werden Blut- und Lymphgefäße, Brust- und Bauchraum zusammengepreßt. So kommt es zu einer Blutumverteilung von den Extremitäten und dem Bauchraum in den Brustraum.
Der Wasserauftrieb führt zu einer scheinbaren Gewichtsverminderung. Dies macht man sich z. B. bei einer Unterwasserbewegungstherapie rheumatischer Erkrankungen zunutze. Die Gelenke werden entlastet und können darum schmerzfreier bewegt werden.

Verschiedene Temperaturreize

Kalte Bäder 12–18 °C, wirken anregend auf Stoffwechsel und Kreislauf, stärken das Nervensystem und haben allgemein eine »abhärtende« Wirkung.
Warme Bäder 36–38 °C, wirken entspannend, entkrampfend.
Heiße Bäder 38–41 °C und mehr, regen die Herztätigkeit an, wirken schweißtreibend – Schwitzkur.

Ansteigende Bäder Beginnend bei 35 °C, dann langsames Steigern der Badetemperatur auf 41–44 °C, wirken schweißtreibend.
Wechselbäder Zuerst ca. 5 Minuten bei 38–40°C, dann kurz bei 12–16°C, wirken stärkend auf das Bindegewebe, die Blutgefäße und den Kreislauf.

Bestimmte Badezusätze

Durch die verschiedenen Badezusätze verstärkt oder mildert man den Hautreiz oder erzielt eine allgemeine Wirkung, indem Wirkstoffe durch die Haut oder mit der Atemluft in den Körper aufgenommen werden. Die genaueren Wirkungen werden im Abschnitt Badezusätze (Seite 40) beschrieben.

Alle diese Faktoren regen die Regulationsmechanismen des Organismus an und fördern so die Selbstheilungskräfte.

Grundregeln
- Kalte Bäder nur durchführen, wenn der Körper warm ist.
- Kalte Bäder nur in gut beheizten Räumen durchführen.
- Nach einem kalten Bad durch ausreichende Bewegung für Aufwärmung sorgen.
- Nach einem warmen Bad sollte immer eine kurze, kalte Anwendung folgen, z. B. Ganzkörperwaschung, Schenkelguß, Armguß u. a.
- Bei einem Wechselbad immer mit dem kalten Wasser aufhören.
- Nach einem Bad mit Badezusätzen das Wasser nur abstreifen, nicht abtrocknen.

Vollbad

Benötigte Gegenstände
Normale Badewanne.

So wird's gemacht
Beim Vollbad taucht man bis zum Hals ins Wasser ein. Je nach der Wassertemperatur unterscheidet man:
Kaltes Vollbad Es sollte nur nach Rücksprache mit einem erfahrenen Badearzt durchgeführt werden, da es einen sehr starken Reiz auf den Organismus bewirkt.
Warmes Vollbad Es entspricht dem normalen Reinigungsbad. Die Wassertemperatur beträgt 36–38 °C. Häufig werden Badezusätze verwendet.

Heißes Vollbad Die Wassertemperatur beträgt 39–44 °C. Es dient zur Einleitung einer Schwitzkur und sollte nicht bei Herz- und Kreislaufbeschwerden durchgeführt werden.

Dauer
Kaltes Vollbad:
20–30 Sekunden.
Warmes Vollbad:
10–20 Minuten, nicht öfter als 2–3 mal pro Woche.
Heißes Vollbad: 5–10 Minuten mit anschließender Bettruhe.

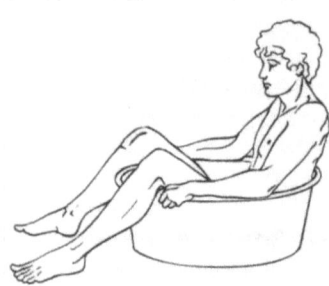

Sitzbad

Halbbad

Benötigte Gegenstände
Übliche Badewanne.

So wird's gemacht
Hierbei tauchen die Beine und
der Unterkörper – bis zum Nabel – in das Wasser ein.
Kaltes Halbbad Die Wassertemperatur beträgt etwa 15 °C.
Man setzt sich langsam in das
Bad. Wer kälteempfindlich ist,
kann sich auch zu Anfang hin-
einknien.
Warmes Halbbad Die Was-
sertemperatur beträgt 36–39 °C.
Es eignet sich besonders für
kreislauflabile und herzschwa-
che Menschen.

Dauer
Kaltes Halbbad: 6–10 Sekunden, nachher gut bewegen oder
im Bett für die nötige Aufwärmung sorgen.
Warmes Halbbad: 10–20 Mi-
nuten.

Sitzbad

Benötigte Gegenstände
Am besten eignet sich hierfür
eine Sitzbadewanne. Eine größere Plastikbadewanne ist sicherlich in jedem Haushalt vorhanden, diese kann auch benutzt
werden.

So wird's gemacht
Beim Sitzbad taucht nur der
Unterkörper – vom Nabel bis
ca. zur Mitte der Oberschenkel
– ins Wasser.
Kaltes Sitzbad Die Wassertemperatur beträgt ca. 15 °C. Bei
einem kalten Sitzbad kann der
Oberkörper bekleidet bleiben.
Die Füße müssen auf einer warmen Unterlage ruhen.
Warmes Sitzbad Die Wassertemperatur beträgt 36–39 °C,
weiter wie kaltes Sitzbad.

Dauer
Kaltes Sitzbad: Ca. 10 Sekunden, nachher behaarte Scham-
teile abtupfen und für Nachwär-
me durch Bewegung oder Bettruhe sorgen.
Warmes Sitzbad: 10–15 Minuten, hinterher kurze kalte
Waschung machen.

Armbad

Benötigte Gegenstände
Waschbecken oder kleine Plastikbadewanne. Es gibt auch
spezielle Armbadewannen zu
kaufen.

So wird's gemacht
Die Arme werden bis zur Mitte
der Oberarme ins Wasser ge-
taucht.

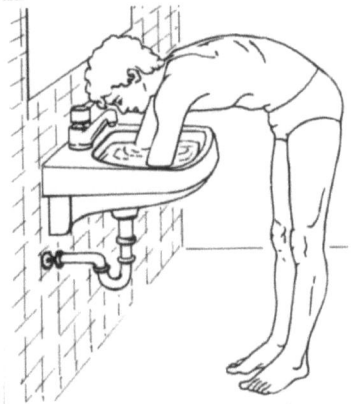

Armbad

Kaltes Armbad Die Wassertemperatur beträgt 12–16 °C.
Warmes Armbad Die Wassertemperatur beträgt 36–39 °C.

Dauer
Kaltes Armbad: Ca. 15–30 Sekunden, anschließend das Wasser leicht abstreifen und durch
Hin- und Herschlenkern die
Arme wieder erwärmen.
Warmes Armbad: 10–15 Minuten, anschließend kurz kalt abwaschen.

Fußbad

Benötigte Gegenstände
Großer Plastikeimer – normaler
10 Liter-Eimer ist meistens zu
eng – oder eine spezielle Fuß-
badewanne nach Kneipp.

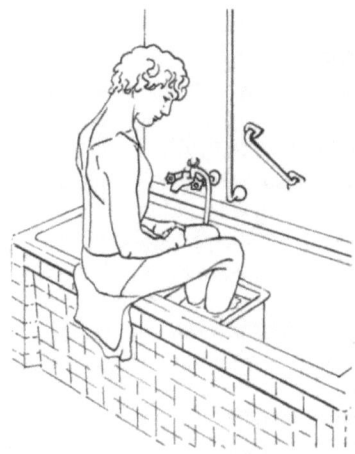

Fußbad

So wird's gemacht
Es tauchen beide Beine bis
oberhalb der Waden ins
Wasser.
Kaltes Fußbad Die Wasser-
temperatur beträgt 12–16 °C.
Warmes Fußbad Siehe
warmes Armbad.

Dauer
Ca. 30 Sekunden bis 2 Minuten,
bis es anfängt, in den Beinen zu
prickeln – anschließend Wasser
nur abstreifen und Wollsocken
anziehen.

Wechselbad

Benötigte Gegenstände
2 Gefäße, deren Größe sich
nach der Art der Anwendung –
Wechselarmbad – Wechselfußbad – Wechselsitzbad – richtet.
Behelfsmäßig genügen auch
ovale Plastikeimer von 10 Liter
Inhalt, wie sie jeder Maler weg-
wirft.

So wird's gemacht
Ein Gefäß wird mit warmem
Wasser (36–39°C) gefüllt, das
andere mit kaltem Wasser
(15 °C). Zuerst badet man ca.
3–5 Minuten in dem warmen
Wasser, dann wechselt man unmittelbar für ca. 10 Sekunden
ins kalte Wasser. So wechselt
man 2–3 mal die Gefäße. Aufhören muß man immer mit dem
kalten Wasser. Nach dem
Wechselbad streift man das
Wasser nur ab.

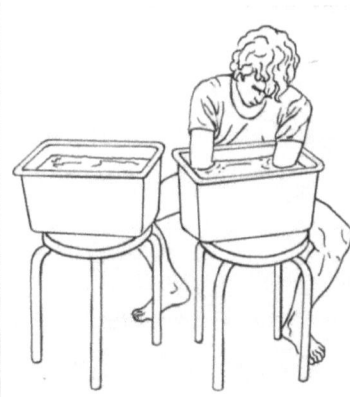

Wechselarmbad

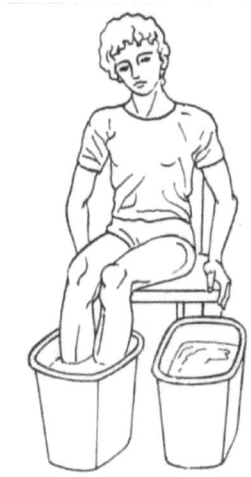

Wechselfußbad

Ansteigendes Bad

Benötigte Gegenstände
Je nach Art der Anwendung –
ansteigendes Vollbad, Halbbad,
Sitzbad, Armbad, Fußbad – Badewanne, Waschbecken, Eimer.

So wird's gemacht
Gefäß mit warmem Wasser füllen (34–36–°C). Im Laufe von
15–20 Minuten erhöht man die
Wassertemperatur durch langsamen Zulauf von heißem Wasser
auf 41–44°C.

Dauer
Mindestens 20 Minuten, aber
nicht länger als 40 Minuten.
▷ Ansteigende Bäder stellen
   einen starken Reiz für den
   Organismus dar. Man sollte
   sie nie allein durchführen.
   Wer an Herzschwäche leidet,
   darf sie nicht durchführen.

Rumpfreibebad

Benötigte Gegenstände
Badewanne, Sitzbadewanne
oder größere Plastikwanne,
rauher Waschlappen.

So wird's gemacht
Man füllt die Wanne mit leicht
temperiertem Wasser (22–28 °C)
und setzt sich wie bei einem
Sitzbad in die Wanne. Das Wasser sollte vom Nabel bis zu den
Oberschenkeln reichen. Wer in
der Badewanne ein Rumpfrei-
bebad durchführen will, stellt
dazu am besten die Füße an den
Wannenrand. Während der Ba-
dezeit streicht man ständig mit
dem Waschlappen über Unterbauch und Gesäß.

Dauer
5–10 Minuten, anschließend im
Bett wieder aufwärmen.

Auslaugebad

Benötigte Gegenstände
Normale Badewanne, rauher
Waschlappen, möglichst unpar-
fümierte Seife, Wecker.

So wird's gemacht
Für die Zeitkontrolle stellt man
sich den Wecker in Sichtweite.
Dann füllt man die Wanne mit
37 °C warmem Wasser und legt
sich 10 Minuten hinein. Dann
steht man auf und seift sich
gründlich ein. Man badet danach nochmals ca. 30 Minuten.

Bei Bedarf warmes Wasser
nachlaufen lassen, so daß die
Temperatur immer angenehm
ist. Nach dieser Zeit seift man
sich nochmals gründlichst ein
und bürstet sich mit dem
Waschlappen ab. Zum Schluß
kurz lauwarm abduschen und
30 Minuten im Bett nachruhen.

Badezusätze

Die aufgeführten Badezusätze
gibt es als naturreine Extrakte
und Öle in Apotheken, Droge-
rien und Reformhäusern zu
kaufen. Wer will, kann sich
seinen Badezusatz aber auch
aus getrockneten Kräutern
selbst herstellen. Es gibt zwei
verschiedene Grundrezepte:

Rezept 1
Kräuter mit 1 Liter kochendem
Wasser übergießen; zugedeckt
20 Minuten ziehen lassen und
dann – durch ein Leinentuch ge-
filtert – ins Badewasser geben.

Rezept 2
Kräuter in ein Leinensäckchen
geben und während des Bades
ins Badewasser hängen.

<u>Baldrian</u> Wirkt beruhigend und
schlaffördernd, daher abends
anwenden. Fertige Badezusätze
verwenden.

<u>Eichenrinde</u> Wirkt zusammen-
ziehend und entzündungshemmend. Eignet sich bei Hauterkrankungen, Hämorrhoiden

und Schweißfüßen.
Benötigte Menge: 200 Gramm
auf 1 Liter Wasser; erst 1 Stunde
kalt ansetzen, dann etwa
½ Stunde leicht kochen.

<u>Fichtennadeln</u> Wirken beruhi-
gend, stoffwechselanregend und
über die Dämpfe schleimlösend.
Fertige Badezusätze verwenden.

<u>Heublumen</u> Angezeigt bei
rheumatischen Beschwerden,
nervösen Beschwerden und zur
Stärkung der Widerstandskraft.
Benötigte Menge: Vollbad 500–
800 Gramm, Teilbäder entsprechend weniger.

<u>Kalmus</u> Wirkt allgemein stär-
kend und anregend.
Benötigte Menge: Vollbad ca.
200 Gramm Kalmuswurzel.

<u>Kamille</u> Wundheilungsför-
dernd und krampfstillend.
Benötigte Menge:
Fuß- oder Handbad ca.
50 Gramm Kamillenblüten,
Vollbad ca. 150 Gramm.

<u>Lavendel</u> Wirkt beruhigend,
entspannend und stärkend.
Benötigte Menge: Vollbad
200 Gramm Lavendelblüten.

<u>Melisse</u> Wirkt beruhigend und
entspannend. Fertige Badezusätze verwenden.

<u>Molke</u> Wirkt hautschonend
und pflegend. Fertige Badezusätze verwenden, z. B. Lacto-
mederm®.

<u>Moor</u> Angezeigt bei rheumati-
schen Beschwerden, Durchblutungsstörungen und Frauen-
krankheiten. Fertige Badezusätze verwenden.

Retterspitz Wirkt entzündungshemmend, anregend, kräftigend und hautschonend. Er eignet sich als »Stärkungsmittel« nach einer Erkrankung, bei Entzündungen, z. B. kleinen Wunden, Venenentzündung, Brustdrüsenentzündung u. a. Rctterspitz eignet sich auch zu Umschlägen, Einreibungen und zur innerlichen Einnahme. Es gibt ihn als Fertigpräparat in der Apotheke.

Rosmarin Wirkt anregend auf den Kreislauf und fördert die Durchblutung.
Benötigte Menge: Vollbad 100 Gramm Rosmarinblätter.

Senfmehl Wirkt stark durchblutungsfördernd; nur für Fuß- oder Handbäder geeignet.
Benötigte Menge: 50 Gramm Senfmehl mit heißem Wasser zu einem Brei verrühren und ins Badewasser geben.

Thymian Wirkt schleimlösend und krampfstillend, angezeigt bei Erkältungskrankheiten mit Husten und beginnender Bronchitis.
Benötigte Menge: Vollbad 200 Gramm Thymiankraut.

Zinnkraut Wirkt stoffwechselanregend, angezeigt bei Hauterkrankungen, rheumatischen Beschwerden, Durchblutungsstörungen, Frostbeulen.
Benötigte Menge: Vollbad ca. 500 Gramm Schachtelhalmkraut, bei Teilbädern entsprechend weniger. Zubereitung siehe Eichenrinde.

Güsse

Güsse sind Kneipps ureigenste Erfindung. Sie wirken anregend auf den Kreislauf und das Nervensystem und beeinflussen den Körper im Sinne einer Umstimmung und Abhärtung. Man unterscheidet nach der Temperatur:

Kalte Güsse Die Wassertemperatur beträgt 12–15 °C, die Dauer ca. 40–60 Sekunden.

Warm-heiße Güsse Die Wassertemperatur beträgt 37–40 °C, die Dauer ca. 2–3 Minuten.

Wechselgüsse Dabei beträgt die Temperatur des warmen Wassers ca. 37 °C, die des kalten Wassers ca. 12–15 °C, die Dauer des Warmgusses ca. 1–2 Minuten, die des Kaltgusses ca. 20 Sekunden.

Der Wasserstrahl soll fast ohne Druck, mantelförmig das begossene Körperteil umhüllen. Dazu benötigt man einen Schlauch von ca. 18–20 Millimeter lichter Weite. Eventuell kann man auch

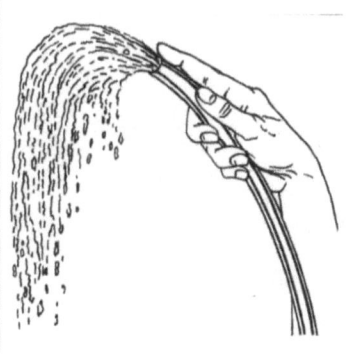

den Duschschlauch nehmen, wenn man den Duschkopf vorher abschraubt. Den Wasserdruck prüft man, indem man den Schlauch senkrecht nach oben hält. Der Wasserstrahl soll ca. handbreit übersprudeln. Zum Begießen hält man das Schlauchende wie einen Federhalter. Der Wasserstrahl soll schräg auf den Körper auftreffen; dabei darf es nicht spritzen. Der Abstand vom Körper beträgt ca. eine Handbreit.

Grundregeln
- Nie kaltes Wasser auf einen kalten Körper anwenden.
- Nach dem Begießen nicht abtrocknen (Ausnahme Gesichtsguß).
- Siehe auch Grundregeln bei Wickel (Seite 31).

Gesichtsguß

Benötigte Gegenstände
Wasserschlauch, notfalls Duschschlauch. Die Wassertemperatur beträgt meist 15–18 °C.

So wird's gemacht
Man beugt sich über die Badewanne und beginnt an der rechten seitlichen Wange, geht dann vom Kinn auf die linke Wange und hinauf zur Stirn, bewegt dort den Schlauch einige Male hin und her und umkreist dann letztlich noch 1-2 mal das Gesicht. Anschließend gut abtrocknen.

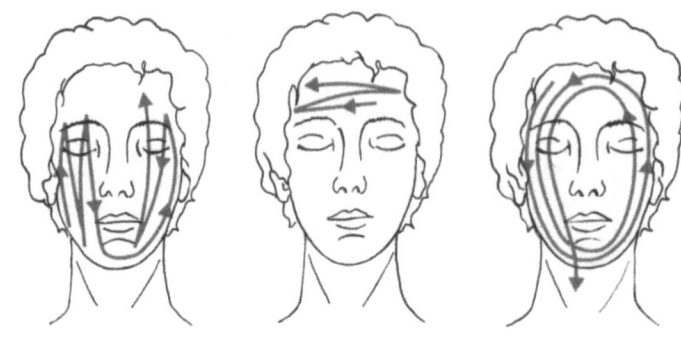

Gesichtsguß

Armguß

Benötigte Gegenstände
Wasserschlauch oder Duschschlauch. Die Wassertemperatur richtet sich nach den
Beschwerden – siehe dort.

So wird's gemacht
Man beugt sich über die Badewanne und stützt sich auf dem
gegenüberliegenden Wannenrand ab. Man beginnt am rechten Handrücken, geht dann
langsam bis zur Schulter hinauf,

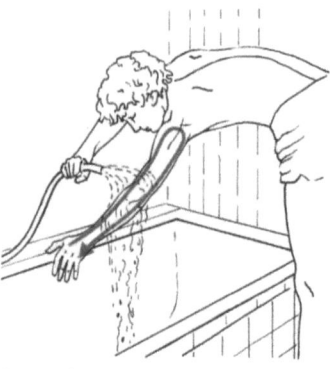

Armguß

▷ Der Gesichtsguß darf nicht
bei Bluthochdruck, Grünem
Star und bei einer Überfunk-
tion der Schilddrüse angewendet werden!

Ein Gesichtsguß ist gleichzeitig
ein Schönheitsguß gegen Falten,
da er die Gesichtshaut strafft
und die Durchblutung anregt.

Nackenguß

Benötigte Gegenstände
Wasserschlauch oder Duschschlauch. Die Wassertem-
peratur beträgt in der Regel
36–40°C.

So wird's gemacht
Man beugt sich über die Badewanne und läßt sich die Schul-
ter- und Nackengegend so lange
begießen, bis eine Hautrötung
auftritt. Nachher keine kalte
Anwendung durchführen.

▷ Diese Anwendung ist bei
Bluthochdruck, Grünem Star
und Schilddrüsenüberfunk-
tion verboten!

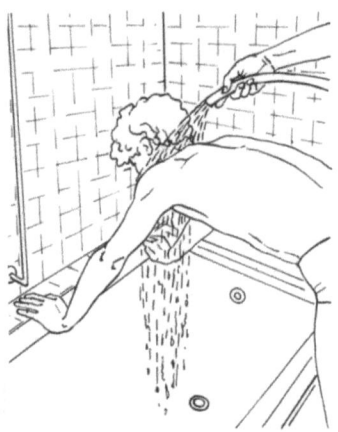

Nackenguß

dreht die Arminnenseite nach
außen und geht dann wieder abwärts. Am linken Arm verfährt
man genauso.

Knieguß

Benötigte Gegenstände
Wasserschlauch oder Duschschlauch. Die Wassertemperatur
richtet sich nach den Be-
schwerden – siehe dort.

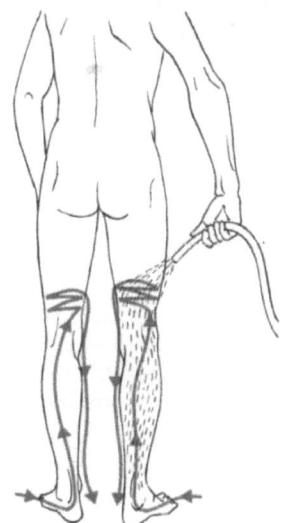

Knineguß

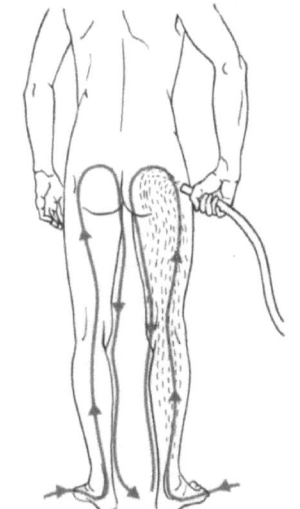

Schenkelguß

Dämpfe

Dämpfe sind eine heiße Anwendung, die anregend auf die Haut- und Schleimhauttätigkeit wirken – im Sinne einer schweißtreibenden und »auflösenden« Wirkung.

Grundregeln

- Dämpfe nur in einem warmen Raum durchführen.
- Vor Zugluft in acht nehmen.
- 15 Minuten nachruhen.
- Bei Schwindel und Blutandrang zum Kopf Dampfbad sofort beenden.
- Dampfbad nicht zu lange ausdehnen, lieber mehrmals am Tag wiederholen.

So wird's gemacht

Dazu steigt man in die Badewanne (eine Gummimatte hineinlegen, damit man nicht ausrutscht) und beginnt am rechten Fußaußenrand, dann mit dem Wasserstrahl über den Fußrükken zur Ferse und langsam die Wade hinauf bis ca. eine Handbreit über die Kniekehle. Dort bewegt man ca. 5 Sekunden den Schlauch leicht hin und her, so daß ein Wassermantel die ganze Wade einhüllt. An der Beininnenseite geht man wieder abwärts, wechselt sofort auf den linken Fuß über und geht dort im selben Verlauf wieder langsam hinauf. Von der linken Kniekehle wechselt man zur Reizverstärkung kurz auf das

rechte Bein, um dann schließlich wieder am linken Bein abwärts zur Ferse zu gehen. An der Beinvorderseite verfährt man genauso, wobei aber das Schienbein nicht begossen werden sollte.

Schenkelguß

Benötigte Gegenstände

Wasserschlauch oder Duschschlauch. Die Wassertemperatur beträgt in der Regel 15–18°C.

So wird's gemacht

Das Vorgehen ist das gleiche wie beim Kni.eguß, nur daß man den Wasserstrahl bis zum Gesäß hinaufführt.

Kopfdampfbad

Benötigte Gegenstände

Topf oder Porzellanschüssel, gegebenenfalls einen Hocker; als Zusätze kann man Kamillenblüten, Thymiankraut, Eukalyptusöl, Fichtennadelöl, Meersalz oder Emsersalz, je nach Beschwerden, verwenden.

So wird's gemacht

Bei einem Kamillendampfbad wird l Handvoll Blüten mit ca. 1,5 Litern kochendem Wasser übergossen. Topf oder Schüssel zudecken und 10 Minuten ziehen lassen. Dann stellt man das Gefäß auf einen Hocker oder Tisch, setzt sich davor und deckt sich mit einem großen

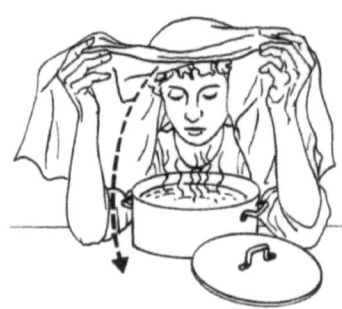

Kopfdampfbad

Badetuch ab. Es darf kein Dampf entweichen. Nun öffnet man langsam den Deckel, so daß der Dampf entweichen kann. Vorsicht, nicht zu nah an das Gefäß gehen, denn die Dämpfe sind sehr heiß. Man atmet durch Nase und Mund ein. Den Deckel schließlich ganz entfernen. Gegebenenfalls heißes Wasser nachgießen. Nach dem Dampfbad Gesicht leicht trockentupfen.

Dauer
Ca. 10–15 Minuten.
▷ Wenn die Nase so verstopft ist, daß eine Nasenatmung nur schwer möglich ist, können ausnahmsweise vor dem Dampfbad abschwellende Nasentropfen genommen werden. Aber nur einmal!

Spülungen

Spülungen wirken »entgiftend« – Giftstoffe werden ausgespült – entzündungshemmend und durchblutungsfördernd.

Nasenspülung
Benötigte Gegenstände
Pipette oder spezieller Nasengießer; als Zusätze eignen sich Kamillenblüten oder Emser-Salz.

So wird's gemacht
Für eine Kamillenspülung übergießt man 2 Eßlöffel Kamillenblüten mit ¼ Liter heißem Wasser. 5 Minuten zugedeckt ziehen lassen und anschließend durch einen Papierfilter abseihen. Die warme Flüssigkeit wird mit der Pipette oder dem Nasengießer in die Nase geträufelt. Nicht hochziehen! Wer mag, beugt den Kopf zurück, so daß die Spülflüssigkeit durch die Nasenhöhle in den Rachen abfließt. Dann beugt man den Kopf wieder vor und spuckt aus.

Scheidenspülung
Scheidenspülungen sollten nur nach Rücksprache mit dem Arzt durchgeführt werden. Durch zu häufiges Spülen, wie es oft aus übertriebenen Reinlichkeitsgründen erfolgt, wird die normale Bakterienflora ungünstig beinflußt.

Benötigte Gegenstände
Irrigator mit speziellem Endstück oder Gummiklistier – gibt es in der Apotheke. Als Zusätze eignen sich Kamille, Taubnessel, Frauenmantel oder Molke (siehe Rezept Seite 125).

So wird's gemacht
Es werden ca. 1–2 Liter Spülflüssigkeit in das Gerät eingefüllt, danach führt die Frau das Spülrohr vorsichtig in die Scheide ein und spült mit leichtem Druck und kurzen Bewegungen – Heben und Senken – die Scheide aus.

Einlauf

Einläufe reinigen den Darm von »Giftstoffen«, wirken entkrampfend und fiebersenkend. Sie eignen sich deshalb hervorragend bei Erkältungskrankheiten mit Fieber, bei Bauchkrämpfen und Durchfall. Im allgemeinen werden Einläufe als unangenehm empfunden, vor allem Kinder sträuben sich beim ersten Mal. Wer aber einmal die wohltuende Wirkung erlebt hat, möchte nicht mehr darauf verzichten.

Benötigte Gegenstände
Irrigator oder Gummiklistier – gibt es in der Apotheke. Als Spülflüssigkeit verwendet man Wasser oder Kamillentee. Für Kleinkinder braucht man ca.

100–200 Milliliter, bei größeren Kindern ca. 400 Milliliter, bei Erwachsenen bis 1,5 Liter; etwas Creme zum Einfetten des Darmrohres, eventuell eine Gummimatte oder ein großes Handtuch – vor allem bei Kindern.

So wird's gemacht
Irrigator oder Gummiklistier mit der Spülflüssigkeit füllen. Die Temperatur sollte bei Fieber ca. 23–25 °C betragen, bei Krämpfen, Durchfall und Verstopfung ca. 36 °C. Der Patient legt sich auf die linke Seite und zieht die Beine an. Kleinkinder legt man über ein Kissen auf den Bauch. Dann führt man vorsichtig das gefettete Darmrohr in den After ein und entleert (beim Gummiklistier mit Druck) die Flüssigkeit. Beim Irrigator läßt man vorm Einführen des Darmrohres erst die Luft entweichen, führt dann das gefettete Darmrohr ein, öffnet die Sperrklemme und kann nun durch die Höhe, in der der Irrigator gehalten wird, den Druck regulieren.

Dauer
Die Flüssigkeit sollte kurze Zeit, ca. 1–2 Minuten, im Darm gehalten werden. Kindern drückt man dazu die Pobacken zusammen. Den Einlauf kann man bis zu 4 mal am Tag wiederholen, vor allem bei Erkältungskrankheiten.

Wassertreten - Tautreten

Diese Anwendungen wirken allgemein »abhärtend« auf den Körper und anregend auf den Kreislauf. Wer zu Infekten neigt, müde und abgespannt ist oder niedrigen Blutdruck hat, kann sich durch diese einfachen Methoden wirksam helfen.

Wassertreten

Benötigte Gegenstände
Für die Durchführung zu Hause reicht die Badewanne (Gummimatte einlegen, damit man nicht ausrutscht).

So wird's gemacht
In die Badewanne so viel Wasser laufen lassen, daß es ca. bis zur Unterschenkelmitte reicht. Wassertemperatur 12–18 °C. Nun steigt man in die Wanne und »geht auf der Stelle«. Dabei müssen die Füße aus dem Wasser gehoben werden. Anschließend das Wasser kurz abstreifen und warme Wollsocken anziehen. Es muß dann ein wohliges Wärmegefühl auftreten.

Dauer
20 Sekunden bis 2 Minuten, je nach Verträglichkeit.

Tautreten

Tautreten besteht darin, daß man barfuß in den Morgenstunden durch das taunasse Gras geht oder läuft. Für den »Untrainierten« empfehlen sich anfänglich nur etwa 1–2 Minuten. Die Zeit kann langsam auf 5–10 Minuten ausgedehnt werden. Während des Tautretens muß man durch Bewegung für genügend Erwärmung sorgen. Ebenso nachher warme Wollsocken anziehen.

Trockenbürsten

Beim Trockenbürsten wird durch das leichte Reiben ein Reiz auf die Haut ausgeübt, der zu einer vermehrten Hautdurchblutung führt. Die Haut wird besser ernährt, wodurch sie ein gesundes, straffes Aussehen bekommt. Der Kreislauf wird aktiviert, es entsteht ein wohliges, frisches, »muntermachendes« Gefühl. Es kann von jedem durchgeführt werden und sollte wie das Zähneputzen zur täglichen Morgentoilette gehören. Ausnahme: gewisse Hauterkrankungen und offene Beine.

Benötigte Gegenstände
Hautbürste oder Luffaschwamm (gibt es in der Apotheke oder im Reformhaus). Zur Not kann auch ein rauher Frotteewaschlappen verwendet werden.

So wird's gemacht
Man beginnt »herzfern« – d. h. am rechten Fuß – streicht außen

aufwärts bis zur Leiste, rückwärts bis zum Gesäß, dann linkes Bein genauso – immer dem Herzen zustreichen. Es folgen rechter Arm, linker Arm und Schulterbereich. Am Bauch macht man kreisende Bewegungen im Uhrzeigersinn. Brust und Rücken, soweit man selber kann, werden von der Mitte nach außen gebürstet. Frauen sollten die Brüste nur ganz vorsichtig und zart bürsten, die Brustwarzen lieber gar nicht. Der Druck soll gleichmäßig und nicht zu stark sein, allerdings soll eine Hautrötung erfolgen. Das Bürsten soll mit langsamen Bewegungen durchgeführt werden, hektisches »Rubbeln« ist falsch. Wer zu trockener Haut neigt, sollte sich anschließend mit einem guten Massageöl einfetten. Bei deutlicher Krampfaderbildung darf kein Bürsten der Unterschenkel erfolgen!

Dauer
Je nach Intensität ca. 5–10 Minuten.

Luftbad

Das Luftbad ist die mildeste Kälteanwendung. Es eignet sich besonders für empfindliche Menschen, Alte, Geschwächte und Kinder. Es wirkt beruhigend auf Herz und Kreislauf, regt die Ausscheidungstätigkeit der Haut an und stärkt die Abwehrkräfte. Für den nervösen Menschen ist es gut, da es wohlige Entspannung bewirkt.

So wird's gemacht
Die beste Zeit für ein Luftbad ist nach dem morgendlichen Aufstehen. Noch warm vom Bett, kleidet man sich weitestgehend aus – am besten ganz nackt – und bewegt sich leicht. Der Ungeübte fängt zuerst im warmen Zimmer an, geht dann über auf ein gut gelüftetes Zimmer, bewegt sich dann vorm geöffneten Fenster und zuletzt – wenn möglich – im Freien.

Dauer
Anfangs 5 Minuten, steigern auf 15–20 Minuten. Bei leichtem Frösteln sollte man sich stärker bewegen, bei starkem Frösteln das Luftbad abbrechen.

Sauna

Die Sauna beeinflußt in hervorragender Weise wichtige Grundfunktionen des menschlichen Organismus. Es kommt zu einer Kräftigung und Anregung des Kreislaufs und durch das starke Schwitzen zu einer »Entschlackung« des Stoffwechsels. Sie steigert die körperliche Leistungsfähigkeit und Abwehrkraft und vermindert somit die Infektanfälligkeit. Dazu ist aber ein regelmäßiger Saunabesuch nötig, ca. alle 8–14 Tage.

Grundregeln
- Nie mit vollem Magen in die Sauna gehen.
- Insgesamt nicht mehr als 2–3 Saunagänge hintereinander machen.
- Den ersten Saunagang nicht länger als 8–10 Minuten machen; vor allem »Anfänger« sollten lieber mit einer kürzeren Zeit beginnen.
- Anfangen mit der untersten Sitzbank; Sitzen mit leicht vorgebeugtem Oberkörper. Wer leicht zu Schwindel neigt, sollte sich hinlegen (Nackenrolle als Kopfstütze benützen).
- Kommt es zu Unwohlsein oder Schwindel, langsam aufstehen und Saunaraum verlassen.
- Nach dem Schwitzen erst ein Luftbad nehmen, dann kalt duschen oder ins Tauchbecken steigen.
- Menschen mit Bluthochdruck dürfen nach dem Saunagang auf keinen Fall das Tauchbecken benützen, nur kalt duschen oder noch besser einen Guß machen. Dazu immer an den Beinen beginnen, zum Schluß erst den Kopfbereich.
- Nach dem Abkühlen Füße in einem warmen Fußbad wieder aufwärmen.

Die genauen Regeln sowie der Ablauf eines Saunagangs werden in den öffentlichen Saunen durch Bilder mit Beschreibungen erklärt. Günstig ist es auch für den Anfänger, den ersten Saunabesuch mit einem erfahrenen Saunagänger zu machen. *Verboten* ist der Saunabesuch für Menschen mit schweren Herzerkrankungen, chronischer Nierenerkrankung, Venen-thrombose, akutem Infekt mit Fieber, Schilddrüsenüberfunktion, Krebs und Tuberkulose. *Bedingt erlaubt,* nach Rücksprache mit dem Arzt, ist die Sauna für Menschen mit deutlich erhöhtem Blutdruck und nach frischem Herzinfarkt.

Sonst gibt es keine Einschränkungen, auch keine altersbedingten; nur sollte ein Älterer, wenn er das erste Mal in die Sauna geht, ganz besonders vorsichtig anfangen, d. h. ein Saunagang sollte höchstens 5 Minuten dauern.

Heilpflanzen

Heilpflanzen gestern und heute

Die Anfänge der Pflanzenheilkunde liegen in einer Zeit, über die es keine schriftlichen Überlieferungen gibt. Nur indirekt, durch Funde aus prähistorischen Gräbern, lassen sich Rückschlüsse ziehen. In 60 000 Jahre alten Grabstätten in Kleinasien fanden sich Reste von Pflanzen – Eibisch, Tausendgüldenkraut, Schafgarbe u. a. – von denen auch noch heute in der Volksmedizin einige verwendet werden. In den Pfahlbauten am Bodensee oder in der Umgebung bandkeramischer Siedlungen des Rheinlandes fanden sich Samen von Weizenarten, Ölfrüchten, Samen von Mohn, Holunder, Kümmel, Schlehen u. a. Diese Funde deuten darauf hin, daß die Pflanzen nicht nur zufällig genutzt wurden, sondern daß sie – vor allem die Weizenarten – planmäßig angebaut wurden. Holunder, Schlehen und Kümmel zählen auch heute noch zu den bekanntesten Heilpflanzen der mitteleuropäischen Volksmedizin.

Die ersten schriftlichen Überlieferungen stammen aus dem Zweistromland zwischen Euphrat und Tigris. Auf Steintafeln hat der babylonische König HAMMURABI (1700 v. Chr.) sein »Gesetzbuch« meißeln lassen. Es enthält unter anderem medizinische Ratschläge und gibt Hinweise auf die Verwendung von Heilpflanzen. Noch älter ist das Werk des legendären chinesischen Kaisers SHEN-NUNG, »göttlicher Ackersmann« (ca. 3000 v. Chr.), das hunderte verschiedene Heilpflanzen erwähnt. In Indien gibt es auch heute noch die *ayurvedische Heilkunde,* deren Ursprünge bis 1500 v. Chr. zurückreichen. Die ayurvedische Lehre wurde später, ca. 800 v. Chr., in einem umfangreichen Buch niedergeschrieben. Darin sind bereits Heilpflanzen erwähnt, die in neuester Zeit wieder in den Mittelpunkt der pharmazeutischen Untersuchungen getreten sind, wie z. B. die Rauwolfia (Schlangenwurzel), die heute als Beruhigungsmittel und zur Senkung des Blutdrucks verwendet wird.

Funde aus ägyptischen Königsgräbern liefern uns umfangreiches Anschauungsmaterial über eine hochentwickelte Heilkunde. Die wohl berühmteste schriftliche Aufzeichnung ist das »Papyros Ebers«, das ca. 1600 v. Chr. verfaßt wurde. Dieses Papyros ist eine fast 20 Meter lange Schriftrolle, die über 800 medizinische Rezepte enthält. Unter den vielen aufgeführten Heilpflanzen befinden sich z. B. Wacholder, Myrrhe, Hanf, Thymian, Knoblauch, Meerzwiebel, Zimt u. a. In der griechischen und römischen Antike tauchen erstmals Namen auf, die das abendländische Gedankengut bis zum 16. Jahrhundert geprägt haben. Der griechische Arzt HIPPOKRATES (um 400 v. Chr.) gilt als der »geistige Vater« der modernen Medizin. Er war es, der Krankheiten nicht als von bösen Dämonen verursacht ansah, sondern sie als fortgesetzte Sünden wider die Natur betrachtete. Er stellte Diätvorschriften auf und behandelte mit Wasser und Heilpflanzen. Das bedeutendste Werk auf dem Gebiet der Heilpflanzen verfaßte DIOSKURIDES im 1. Jahrhundert n. Chr. In diesem 5bändigen Buch, »Materia Medica« genannt, führt er ca. 800 Pflanzen mit detaillierter Beschreibung und Verwendungsmöglichkeiten an. Etwa zur gleichen Zeit verfaßte der römische Feldherr PLINIUS ein umfangreiches 37bändiges Werk zur Naturgeschichte seiner Zeit. Es ist ein Sammelwerk aus über 2000 Schriften anderer Autoren. Beide Werke wurden zur ergiebigsten Quelle der mittelalterlichen Kräuterbuchautoren. Nach Untergang des Römischen Reiches kam es zur Ausdehnung des Islams. Die Heilkunde in der Zeit vom Ausgang der Antike bis zum frühen Mittelalter wurde von daher im wesentlichen von arabischen Ärzten geprägt. Die bedeutendsten waren IBN-AL-BAILAR und IBN SINA, genannt AVICENNA. Vom 8.–13. Jahrhundert waren es die Klöster, die als Hüter der Wissenschaft die alten Schriften »kopierten« und so vor dem Verlorengehen bewahrten. Es entstand eine sogenannte »Mönchsmedizin«, die aus den Klostergärten ihre Heilmittel bezog. Berühmt sind noch bis heute die einstigen Heilpflanzengärten des Klosters St. Gallen.

Die bedeutendsten Werke jener Zeit, die Naturgeschichte des Dominikaners ALBERTUS MAGNUS und die »Physica« der Äbtissin HILDEGARD VON BINGEN, kamen aus den Klöstern. In den Werken Hildegard von Bingens kommt es zu einer Verschmelzung von germanischem Weltbild, christlichem Glauben und antikem Wissen. Ihre Bücher sind Zeugen der in der Volksmedizin des 12. Jahrhunderts gebrauchten Heilpflanzen. Denn, obwohl sie ihre Texte in lateinischer Sprache verfaßte, verwendet sie für die Pflanzennamen nur die volkstümlichen Bezeichnungen aus dem Rheingau.
In der Renaissance (14. bis 16. Jahrhundert) erlebte die Heilpflanzenkunde einen enormen Aufschwung. Durch die Erfindung des Buchdrucks war es möglich, Bücher auch einer breiteren Schicht zugänglich zu machen. Zu den bestverkauften Verlagsobjekten zählten die Kräuterbücher. Es waren umfangreiche Werke mit zum Teil wunderschönen, naturgetreuen Pflanzendarstellungen. Die bedeutendsten Autoren dieser Zeit waren OTTO BRUNFELS, HIERONYMUS BOCK, LEONHARD FUCHS, PETRUS ANDREAS MATTIOLI und TABERNAEMONTANUS. Bei allen diesen Autoren des Mittelalters kommt es zu einer Vermischung antiken Wissens und volkstümlicher

Erfahrung. Dies ist nicht verwunderlich, denn zu allen Zeiten – von Hippokrates bis in unsere Tage – war die Volksmedizin die ergiebigste Quelle, aus der alle Autoren ihre Erfahrungen schöpften.
Ein Arzt dieses Zeitalters darf nicht vergessen werden. Es war PARACELSUS, der wie kein anderer das herrschende Weltbild in Frage stellte und durch neue wissenschaftliche Erkenntnisse und philosophische Überlegungen bereicherte. In seiner Zeit war er angefeindet, denn seine Gedanken paßten nicht in die damalige Epoche. Er sieht den Menschen als Ganzes, eingegliedert in das Geschehen der Natur. Erst heute beginnen wir die Bedeutung dieser Aussage zu verstehen. Auch die Heilpflanzen betrachtet er nach diesem ganzheitlichen Sinn. So sagt er: »Die Natur zeichnet ein jegliches Gewächs, ... dazu es gut ist.« Aus dieser Betrachtungsweise entwickelte er die Signaturlehre, die in ihrer späteren Überspanntheit die gesamte Lehre Paracelsus' in Verruf brachte. Die Signaturlehre schließt aus Form, Farbe, Geruch der Pflanze auf ihre Heilwirkung. Z. B. soll die Walnuß, dem Gehirn ähnlich, bei Kopfleiden helfen, der gelbe Saft des Schöllkrauts bei Gelbsucht. Paracelsus war es auch, der die »Chemie« in die Medizin einführte. Durch »Sublimieren«

und »Destillieren« versuchte er, den Kern oder, wie er es nannte, das »primum ens« des Arzneimittels zu finden.

Aus diesen zaghaften Anfängen entwickelte sich im Laufe der Jahrhunderte ein medizinisches Denken, das durch die Zunahme der Technik und die verfeinerten Möglichkeiten der chemischen Analyse die Betrachtung der Ganzheit von Mensch und Natur verlor, auf die Paracelsus noch außerordentlich bedacht gewesen ist. Heilpflanzen wurden auf ihre Wirkstoffe und auf ihre chemische, aber auch medizinische Beschaffenheit hin untersucht. 1805 gelang es dem Apotheker FRIEDRICH WILHELM SERTÜRNER, aus Opium, einem Extrakt der Mohnpflanze, das Morphium zu isolieren. Innerhalb kurzer Zeit wurden weitere Reinsubstanzen, wie z. B. das Chinin aus der Chinarinde, das Strychnin aus der Brechnuß u. a., entdeckt. Der Gedanke des Pflanzenwirkstoffs war geboren.

Aber ungeachtet dieser großartigen naturwissenschaftlichen Errungenschaften, erlebte die eher volkstümliche Betrachtung der Heilpflanze eine neue Hochblüte. Die auf volkstümlichen Erfahrungen beruhenden Kräuterbücher der Pfarrer KNEIPP und KÜNZLE erlangten eine Auflage in Millionenhöhe. In den Hausapotheken unserer Urgroßmütter fanden sich aller-

lei Kräuter, Tinkturen, Salben und Öle.

Heute befinden wir uns in einer ähnlichen Situation. Die medizinische Forschung eröffnet uns diagnostische und therapeutische Möglichkeiten, die vor einigen Jahren noch nicht vorstellbar waren. Durch die Computertomographie erlangen wir einen plastischen Einblick in den Körper; die Gentechnologie erzeugt neues Leben, wir verpflanzen Herzen und retten mit Insulin millionenfach Leben. Aber leider verliert die moderne Medizin durch die isolierte Betrachtung einzelner Funktionen und Organe den Menschen als Ganzheit – als Körper-Seele-Geist-Einheit – aus den Augen. Wen verwundert es da, wenn einfache, hoffnungweckende Heilpflanzenrezepte, wie sie heute wieder in vielen neu erschienenen Büchern zu finden sind, Erwartungen erzeugen, die die Heilpflanzentherapie nicht erfüllen kann. Die moderne Heilpflanzentherapie unterscheidet sich aber doch recht deutlich von diesen oft illusionären Vorstellungen.

An dieser Stelle möchte ich nochmals ausdrücklich darauf hinweisen, daß es nicht darum geht, die volkstümliche Heilpflanzenkunde zu verdammen. So wurde z. B. der Rote Sonnenhut *(Echinaceae angustifolia)* von nordamerikanischen Indianern als »Wundpflanze« ver-

wendet. Durch pharmakologische Untersuchungen konnte der abwehrsteigernde, das Immunsystem anregende Effekt nachgewiesen werden. Die neuerdings vielgerühmte Teufelskralle wird von den Eingeborenen Südafrikas schon lange zu Heilzwecken gebraucht. Die Beispiele ließen sich noch beliebig vermehren. Aufgrund dieser noch versteckten »neuen Therapiemöglichkeiten« erfreut sich auch die Volksmedizin Afrikas, Südamerikas und Asiens regen Interesses von Seiten der pharmakologischen Industrie. Heilpflanzen, die dort seit altersher Verwendung finden, werden auf ihre Inhaltsstoffe hin untersucht und dienen dann als Modell für die Entwicklung meist synthetischer Arzneimittel. Heute haben ca. 80% aller Präparate – vom Aspirin bis zum Antibiotikum – ihren Ursprung in pflanzlichen Stoffen. Dies können wir aber nicht als Heilpflanzentherapie bezeichnen. Unter Heilpflanzentherapie – in der medizinischen Fachsprache *Phytotherapie* genannt – versteht man die Wissenschaft, die sich mit der Anwendung pflanzlicher Heilmittel beim kranken Menschen befaßt. Der große Lehrmeister der Heilpflanzenkunde, R. F. WEISS, versteht darunter eine Heilpflanzenanwendung, die alle Heilpflanzen umfaßt, von den »schwach-wirksamen« (wie Melisse, Kamille, Pfefferminze) bis hin zu den »stark-wirksamen« (wie Fingerhut, Tollkirsche, Eisenhut, Schlaf-mohn). »Schwach-wirksam« ist aber nicht gleich zu setzen mit weniger wirksam. Es besagt vielmehr, daß bei der Therapie mit diesen Pflanzen kein sofor-tiger Effekt zu erwarten ist. Sie haben aber dafür den Vorteil, daß kaum mit Nebenwirkungen zu rechnen ist und daß sie ein breites Wirkungsspektrum be-sitzen. Von daher bieten sie drei große Anwendungsgebiete:

- die Vorbeugung, z. B. Ab-wehrsteigerung, Nervenstär-kung, Verdauungserleichte-rung u. a.,
- die chronischen Beschwer-den, z. B. Gicht, Rheumatis-mus, Altersherzleiden, chro-nische Bronchitis u. a.,
- die Selbstbehandlung einfa-cher Beschwerden, z. B. Er-kältungskrankheiten, Magen-Darm-Verstimmung, Schlaf-störungen und vieles mehr.

Diese drei Bereiche machen ca. 80–90% aller Erkrankungsfälle aus. Aber trotz dieser eigentlich großen therapeutischen Bedeu-tung ist die Heilpflanzenthera-pie in der Ausbildung der Medizinstudenten nicht vertre-ten. Ein Grund dafür liegt in der Schwierigkeit, daß sich Heil-pflanzen nicht nach den gleichen wissenschaftlichen Kriterien beurteilen lassen wie chemisch-synthetische Substanzen.

Eine Heilpflanze besteht nicht nur aus einem Wirkstoff, son-dern aus einer Vielzahl komple-xer Inhaltsstoffe. Um die Ge-samtwirkung einer Heilpflanze zu erfassen, gibt es noch keine geeigneten Untersuchungsver-fahren. Zwar konnte die phar-mazeutische Biologic die Heil-pflanzen auf ihre Inhaltsstoffe hin untersuchen, eine große An-zahl von Wirkstoffgruppen iso-lieren und in ihrer chemischen Struktur aufklären. Aber eine Heilpflanze als »ganzes Natur-produkt« wirkt anders als eine isolierte Reinsubstanz, wie viele Beispiele beweisen. Das Prin-zip, Heilpflanzen auf ihre Wirk-stoffe zu analysieren, ist durch-aus nicht abzulehnen. Aber nur zu schnell geschieht es, daß durch diese Methode, die nur meßbare, objektivierbare Daten gelten läßt, eine Pflanze, bei der man nur ungenügende Wirk-stoffmengen feststellt, nicht mehr als Heilpflanze angesehen wird. Dem muß man mit den Worten von R. F. Weiß erwi-dern: »Die ärztlichen Erfahrun-gen, die aus Beobachtungen am kranken Menschen entstanden sind, sind durchaus als wissen-schaftliche Erfahrung, als Empi-rie anzusehen. Das Experiment auf der einen Seite und die ernsthaft betriebene Empirie auf der anderen bilden zusammen die Grundpfeiler der wissen-schaftlich fundierten Phyto-therapie.«

Zubereitungsarten

Die wohl bekannteste Heilpflan-zenzubereitung ist der Tee aus getrockneten Kräutern. Übri-gens bezeichnet der Apotheker seine Kräuterarzneien als Droge, was soviel bedeutet wie »getrocknete Pflanze«. Kräuter als Tee zu verwenden, ent-sprang sicherlich dem Wunsch, Heilpflanzen auch im Winter, wenn es keine frischen Pflanzen gibt, zur Behandlung von Krankheiten zur Verfügung zu haben. Diese Methode erfreut sich großer Beliebtheit in der Volksheilkunde, wird aber von den Schulmedizinern wenig beachtet. Ein Grund – unter an-derem – ist der stark schwan-kende Wirkstoffgehalt der Heil-pflanzen. Er ist ganz wesentlich von den Umweltbedingungen des Pflanzenstandortes – Klima, Boden, Sonneneinstrahlung – und von der Erntezeit – Monat, Tageszeit, Wetter – abhängig. Auch die Trocknung und Lage-rung wirken sich auf die Wirk-stoffkonzentration aus.

Die pharmazeutische Industrie versucht, diese Probleme durch biologische und chemische Standardisierung in den Griff zu bekommen. Durch genaue Mi-schung und Kräuterextraktionen konnten standardisierte Zube-reitungsformen, wie z. B. Instanttee, Tubentee, Teebeutel, entwickelt werden. Diese Tee-formen sind in ihrer Zubereitung schnell und bequem durchzuführen und eignen sich z. B. für ein rasches Frühstück oder am Arbeitsplatz. In der Regel sollte aber ein Heilpflanzentee immer aus einer losen Kräutermischung zubereitet werden. Es stellt sich nun die Frage, warum ein heißer oder kalter Kräuteraufguß überhaupt wirksam ist? Die *Wirkstoffe,* die in den Kräutern enthalten sind, entstehen durch den pflanzlichen Stoffwechsel. Durch das Trocknen entziehen wir der Pflanze das Wasser, der die Wirkstoffe enthaltende Zellsaft trocknet ein, wobei sich die Wirkstoffe an oder in den Zellwänden ablagern. Wird nun die getrocknete Pflanze mit heißem Wasser übergossen, so dient das heiße Wasser als »Lösungsmittel«. Die wasserlöslichen Wirkstoffe und andere Begleitstoffe werden herausgelöst, ein pflanzliches Heilmittel in Teeform ist fertig.

Meist mischen wir mehrere Kräuter zu einer *Teemischung* zusammen. Der Grund hierfür besteht darin, daß mit einer Kräutermischung eine breitere Wirkung erzielt wird als mit einer einzelnen Pflanze. Dabei werden die Kräuter nicht willkürlich zusammengestellt, sondern so, daß sie sich gegenseitig ergänzen, unterstützen und dadurch die Wirkung verstärken. An einer Hustenmischung möchte ich dies erklären.

Wichtig ist es, zuerst die Art des Hustens festzustellen.

Beispiel Ein älterer Mensch leidet an chronischem Husten mit festsitzendem Schleim.

1. Hauptmittel mit dem entsprechenden Wirkstoff: Huflattich.
2. Ergänzungsmittel unterstützen und verstärken das Hauptmittel: Alant, Schlüsselblume, Weißdorn.
3. Geschmacksmittel: Fenchel, Melisse.
4. Verschönerungsmittel geben der Teemischung ein schönes Aussehen und verstärken die Hauptwirkung: Königskerze, Malve.

Kräutertees

Die Zubereitungsart richtet sich nach den jeweils verwendeten Pflanzenteilen – Blüten, Blätter, ganzes Kraut, Wurzel, Samen oder Rinden.

Zubereitungsart I
Kaltwasserauszug (Mazerat)

Ein Kaltwasserauszug ist nötig bei einem hohen Gehalt an Schleimstoffdrogen, z. B. Eibisch, Malve:
Die getrockneten Kräuter, 1 Eßlöffel auf ¼ Liter Wasser, werden ca. 8–10 Stunden in kaltem Wasser ausgezogen. Danach wird der Auszug kurz erwärmt und dann abgefiltert. 2–3 Tassen täglich trinken.

Zubereitungsart II
Aufguß

Der Aufguß ist die gebräuchlichste Teezubereitung und eignet sich besonders für Blüten, Blätter oder ganzes Kraut:
Die getrockneten Kräuter, 1 Eßlöffel auf ¼ Liter Wasser, werden mit kochendem Wasser übergossen. Dann läßt man sie zugedeckt 10–15 Minuten ziehen, danach abseihen. 2–3 Tassen täglich möglichst heiß trinken. Zum Süßen nur Honig verwenden.
Diese Zubereitungsart eignet sich auch für Tees aus frischen Kräutern.

Zubereitungsart III
Abkochung

Eine Abkochung wird hauptsächlich bei Wurzeln, Rinden oder Hölzern gemacht, z. B. Eichenrinde, Blutwurzwurzel:
Die getrockneten Kräuter, 1 Eßlöffel auf ¼ Liter Wasser, in einem emaillierten Topf ca. 5 Minuten bei schwacher Hitze kochen, dann 10 Minuten ziehen lassen, danach abfiltern. 2–3 Tassen täglich trinken.

Zubereitungsart IV
Kräutermischung

Für eine Kräutermischung, die aus Blüten, Blättern, Wurzeln und Rinden besteht, eignet sich folgende Zubereitung:

2 Eßlöffel Kräutermischung mit ¼ Liter kaltem Wasser übergießen und 8 Stunden ziehen lassen. Den Auszug abfiltern, die Flüssigkeit aufheben. Nun den Kräuterrückstand mit ¼ Liter kochendem Wasser überbrühen, 5 Minuten ziehen lassen, abfiltern. Beide Aufgüsse miteinander vermischen. Die Menge reicht für den ganzen Tag (in einer Thermoskanne warm halten).

Kräuterfrischsäfte

Die Kräuter in einem Mixer mit etwas Wasser zerkleinern und dann durch ein Leinentuch pressen. Einfacher geht es mit einem Entsafter. An Kräutern eignen sich z. B. Brennessel, Löwenzahn, Brunnenkresse, Schachtelhalm, Sauerampfer u. a. Frischpflanzensäfte aus jungen Frühlingskräutern wirken »blutreinigend« und entschlackend.

Tinkturen

Frische oder getrocknete Kräuter mit 70prozentigem Alkohol übergießen, ca. 7–14 Tage gut verschlossen stehen lassen, gelegentlich schütteln, danach durch ein Leinentuch pressen. Tinkturen werden zum Gebrauch mit Wasser verdünnt. Sie eignen sich zur innerlichen (Melissengeist) und äußerlichen (Arnikatinktur) Anwendung.

Kräuterwein

Frische Kräuter in Rot- oder Weißwein ca. 5–8 Tage ziehen lassen, danach abseihen. Auf 1 Liter Wein rechnet man ca. 1 Handvoll Kräuter. Täglich ein kleines Gläschen Kräuterwein als Stärkungsmittel, zur Magenkräftigung und Appetitanregung trinken.

Sammeln und Trocknen

Sammeln

Die günstigste Tageszeit zum Sammeln ist für die meisten Kräuter der Vormittag, wenn der Tau getrocknet ist. Bei feuchtem Wetter oder Regen nicht sammeln. Das Sammeln in der Nähe einer Straße ist wegen der Autoabgase gesundheitsschädlich. Von Feldern und Wiesen, die gespritzt wurden, ebenfalls wegen Gesundheitsschädigung nicht sammeln. Kräuter behutsam pflücken, der Wurzelstock muß unbedingt geschont werden. Nicht unnötig herumtrampeln und dadurch Kräuter zertreten. Immer einen Teil der Blüten und Samenstände stehenlassen. Wurzeln nur dann ausgraben, wenn genügend Pflanzen am Standort vorkommen. Nicht mehr sammeln, als man in 1 Jahr benötigt.

Geschützte Pflanzen und Pflanzen der Roten Liste auf keinen Fall sammeln, sondern in der Apotheke kaufen oder besser noch durch andere Heilkräuter, die eine gleiche Wirkung erzielen, ersetzen.

Trocknen

Nicht in der Sonne trocknen. Blüten rasch trocknen. Früchte und Beeren können bei 50 °C im Backofen getrocknet werden. Wurzeln vorher gründlich abreiben und in kleine Stückchen schneiden.

Die Kräuter zum Trocknen auf ein Leinentuch ausbreiten oder gebündelt an einem schattigen, luftigen, warmen Ort aufhängen.

Sehr gut eignet sich ein Trockenrahmen; dazu aus 5 cm breiten Holzlatten einen Rahmen basteln und mit Leinen oder alter Gardine bespannen. Getrocknete Kräuter in dunklen Gläsern oder Blechdosen aufbewahren, in der Regel nicht länger als 1 Jahr.

Hinweis Da viele Kräuter durch den schädigenden Umgang des Menschen mit der Natur entweder vergiftet oder in ihrem Fortbestand gefährdet sind, empfiehlt es sich, Kräuter selber anzubauen. Für den täglichen Hausgebrauch reicht dazu manchmal schon der Balkonkasten (siehe auch Literaturverzeichnis).

Homöopathie

Wohl über kaum eine andere Behandlungsmethode bestehen so viele falsche Vorstellungen – auch unter Ärzten – wie über die Homöopathie. Weit verbreitet ist die Vorstellung, daß sie eine »Pflanzenheilkunde« sei. In der homöopathischen Therapie werden zwar neben mineralischen und tierischen Ausgangsstoffen auch pflanzliche Substanzen verwendet, aber sie unterscheidet sich doch deutlich von der Heilpflanzentherapie (Phytotherapie). Um Unklarheiten und verschwommene Ansichten aufzuklären, möchte ich die wichtigsten Prinzipien der Homöopathie näher erläutern. Die Homöopathie mit ihren bis heute gültigen Regeln und Prinzipien wurde vor ca. 200 Jahren von dem Arzt, Chemiker und Apotheker SAMUEL HAHNEMANN entwickelt. Hahnemann, 1755 in Meißen geboren und 1843 in Paris gestorben, gilt als einer der berühmtesten Chemiker seiner Zeit. Er verfaßte ein Apotheker-Lexikon, das zu seiner Zeit zum wichtigsten Buch auf diesem Gebiet wurde. Er

übersetzte berühmte chemische und medizinische Lehrbücher und veröffentlichte im Laufe seines langen Lebens noch zahlreiche Schriften und Bücher. In seinem Denken und naturwissenschaftlichen Betrachtungen stellte er sich gegen die damals bestehende Lehrmeinung, was ihm viele Anfeindungen einbrachte. Die Ausübung seines ärztlichen Berufes wurde ihm oft erschwert. Da er eine große Familie zu ernähren hatte, mußte er deshalb häufig den Wohnort wechseln – insgesamt ca. 30 mal. Trotz dieser Unstetigkeit arbeitete er eifrig und veröffentlichte 1810 sein Hauptwerk, das »Organon der rationellen Heilkunde«, welches die Grundregeln der Homöopathie enthält. Den Hauptgedanken faßt Hahnemann in dem Satz »Similia similibus curentur« zusammen, zu deutsch: Ähnliches mit Ähnlichem heilen. Diese Regel führt dann auch zu der Bezeichnung »Homöopathie«, denn im Griechischen heißt homoios = ähnlich, und pathos = Leiden, Krankheit.

Was ist nun mit diesem Ähnlichkeitsprinzip gemeint? Zwei Beispiele sollen es erläutern: *Beispiel 1* Jeder hat sicherlich schon einmal Zwiebeln geschält. Nach kurzer Zeit fängt die Nase an zu laufen. Es »läuft wie Wasser aus der Nase«, die Nasenflügel röten sich, die Augen tränen und brennen. Wenn man das Fenster öffnet oder an die frische Luft geht, wird es rasch besser. Bekommt man nun einen Schnupfen, bei dem die Nase wäßrig läuft, die Nasenflügel wund sind, die Augen tränen und alles an der frischen Luft besser wird, so können wir diesen Schnupfen mit der Zwiebel – homöopathisch Allium cepa genannt – in verdünnter Form heilen. *Beispiel 2* Wer hat noch keinen Kaffee getrunken und die anregende, belebende, muntermachende Wirkung selbst erlebt? Bei manchen kommt es sogar zur Schlaflosigkeit mit lebhaften, beschwingten, angenehmen Gedanken. Leidet nun jemand an Schlaflosigkeit mit lebhaften, freudigen Gedanken und Ideenfluß, so kann man diese Schlafstörung mit Kaffee – homöopathisch Coffea genannt – in verdünnter Form heilen.

Das Finden des Arzneimittelbildes

In beiden Beispielen wird deutlich, daß eine Substanz – hier Zwiebel und Kaffee – bei einem gesunden Menschen ganz bestimmte Symptome und Beschwerden auslöst. In der Homöopathie wird dies Arzneimittelbild genannt. Zeigen sich bei einer Krankheit ähnliche Symptome und Beschwerden – hier Schnupfen und Schlafstörungen – so können sie durch eben diese Substanzen geheilt werden.

Die Heilmethode der Homöopathie beruht also auf der Erfahrung, daß eine Substanz, welche in hoher, unverdünnter Form eingenommen wird, beim gesunden Menschen ein bestimmtes Arzneimittelbild erzeugt; wird sie dagegen in verdünnter Form eingenommen, heilt sie ein dem Arzneimittelbild ähnliches Krankheitssymptom.

So gibt es denn in der Homöopathie auch keine Diagnose »Schnupfen« im Sinne der Schulmedizin, sondern es gibt das Arzneimittelbild Allium cepa mit allen seinen Symptomen, Beschwerden, auffallenden, ungewöhnlichen und charakteristischen Zeichen. Die Homöopathie ist aber nicht nur eine Therapie für leichte, akute Beschwerden, sondern auch, und hier oft mit großem Erfolg, für chronische Krankheiten wie z. B. Rheuma, Asthma, Hautkrankheiten, Epilepsie u. a.

Um das zutreffende, individuelle Mittel zu finden, bedarf es aber einer ausführlichen Befragung und Beobachtung durch den Behandler, vor allem bei chronischen Beschwerden. Bei akuten, leichteren Beschwerden, wie z. B. Schnupfen, ist aber durchaus Selbstbehandlung möglich. Mit ein bißchen Übung und Einfühlungsvermögen lernt man die wichtigsten charakteristischen Zeichen von unwichtigen Symptomen zu unterscheiden. Wichtig ist es vor allem, darauf zu achten, welche Umstände zur Verschlechterung oder Besserung der Beschwerden führen. Dies wurde auch bei den beschriebenen Arzneimitteln, soweit es ging, berücksichtigt.

Verwunderlich wird es für den Laien sein, daß ein Mittel einmal bei Schnupfen, das andere Mal bei Rheuma und Kopfschmerzen helfen soll. Dem liegt aber die Tatsache zugrunde, daß ein Mittel eine Vielzahl von Symptomen in allen Körperbereichen – auch im seelisch-geistigen Bereich – hervorrufen kann.

Die Dosierung

Die Therapie mit homöopathischen Mitteln muß, um das individuelle Mittel zu finden, die ganze Persönlichkeit erfassen. Hat man das Zutreffende, das Ähnliche, gefunden, so stellt sich die Dosierungsfrage. Hahnemann behandelte anfänglich seine Patienten mit relativ hohen Dosen. Er stellte dabei aber eine vorübergehende Verschlimmerung der Beschwerden fest, was er als Erstverschlimmerung bezeichnete. Für den Behandler ist dies ein wichtiges Zeichen, da es ihm die Richtigkeit seiner Arzneimittelwahl bestätigt. Um diese Erstverschlimmerung möglichst gering zu halten, ging Hahnemann dazu über, die Arzneidosis zu verringern. Er verdünnte die Arzneien stufenweise im Verhältnis 1:100, d. h. 1 Teil Arzneisubstanz auf 99 Teile Alkohol bzw. Milchzucker. Hahnemann beobachtete bei den kleineren Dosen nicht nur eine Verminderung der Erstverschlimmerung, sondern auch eine Wirkungssteigerung der Arznei, weshalb er dann nicht mehr vom Verdünnen der Arznei sprach, sondern den Begriff potenzieren = wirkungsverstärken einführte. Auch heute noch werden die homöopathischen Heilmittel nach den von Hahnemann aufgestellten Regeln hergestellt. Er verdünnte in Schritten: 1:100, das sind die C-Potenzen; 1:10, das sind die D-Potenzen, die heute in Deutschland gebräuchlichsten und auch in diesem Buch gebrauchten.

Die Herstellung homöopathischer Heilmittel

Von einer Ursubstanz, z. B. Pflanzenpreßsaft oder metallisches Eisen, nimmt man l Teil und vermischt es mit 9 Teilen Alkohol oder Milchzucker (= D1). Dieses Vermischen geschieht aber nicht einfach dadurch, daß man die Teile nur kurz umrührt, sondern es muß nach genauen Regeln »verschüttelt« oder verrieben werden, denn erst dadurch entsteht die volle Wirksamkeit. Von der Dl nimmt man wieder l Teil, verschüttelt mit 9 Teilen Alkohol oder verreibt mit Milchzucker und erhält so die D2. Dies entspricht einem Verhältnis 1:100 zur Urtinktur. Die D2 dient nun wieder als Ausgangssubstanz für den nächsten Schritt zur D3 und so weiter. Eine D6 z. B. entspricht dann dem Verhältnis 1:1000000. Die Potenzierungsschritte gehen aber noch weiter bis zur D30, D100, D200 usw. Das Verhältnis einer D200 zur Ursubstanz entspricht dann ungefähr einem Tropfen Ursubstanz im Weltmeer. Es stellt sich die Frage, wie ein solches Arzneimittel, in dem ja letztlich nichts mehr von der Ausgangssubstanz enthalten ist, überhaupt noch eine Heilwirkung haben kann. Eine exakte naturwissenschaftliche Erklärung dafür gibt es noch nicht. Man nimmt an, daß es um Übertragung energetischer Informationen geht, die im Körper die Selbstheilung in Gang setzen. Aber letztlich kommt es dem Homöopathen, der mit diesen hohen Potenzen arbeitet, gar nicht auf eine wissenschaftliche Erklärung an, denn er sieht tagtäglich die Wirksamkeit seiner Arzneimittel. Die Therapie mit Hochpotenzen erfordert viel Wissen und sollte nur von einem erfahrenen Arzt oder Heilpraktiker durchgeführt werden. Zur Selbstbehandlung eignen sich Potenzen von D2 bis D12.

Grundregeln zum Einnehmen

- Tabletten oder Globuli im Mund zergehen lassen.
- Tropfen am besten direkt auf die Zunge träufeln, nur tiefe Potenzen (D1–D3) mit Wasser verdünnen.
- Für Kinder können die Tropfen mit Wasser verdünnt werden.
- In akuten Fällen das Mittel stündlich bis zweistündlich, in chronischen Fällen nur einmal täglich einnehmen.

Dies ist aber keine feste Dosierungsvorschrift; am wichtigsten ist es, den Arzneimittelreiz – sei es nun Verschlimmerung oder Besserung – abklingen zu lassen, bevor man die nächste Gabe einnimmt.

Grundprinzipien zum Finden des individuellen Mittels

Vielen wird die Art der homöopathischen Arzneimittelbeschreibung nicht geläufig sein. An einem Beispiel möchte ich die Grundprinzipien erläutern, nach denen man das zutreffende, individuelle Mittel findet; denn, wie Hahnemann es ausdrückt: »Man behandelt nicht die Krankheit, sondern den Kranken.«

Krankheitsbeginn Wichtig ist es, auf die Art des Krankheitsbeginns zu achten – z. B. plötzlich, langsam sich steigernd, periodisch; mal heftig, mal mild; schleichend u. a.

Auslösende Symptome Sie zählen zu den ganz wichtigen Faktoren, die beobachtet werden müssen, z. B. Sonne, Wind, Nässe, Sturz, kaltes Essen, bestimmte Speisen, Schreck, Kummer u. a.

Psychische Symptome Sie sind von sehr großer Bedeutung, wenn sie mit dem Krankheitsbeginn in Erscheinung treten, z. B. Unruhe, Reizbarkeit, Ängstlichkeit, will nicht allein sein, will getragen werden, weinerlich u. a.

Eigenartige Symptome Diese sind für die Mittelfindung äußerst wertvoll. Z. B. körperliche Anstrengung bessert; kann trotz Trauer nicht weinen; Zahnschmerzen besser durch Kauen; kann nicht schwitzen bei körperlicher Anstrengung u. a.

Begleitsymptome Mit diesen können mehrere in Frage kommende Mittel eingegrenzt werden. Z. B. empfindlich gegen Geräusche, Musik u.a.

Modalitäten Als Modalitäten bezeichnet man alles, was zur Verschlimmerung oder Verbesserung der Krankheit führt. Sie zu beachten, ist außerordentlich wichtig. Ist eine Modalität ganz entgegengesetzt dem sonstigen Arzneimittelbild, ist die Wirkung oft nur ungenügend, z. B.: Tageszeit, Witterungseinflüsse, Nahrungsmittel, Stimmungslage u. a. spielen eine Rolle.

Für den Ungeübten erscheint es recht kompliziert, das geeignete homöopathische Mittel zu finden. Dies trifft auch sicherlich zu, wenn es darum geht, chronische Krankheiten zu heilen. Bei akuten, leichten Beschwerden, die sich für eine Selbstbehandlung eignen, gelingt dies bei genauer Beobachtung aber in den meisten Fällen, und nur für solche werden in diesem Buch die Mittel erwähnt.

Als Beispiel sei Belladonna als Mittel bei grippalem Infekt hier dargestellt (siehe auch Seite 63):

Krankheitsbeginn: plötzlich.

Auslösendes Symptom: nach starker Sonnenbestrahlung.

Psychisches Symptom: große Unruhe mit heftigen Gemütsregungen.

Eigenartige Symptome: rotes, heißes Gesicht, aber kalte Füße; starkes Schwitzen, aber kein Durst.

Begleitsymptom: empfindlich gegen Berührung und Erschütterung.

Modalitäten: Verschlimmerung am Nachmittag und nach Mitternacht; Besserung durch halbaufrechtes Sitzen.

Akupressur

Jeder hat sicher schon einmal die Erfahrung gemacht, daß ein Schmerz, z. B. durch einen Stoß oder Schlag verursacht, durch Drücken oder sanftes Massieren gelindert werden kann. Nicht anders funktioniert die Akupressur. Nur drückt und massiert man nicht an einer beliebigen Körperstelle, sondern an genau vorgeschriebenen Punkten der Haut.

Die Anfänge dieser »Therapie« liegen im Dunkel der Menschheitsgeschichte. So wie das Wasser und gewisse Kräuter instinktiv zu Heilzwecken gebraucht wurden, so wurden – und was wäre natürlicher – mit der Hand schmerzende Körperstellen gerieben oder mit dem Fingernagel juckende Stellen gekratzt. Reichte dies nicht aus, nahm man einen Dorn oder Steinsplitter und ritzte die Haut: Das sind die noch unbewußten Anfänge der Akupunktur. Daß dies keine bloße Spekulation ist, beweisen Funde von verschieden großen »Steinnadeln« aus prähistorischen chinesischen Gräbern.

Die Ursprünge des »Nadelstechens«, und nichts anderes bedeutet Akupunktur (acus = Nadel; pungere = stechen), liegen etwa 5000 Jahre zurück. Das Stechen schmerzhafter Stellen, die man durch genaues Abtasten gefunden hatte, beruhte noch auf der Vorstellung, daß böse »Krankheitsgeister« die Ursache dafür seien. Man wollte durch den Stich eine Öffnung schaffen, durch die sie entweichen konnten. Da die Chinesen gute Naturbeobachter waren, stellten sie im Laufe der Zeit fest, daß die benutzten Hautstellen immer an den gleichen Körperstellen lagen und daß sie miteinander in einer bestimmten Beziehung standen. Daraus entwickelten sie ein Therapiesystem, das eingebettet war in ein umfassendes philosophisches Weltbild, in dem der Mensch und alle Naturphänomene und -gesetzmäßigkeiten zueinander in Wechselbeziehung standen. Dieses komplexe Denkmodell, dessen Grundgedanke das Phänomen der *Polarität* ist, zu erklären, würde hier zu weit führen. Ein einfaches Beispiel mag es verdeutlichen:

Tag und Nacht stehen als zwei Pole gegeneinander. Je deutlicher die Polarität zwischen ihnen wird (Mitternacht–Mittag), desto stärker wird auch die Spannung zwischen ihnen und drängt zum Ausgleich. Nach Mitternacht, dem dunkelsten Zeitpunkt der Nacht, wird es langsam hell, der Morgen erwacht; ebenso beginnt es nach dem Mittag langsam zu dämmern, es kommt die Nacht. Die beiden Gegensätzlichkeiten Nacht und Tag stehen also nicht unvereinbar zueinander, sondern befinden sich in einer

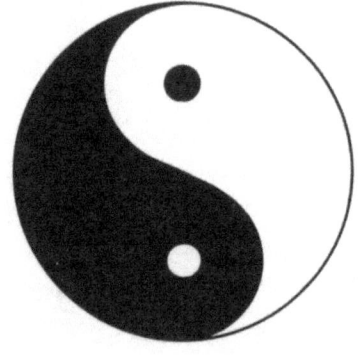

Wechselbeziehung von stetiger Bewegung und Wandlung. In der chinesischen Philosophie bezeichnet man diese Polaritäten als *Yin* und *Yang* und verdeutlicht die Wechselbeziehung durch das Symbol der *Monade.* Auch der Mensch als Teil der gesamten Natur ist diesen Gesetzmäßigkeiten unterworfen. Wie das Gleichgewicht in der Natur, so beruht auch seine Gesundheit auf der Harmonie von Yin und Yang. Die chinesische Medizin überträgt Yin und Yang getreu dem Bild der Monade auch auf den menschlichen Körper.

Yin-Organe	Yang-Organe
Niere	Blase
Leber	Gallenblase
Milz/Pankreas	Magen
Lunge	Dickdarm
Herz	Dünndarm

Diese Yin-Yang-Paare bilden ein System von Wechselbeziehungen untereinander, das durch den ständigen »Fluß« der »Lebensenergie« im Gleichgewicht gehalten wird. Diese Energie zirkuliert auf gedachten Bahnen, den *Meridianen,* durch den Körper. Kommt es nun zu einer Störung des Gleichgewichts, entstehen Krankheiten. Durch Stechen, Massieren oder Wärmebehandlung ganz bestimmter Punkte, die auf diesen Meridianen liegen, kann man wieder einen energetischen Ausgleich herbeiführen. Darauf beruht das Grundprinzip der Akupunktur.

Die westliche Medizin zweifelte lange an der Wirksamkeit der Akupunktur und deutete sie als »Einredungseffekt«: Erst die aufsehenerregenden Bilder von Operationen unter Akupunkturanästhesie bewiesen, daß es sich um mehr als bloße »Hypnose« handeln mußte. Es wurde eifrig geforscht, um die Wirkung der Akupunktur wissenschaftlich zu erklären, man kam auch zu eindrucksvollen Ergebnissen. So werden z. B. durch die Akupunktur sogenannte schmerzstillende Hormone (= Endorphine) freigesetzt, die einen hemmenden Effekt auf die Schmerzleitung haben. Es konnten einige Fragen geklärt werden, aber vieles bleibt noch offen und kann nur unter Betrachtung des philosophischen Hintergrunds verstanden werden. Daß Akupunktur aber hilft, ist zur Genüge bewiesen. Jeder kann sich selbst davon überzeugen, wenn er das nächste Mal beim Zahnarzt den Punkt Dickdarm 1 drückt (liegt neben dem äußeren unteren Rand des Zeigefingernagels), denn dann wird er das Bohren weniger schmerzhaft erleben.

Wenn ich hauptsächlich den Begriff Akupunktur verwendet habe, obwohl die Überschrift zu diesem Kapitel Akupressur lautet, so deutet dies darauf hin, daß beide Therapien auf dem gleichen philosophischen Gedankengebäude ruhen. Die Akupunktur ist in ihrer Wirkung schneller, intensiver und hält länger an als die Akupressur. Sie sollte aber nur von einem Geübten und Erfahrenen durchgeführt werden. Die Akupressur dagegen bietet für jeden Laien die ideale Möglichkeit, im Akutfall, bevor man einen Arzt erreicht, die Schmerzen zu lindern oder leichte Beschwerden zu bessern, ohne Medikamente einnehmen zu müssen.

Technik der Akupressur

Es werden hier nur zu den Beschwerden Punkte angegeben, bei denen sich eine Selbstbehandlung empfiehlt. Die Punkte werden nach den in der Akupunktur allgemein anerkannten Abkürzungen gekennzeichnet.

H	=	Herz-Meridian
Dü	=	Dünndarm-Meridian
B	=	Blasen-Meridian
N	=	Nieren-Meridian
KS	=	Kreislauf-Sexualität-Meridian
DE	=	Dreifacher-Erwärmer-Meridian
G	=	Gallenblasen-Meridian
Le	=	Leber-Meridian
Lu	=	Lungen-Meridian
M	=	Magen-Meridian
Di	=	Dickdarm-Meridian
MP	=	Milz-Pankreas-Meridian
PaM	=	Punkt außerhalb des Meridians

Außer diesen 12 Organ-Meridianen gibt es noch zwei Mittellinien-Meridiane. Der eine verläuft auf der vorderen Mittellinie = sog. Konzeptions-Gefäß = KG; der andere auf der hinteren Mittellinie = sog. Lenker-Gefäß = LG.

Zum Drücken benutzt man in den allermeisten Fällen die Fingerkuppe des Zeige- oder Mittelfingers oder einen geeigneten Gegenstand, z. B. Bleistiftende.

Zuerst sucht man sich genau den angegebenen Punkt. Dieser ist oft schon schmerzempfindlicher als die Umgebung, oder es sind kleine Verhärtungen tastbar. Nun setzt man den Daumen, Zeige- oder Mittelfinger auf den gewählten Punkt und drückt mit kleinen, kreisenden Bewegungen. Die Massage muß im Uhrzeigersinn ausgeführt werden. Der Druck sollte kräftig, aber nicht schmerzhaft sein.

Man massiert jeden Punkt in der Regel 30–60 Sekunden lang. Bei Kindern werden die Punkte nur ca. 15 Sekunden mit leichtem Druck massiert. Ausnahmen sind bei den einzelnen Punkten erwähnt.

▷ Nach der Meinung einer chinesischen Akupunkturärztin sollte man beim Massieren bis 36 zählen, dann reizt man den Punkt weder zu kurz noch zu lange.

Krankheiten
und ihre Behandlung

Erkältungskrankheiten

Grippaler Infekt – Erkältung

Erscheinungsbild

Anfangs besteht ein Frösteln. Nach kurzer Zeit (1–2 Tage) kommt es zu Fieber bis ca. 38,5 °C. Mattigkeit, Schnupfen, Halsschmerzen, Husten und Kopfschmerzen kommen hinzu.

Verlauf

Nach 2–4 Tagen tritt meist Entfieberung ein. Husten, Schnupfen und rasche Ermüdbarkeit bestehen aber noch 7–14 Tage weiter. Schonung ist weiterhin anzuraten.

Ursache

Der grippale Infekt wird durch Viren hervorgerufen. Die Infektion kommt meist nur zum Ausbruch, wenn eine Schwächung der natürlichen Abwehrkräfte besteht. Diese können durch mannigfache Umstände herabgesetzt sein. Neben einer falschen Lebensweise und Ernährung spielen auch seelische Belastungen eine Rolle.

Behandlungsmethoden

Allgemeine Maßnahmen
Wichtig ist es, für Entlastung und Entgiftung zu sorgen, denn gerade diese Bereiche werden in der Therapie am meisten vernachlässigt.
Unter Entlastung versteht man
Bettruhe Es sollten unbedingt einige (3–7) Tage Bettruhe eingehalten werden. Die Körperabwehr wird durch den Infekt stark beeinträchtigt und so kann es bei zu frühzeitiger Belastung zu den sogenannten Zweitinfektionen kommen (siehe Grippe – Influenza, Seite 65).
Ernährung Der Körper zeigt durch beginnende Appetitlosigkeit den Weg der Behandlung. Durch Tee-Saft-Fasten (Seite 16) oder leichte Kost, z. B. Haferschleimsuppe, Zwieback mit geriebenem Apfel, Karottensuppe, werden die Stoffwechselorgane entlastet. Denn gerade diese Organe – Magen, Darm, Leber, Nieren – führen, zusammen mit der Haut, den entscheidenden Abwehrkampf. Sie sorgen für Entgiftung und Ausscheidung. Bei einem Infekt sind sie bereits so belastet, daß sie durch weiteres »normales Essen« in ihrer Aufgabe überfordert würden.
Für die Entgiftung gibt es zwei Wege, nämlich über den Darm und über die Haut.
Einläufe Durch das Ausspülen des Darmes kommt es zu einer gründlichen Entgiftung des Körpers von Krankheitsstoffen (Seite 44).
Schwitzen Diesen Weg wählt der Körper meist von selbst. Durch Erhöhung der Körpertemperatur – Fieber – kommt es zu kräftigem Schwitzen. Mit dem Schweiß werden Giftstoffe ausgeschieden und die Zirkulation der Gewebsflüssigkeit angeregt. Aus diesen Gründen sollte das Fieber nicht mit chemischen Präparaten künstlich gesenkt werden. Nur wenn das Fieber über 39 °C steigt, wird man Maßnahmen für eine Fiebersenkung einleiten, z. B. Wadenwickel anlegen oder nasse Söckchen anziehen. Für den, der nicht fiebert, der nicht zum Schwitzen kommt, gibt es zahl-

reiche Methoden, das Schwitzen anzuregen:

→ Schwitzpackungen,
→ Serienwaschungen,
→ Auslaugebäder,
→ wärmeerzeugende Wickel.

Die Wirkung kann noch dadurch gesteigert werden, daß man vorher – so heiß wie möglich – einen schweißtreibenden Tee trinkt.

Schweißtreibender Tee	
Lindenblüten	30,0
Holunderblüten	20,0
Schlehenblüten	20,0
Zubereitungsart II (Seite 52)	

▷ Bei einer Schwitzkur sollte man den Körper nicht übermäßig belasten. Sie eignet sich nur für Personen, die durch den Infekt noch nicht zu sehr geschwächt sind.

Heilpflanzen

Abwehrsteigernder Tee	
Lindenblüten	30,0
Holunderblüten	20,0
Hagebuttenfrüchte	
ohne Kerne	20,0
Kamillenblüten	10,0
Zubereitungsart I (Seite 52)	

Es gibt noch viele weitere Heilpflanzen, die durch ihre Wirkstoffe das Immunsystem in umfassender Weise stimulieren. Dazu gehören z. B. der Rote Sonnenhut *(Echinacea purpurea)* und das Kunigundenkraut *(Eupatorium cannabium)*. Aus diesen Pflanzen kann allerdings kein Tee zubereitet werden, da dabei die Wirkstoffe nicht zur Geltung kommen würden. Man muß Fertigpräparate, die es in jeder Apotheke gibt, verwenden; z. B. Echinacin®, Echtrosept®, Esberitox®, Pascotox®, Resplant®. Sehr wirksam ist auch das Fertigpräparat Umckaloabo®. Es wird aus einer südafrikanischen Heilpflanze hergestellt.

Homöopathie

Für die Behandlung kommen fünf Mittel in Betracht. Um das zutreffendste zu finden, muß man sehr genau das Erscheinungsbild der Krankheit beobachten. Mit ein bißchen Übung gelingt dies durchaus, und man erreicht einen raschen und anhaltenden Erfolg.

Aconitum Plötzlicher Krankheitsbeginn, vor allem wenn durch starke Kälte und eisigen Luftzug verursacht; große Ängstlichkeit; rotes Gesicht, das aber beim Aufsitzen wieder abblaßt; kein Schweiß; großer Durst; Fieber am Abend am höchsten; die Erkrankung verschlechtert sich abends, nachts, im warmen Zimmer, durch Geräusche und warmes Zudecken.

Dosierung Aconitum D12. Erwachsene: halbstündlich 5 Tropfen, direkt auf die Zunge träufeln. Kinder: 30 Tropfen in 1 Glas Wasser geben und halbstündlich einen Schluck trinken lassen bis zum Abklingen der akuten Beschwerden oder 5 Globuli halbstündlich auf der Zunge zergehen lassen.

Belladonna Plötzlicher Beginn, vor allem nach starker Sonnenbestrahlung; große Unruhe mit heftigen Gemütsregungen; rotes, heißes Gesicht, aber kalte Füße; starkes Schwitzen, aber kein Durst; empfindlich gegen Berührung und Erschütterung; Verschlimmerung am Nachmittag und nach Mitternacht.

Dosierung Belladonna D12. Einnahme wie Aconitum.

Ferrum phosphoricum Blasses Gesicht, mit flüchtigen roten Flecken abwechselnd; sensibel mit nervöser Reizbarkeit; Atemnot und Beklemmungsgefühl bei geringer Anstrengung; starke Abneigung gegen Eier und Fleisch, großes Verlangen nach roher Kost und sauren Speisen; Besserung durch langsame Bewegung und Wärme.

Dosierung Ferrum phos. D6. Erwachsene und Kinder halbstündlich 1 Tablette oder 5 Globuli.

Gelsemium Erkrankung beginnt langsam, z. B. 3 Tage nach Verkühlung; große Schläfrigkeit, man gähnt viel; Muskelschwäche, besonders der Beine; Zittern; starke Kopfschmerzen, wie eingeschnürt; kein Durst; Verschlimmerung bei feuchtem, warmem Wetter; Besserung durch frische Luft und mäßige Bewegung.

Dosierung Gelsemium D6.
Einnahme wie Aconitum.
Eupatorium perfoliatum Mä-
ßiges Fieber bei langsamem Be-
ginn; sehr starkes Zerschlagen-
heitsgefühl in den Gliedern mit
Muskel- und Knochenschmer-
zen; sehr kälteempfindlich;
Übelkeit mit starkem Durst.
Dosierung Eupatorium D6.
Einnahme wie Aconitum.

Akupressur
Die drei Punkte sollte man bei
den ersten Anzeichen einer Erkältung – leichtes Fieber, Frösteln, Mattigkeit – mehrmals am
Tag massieren.
Lage LG 14 Am unteren Rand
des 7. Halswirbels. Der 7. Hals-
wirbel ist der Wirbel, der bei

LG 14

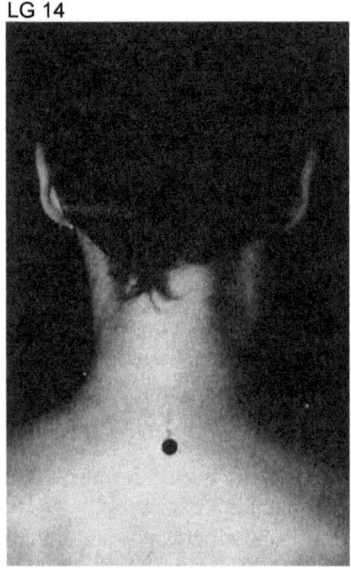

leichter Bewegung des Kopfes
nach vorne am deutlichsten
»hervorspringt«.
Dauer Kurz und kräftig massieren.
Lage Di 4 Auf dem höchsten
Punkt des Muskelwulstes, der
entsteht, wenn man den Dau-

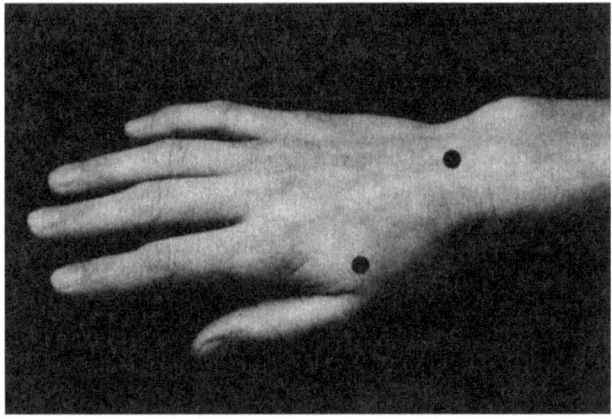

Di 4, DE4

men an den Zeigefinger preßt.
Dauer Wie oben.
Lage DE 4 Auf der Arm-
außenseite, in der Mitte des
Handgelenks. Bei leichter Beu-
gung entsteht dort eine kleine
Grube. *Dauer* Wie oben.

Hausmittel
Holunder-Erkältungssaft
(schweißtreibend und abwehr-
steigernd) 500 Gramm reife
Holunderbeeren (abgezupft),
1 Zimtstange und 2 Nelken
15 Minuten leicht kochen lassen. Bei Bedarf etwas Wasser
zugeben. Durch ein Tuch filtern

und mit 100 Gramm Honig vermischen. Heiß in eine saubere
Flasche füllen. Alte Saftfla-
schen mit Vakuumverschluß
eignen sich gut dafür. Im Kühl-
schrank bis zur nächsten Ernte
haltbar. In Erkältungszeiten
täglich 2–3 Gläschen trinken.

Vorbeugende Maßnahmen

Der beste Weg, sich vor einer
Erkältung zu schützen, ist die
Vorbeugung. Bei Erkältungskrankheiten spricht man von
»Abhärten«. Darunter ist aber
nicht zu verstehen, daß der
Mensch hart und unempfindlich
werden soll gegen äußere und
innere Belastung, sondern er
soll auf Belastungen besser reagieren können. Der Körper mit
allen seinen Organen wird durch
wohldosierte, natürliche Reize
so trainiert, daß er sich von
selbst, ohne zusätzliche Medikamente, gegen eine Infektion

wehren kann, z. B. durch vitamin- und mineralstoffreiche Vollwerternährung (Seite 13f.), Luftbad am offenen Fenster, auch im Winter (Seite 46), ausreichende Bewegung an der frischen Luft, Wasseranwendungen (Seite 26ff.), wie z. B. kalte Waschungen, Wassertreten, aber auch Sauna und Trockenbürsten.

Grippe - Influenza

Erscheinungsbild

Innerhalb kurzer Zeit (Stunden) kommt es zu einem schweren Krankheitsgefühl mit Abgeschlagenheit, Mattigkeit, Schmerzen in Gliedern, Muskeln und Knochen. Nach kurzem Frösteln folgt ein Temperaturanstieg bis auf ca. 40 °C. Meist kommt es in den nächsten Tagen zu Schnupfen, Heiserkeit, Husten und manchmal auch Erbrechen und Durchfall.

Verlauf

Die »echte Grippe« ist eine ernstzunehmende Erkrankung. Vor allem für stark geschwächte, kränkelnde und alte Menschen kann es aufgrund mangelnder Abwehrkräfte zu Zweitinfektionen mit Komplikationen, wie z. B. Lungenentzündung, Hirnhautentzündung und ernsthaften Herz- und Kreis-

laufstörungen, kommen. Bei ausgeprägten Symptomen sollte deshalb ein Arzt zu Rate gezogen werden. Der normale Verlauf entspricht dem des grippalen Infekts, er zieht sich nur etwas mehr in die Länge.

Ursache

Die Grippe, die in der medizinischen Fachsprache Influenza heißt, tritt meist als Grippe-Epidemie auf. Die Erreger sind die Influenzaviren. Durch Husten oder Niesen werden sie von Mensch zu Mensch übertragen (Tröpfcheninfektion).

Behandlungsmethoden

Es kommen alle beim grippalen Infekt bereits aufgeführten Methoden in Frage (Seite 62ff.).

Akuter Schnupfen

Erscheinungsbild

Es beginnt mit einem Kitzeln in der Nase und starkem Niesreiz, leichtem Kopfdruck und einer Reizung der Bindehaut mit Tränenfluß. Die Nasenschleimhaut schwillt zu, die »Nase fängt an zu laufen«. Zuerst kommt es meist zu einer wäßrigen, klaren Schleimabsonderung, später zu einem zähen, grünlich-gelben Sekret. Die Nasenatmung ist stark behindert.

Verlauf

Normalerweise dauert ein akuter Schnupfen 7–10 Tage. Zieht er sich in die Länge und kommen klopfende Schmerzen über den Wangenknochen oder den Augenbrauen dazu, die sich beim Bücken verstärken, so muß man an eine Nasennebenhöhlenentzündung denken. Es sollte dann unbedingt ein Arzt aufgesucht werden.

Ursache

Durch eine allgemeine Verkühlung oder durch kalte, nasse Füße kommt es zu einer mangelhaften Durchblutung der Nasenschleimhaut, die Abwehrlage wird geschwächt, Krankheitserreger – Viren – gewinnen die Oberhand, die Folge ist ein Schnupfen. Aber auch durch Staub, Rauch, Dämpfe oder allergische Reaktionen, z. B. auf Gräserpollen, kann es zum Schnupfen kommen.

Behandlungsmethoden

Grundsätzlich sollte man bedenken, daß die Schleimabsonderung ein Abwehr- und Reinigungsvorgang ist, der nicht wahllos durch chemische Mittel unterdrückt werden sollte. Nasensprays und -tropfen sollten nur ausnahmsweise, in ganz dringenden Situationen genommen werden. Die chemischen

Präparate wirken schleimhaut-
abschwellend und gefäßabdich-
tend. Von einem Dauergebrauch
ist strengstens abzuraten, da
dadurch die Nasenschleimhaut
geschädigt wird.

Allgemeine Maßnahmen
Entscheidend ist es, die allge-
meine Abwehrlage zu stärken
(siehe Grippaler Infekt,
Vorbeugende Maßnahmen,
Seite 64f.).

Wasseranwendung
Reflektorische, durchblutungssteigernde Wirkung auf die
Nasenschleimhaut haben:
→ warme Fußbäder,
→ Wechselfußbäder,
→ ansteigende Fußbäder,
→ Senffußbäder,
→ Vollbäder mit Zusätzen,
   z. B. Thymian.
Eine gute Wirkung erzielt man
auch mit:
→ Kopfdampfbädern mit Ka-
   millenblüten Dabei ver-
   flüchtigen sich die entzündungshemmenden ätheri-
   schen Öle der Kamille, sie
   entfalten durch tiefes Einatmen ihre heilende Wirkung.
   Als Zusätze für ein Kopfdampfbad eignen sich auch
   Thymiankraut, ätherische
   Öle, z. B. japanisches Heil-
   pflanzenöl und Emser-Salz.
→ Nasenspülungen mit Kamillentee 2 Eßlöffel Kamillenblüten mit ¼ Liter kochendem Wasser übergießen.

5 Minuten ziehen lassen und
anschließend durch einen
Papierfilter abseihen. Die
warme Flüssigkeit mit einer
Pipette in die Nase einträu-
feln. Wer mag, beugt dabei
den Kopf zurück, so daß die
Spülflüssigkeit durch die
Nasenhöhle in den Rachen
abfließt. Dann beugt man
den Kopf wieder vor und
spuckt aus. Es eignet sich
auch Emser-Salz zur Nasen-
spülung (Die Dosierung ist
¼ Liter warmes Wasser auf
¼ Teelöffel Emser-Salz).

Homöopathie
Nux vomica Mittel für die ersten Stunden; Nase ist trocken,
aber verstopft, besonders
nachts; bei Schnupfen ist das
Sekret durchsichtig und fließt
vor allem morgens, nachts
jedoch nicht.
Dosierung Nux vom. D6.
Kinder: 30 Tropfen auf ein Glas
Wasser, über den Tag verteilt
trinken lassen.
Erwachsene: 5 Tropfen oder
5 Globuli stündlich.
Allium cepa Klarer, reichli-
cher, reizender Schleim;
Nasenlöcher und Oberlippe sind
häufig brennend entzündet;
Augen tränen mild, häufiges
Niesen; Verschlimmerung im
warmen Zimmer, abends;
Besserung im Freien.
Dosierung Allium cepa D4.
Einnahme wie Nux vomica.

Euphrasia Klarer, reichlicher,
milder Schleim, brennender,
wundmachender Tränenfluß;
Verschlimmerung abends, im
warmen Zimmer; Besserung im
Freien.
Dosierung Euphrasia D4.
Einnahme wie Nux vomica.
Sabadilla Heftiges Niesen mit
reichlichem, wäßrigem, mildem
Nasenfluß, nicht reizend; Auge
gerötet, tränt; im Hals Fremdkörpergefühl, »muß dauernd
schlucken«; Verschlimmerung
durch kalte Getränke und Speisen; Besserung durch warme
Nahrung, warmes Einpacken.
Dosierung Sabadilla D4.
Einnahme wie Nux vomica.
Sticta Trockener Schnupfen
mit heftigem Niesen; Druck an
der Nasenwurzel; auf den
Schnupfen folgt oft eine Bron-
chitis; Verschlimmerung bei
plötzlichem Temperatur-
wechsel.
Dosierung Sticta D4.
Einnahme wie Nux vomica.
Pulsatilla Einseitiger Schnupfen – meist rechts – mit dickem,
gelblichem, mildem Sekret, be-
sonders morgens und in frischer
Luft; abends und im warmen
Zimmer verstopft.
Dosierung Pulsatilla D6.
Einnahme wie Nux vomica.
Sambucus nigra Säuglings-
schnupfen; Nase verstopft, besonders beim Trinken, kann
kaum noch atmen.
Dosierung Sambucus nigra
D4. 3–5 Globuli stündlich.

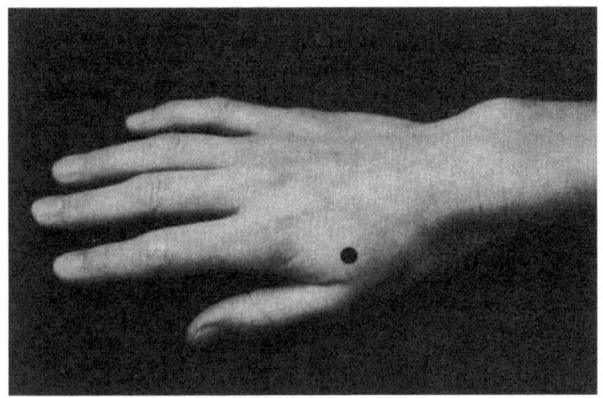

Di 4

Akupressur

<u>Lage Di 4</u>   Daumen an den Zeigefinger pressen, auf dem höchsten Punkt des entstehenden Muskelwulstes.
Dauer   Stündlich kurz und kräftig massieren.
<u>Lage Di 20</u>   Am äußersten Nasenflügel.

PaM 3, Di 20

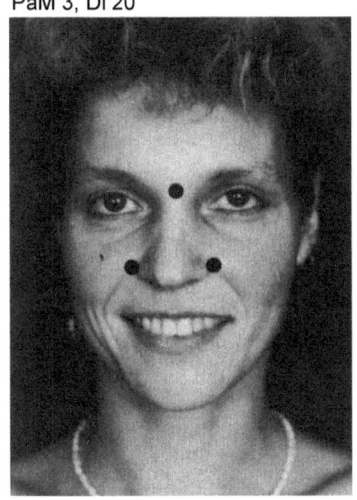

Dauer: Stündlich kurz und kräftig, mit reibenden Bewegungen massieren.
<u>Lage PaM 3</u>   In der Mitte zwischen den Augenbrauen.
Dauer   Einige Male mit Daumen und Zeigefinger kneifen.

Hausmittel

<u>Majoransalbe</u>   l Handvoll frischen, blühenden Majoran kleinhacken und in 20 Milliliter Sonnenblumenöl 2 Wochen ziehen lassen (manche Apotheken führen auch fertiges Majoranöl). Das Kräuteröl mit 40 Gramm geklärter Butter (Butter erhitzen, Schaum abschöpfen) und 20 Gramm Bienenwachs unter Rühren erwärmen. Zum Aufbewahren in ein kleines Salbentöpfchen füllen. Mit der Salbe mehrmals täglich die Nasenflügel einreihen, vor allem vor dem Schlafengehen. Die Salbe eignet sich besonders für Säuglingsschnupfen. Im Kühlschrank aufbewahren!

Akute Nasennebenhöhlenentzündung

Erscheinungsbild

Anfangs besteht ein diffuser, dumpfer Kopfschmerz, der sich durch Husten, Schneuzen und Bücken verstärkt. Mit dem Fortschreiten der Erkrankung kommt es zu einem klopfenden Kopfschmerz mit Druckschmerzen über der betroffenen Nebenhöhle. Bei *Stirnhöhlenentzündung* ist der Schmerz über der Nasenwurzel, Augenhöhle und den Augenbrauen am stärksten, bei der *Kieferhöhlenentzündung* über den Wangenknochen und der oberen Zahnreihe. Bei einer *Keilbeinentzündung,* die recht selten vorkommt, strahlt der Schmerz in Hinterkopf und Nacken aus. Häufig besteht auch ein gelblich-grünlicher Nasenfluß und mäßiges Fieber.

Verlauf

Bei einem unkomplizierten Verlauf klingen die Beschwerden nach 10–14 Tagen wieder ab. Bei Fieber (38,5–39 °C) sollte ein Arzt aufgesucht werden.

Ursache

Bei jedem Virusinfekt im Mund-Rachen-Nasen-Bereich kommt es auch zu einer mehr oder weniger starken Mitbeteiligung der Nasennebenhöhlen. Zu einer akuten Entzündung oder zu einem sog. bakteriellen Mischinfekt kommt es aber erst bei allgemeiner Abwehrschwäche, vorgeschädigter Schleimhaut oder bei Abflußbehinderung der Nebenhöhle durch schiefe Nasenscheidewände und Polypen. Kommt es im Verlauf einer Nebenhöhlenentzündung zu schmerzhaften, geröteten Schwellungen im Bereich von Auge, Stirn oder Wange, zu hohem Fieber und Benommenheit, so sind dies Anzeichen für einen Nebenhöhlendurchbruch. Dies ist eine ernsthafte Komplikation und erfordert die umgehende Behandlung durch einen Facharzt.

Bei einer unsachgemäßen Behandlung, z. B. bei einem zu häufigen Gebrauch schleimhautabschwellender Nasentropfen, oder bei veranlagungsbedingter Schleimhautschwäche kann eine akute Nebenhöhlenentzündung in die chronische Form übergehen.

Behandlungsmethoden

Da eine akute Nasennebenhöhlenentzündung nie isoliert auftritt, sondern immer auch mit Schnupfen einhergeht, kommen die bereits bei akutem Schnupfen (Seite 66f.) beschriebenen allgemeinen Maßnahmen und Wasseranwendungen sowie die Akupressurpunkte in Frage.

Homöopathie

Cinnabaris Gelblich-grüner Schnupfen; Zunge gelb belegt mit Zahneindrücken; Schmerzen im Nasenknorpel; Verschlimmerung in Rechtsseitenlage; Besserung beim Liegen auf der linken Seite und in frischer Luft.
Dosierung Cinnabaris D6. Stündlich 5 Tropfen oder Glb.
Kalium bichromicum Dickes, gelbliches, zähes – fadenziehendes Sekret, oft im hinteren Rachenraum; Nasenöffnung verkrustet; Nasenwurzel druckschmerzhaft; Verschlimmerung in der Kälte; Besserung bei mäßiger Wärme.
Dosierung Kalium bichr. D4. 5mal täglich 1 Tbl. oder 5 Glb.

Hausmittel

Ein Stück Bienenwachs – in Reformhäusern und Apotheken erhältlich – wird, wie Kaugummi, mehrmals am Tag 20–30 Minuten lang gekaut.

Chronische Nasennebenhöhlenentzündung

Erscheinungsbild

Im Gegensatz zur akuten Entzündung fehlen Fieber und Druckschmerz. Es besteht ein dumpfer Stirnkopfschmerz, die Nase ist meist verstopft. An Allgemeinsymptomen bestehen

Leistungsschwäche, Müdigkeit, Konzentrationsschwierigkeiten, psychische Verstimmung.

Verlauf

Eine chronische Nebenhöhlenentzündung entwickelt sich in der Regel aus einer akuten. Die Erkrankung zieht sich Wochen bis Monate hin. Kommt es zu einer vorübergehenden Besserung, so kann schon der leiseste Windzug das Krankheitsbild wieder aufflammen lassen.

Ursache

Minderwertige Nasenschleimhaut – veranlagungsbedingt, oder durch zu häufigen Gebrauch schleimhautabschwellender Nasentropfen entstanden – sind die Grundvoraussetzungen. Mangelnde Abwehrkräfte sind ein zusätzlicher Faktor. Abflußbehinderung durch schiefe Nasenscheidewände oder große Polypen begünstigen die Entstehung einer Erkrankung.

Behandlungsmethoden

Es ist ratsam, einen Behandlungsplan aufzustellen, denn die Behandlung erfordert Geduld, führt aber zu einer grundlegenden Besserung.

Allgemeine Maßnahmen
Wichtig ist die Anregung der natürlichen Schleimhautfunk-

Behandlungsplan: Chronische Nasennebenhöhlenentzündung

1. Woche	morgens	vormittags	nachmittags	abends
Montag	Luftbad 10 Minuten	Kopfdampfbad mit Kamillenblüten	Senffußbad	Wassertreten 38 °C 4 Minuten
Dienstag	Oberkörperwaschung	Kopfdampfbad mit Emser-Salz	ansteigendes Fußbad	Wassertreten 38 °C 4 Minuten
Mittwoch	Luftbad 10 Minuten	Kopfdampfbad mit Kamillenblüten	Senffußbad	Wassertreten 38 °C 4 Minuten
Donnerstag bis Sonntag		im Wechsel wie oben		
2. Woche				
Montag	Ganzkörperwaschung	Kopfdampfbad mit Emser-Salz	Wechselfußbad	Wassertreten 24 °C 1 Minute
Dienstag	Ganzkörperwaschung	Nasenspülung mit Kamillenblüten	Wechselkniekguß	Wassertreten 24 °C 1 Minute
Mittwoch	Ganzkörperwaschung	Leinsamensäckchen auf Wangenknochen	Wechselfußbad	Wassertreten 24 °C 1 Minute
Donnerstag bis Sonntag		im Wechsel wie oben		

Berufstätige können die Vormittagsanwendungen auf den Abend legen.
Diesen Plan hängt man sich gut sichtbar auf und führt die Anwendungen über 6–8 Wochen regelmäßig durch.
Dabei konsequenter Verzicht auf Fleisch und Zucker. Stattdessen Vollwerternährung mit reichlich Frischkost.
Eine Woche Teefasten während der 8 Wochen. Über diesen Zeitraum täglich Sinupret® zur Schleimhautanregung und Lactobact omni FOS® zur Gesundung der Darmflora.

tion und eine allgemeine Abwehrstärkung.

Wasseranwendung
Direkt beeinflußt werden die Schleimhäute durch:
Kopfdampfbäder mit Kamillenblüten (Seite 66) oder

Nasenspülungen mit Kamillentee oder Emser-Salz
(Seite 66).
Eine indirekte, regulative Beziehung besteht zwischen den Füßen und der Nasenschleimhaut. Einen stimulierenden Effekt haben:

→ Wechselfußbäder,
→ Senffußbäder.
Durchblutungssteigernde Wirkung haben:
→ Leinsamenauflagen,
→ Senfmehlauflagen 1 Eßlöffel Senfmehl mit etwas Wasser zu einem dicken Brei ver-

rühren. Den Brei dünn auf beide Wangenknochen streichen. Die Augen durch ein feuchtes Läppchen schützen, sonst fangen sie an zu tränen.

Dauer Ca. 5 Minuten, wenn es zu stark brennt, schon vorher entfernen.

Allgemein stärkend und abhärtend wirken:

→ Luftbäder,
→ Trockenbürsten,
→ kalte Waschungen,
→ Sauna.

Einen günstigen Einfluß auf den Heilungsprozeß hat außerdem die:

→ Vollwerternährung.

Homöopathie
Die Behandlung erfordert gründliche Kenntnisse, da sie nicht nur die lokalen Beschwerden berücksichtigen muß, sondern die veranlagungsbedingte Schwäche jedes Einzelnen erfassen muß. Sie sollte deshalb von einem erfahrenen homöopathischen Arzt oder Heilpraktiker durchgeführt werden.

Akupressur
Siehe Akuter Schnupfen, Seite 67.

Rachenentzündung

Erscheinungsbild

Anfänglich besteht ein Trockenheitsgefühl, Kratzen und Brennen im Hals mit Räusperzwang und Hustenreiz. Das Schlucken ist oft schmerzhaft. Der Rachenring mit Gaumenzäpfchen und Mandeln ist geschwollen und gerötet.

Verlauf

Eine akute Rachenentzündung ist bei konsequenter, naturgemäßer Behandlung in 5–7 Tagen abgeklungen. Kommt es zu Ohrenschmerzen mit stechenden Schmerzen beim Schlucken, so deutet dies auf eine *Seitenstrangangina* hin. In diesen Fällen schwellen die Lymphknoten im seitlichen Halsbereich an. Zur Seitenstrangangina neigen Menschen, die bereits eine Mandeloperation hinter sich haben. Behandelt wird sie wie die Rachenentzündung.

Dehnt sich die Entzündung in tiefere Halsabschnitte aus, so kommt es zu einer *Kehlkopfentzündung,* hierbei ist ärztliche Behandlung anzuraten. Kommt es zu einer starken einseitigen Schwellung im Bereich der Mandel, wodurch das Gaumenzäpfchen zur Gegenseite verschoben wird, so deutet dies auf einen Abszeß hin, der von einem Facharzt behandelt werden muß.

Ursache

Es handelt sich vorwiegend um eine Viruserkrankung. Nur gelegentlich kommen Bakterien als Krankheitsauslöser in Frage. Es können auch Rauch und ätzende Gase zu Rachenentzündungen führen. Trockene Luft in zentralgeheizten Räumen, Abwehrschwäche und starke psychische Belastungen begünstigen eine Erkrankung.

Behandlungsmethoden

Allgemeine Maßnahmen
Siehe Grippaler Infekt Seite 62f.

Wasseranwendungen
Einen durchblutungsfördernden, schmerzlindernden Effekt haben:

→ kalte, häufig gewechselte Halswickel, eventuell mit Zusatz von Emser-Salz oder Essig,
→ Quarkpackungen,
→ Lehmpackungen,
→ ansteigende Fußbäder mit kurzem kaltem Nachguß,
→ Kopfdampfbäder mit Kamillenblüten oder Emser-Salz (Seite 66).

Heilpflanzen
Wichtig ist es, die entzündete, gereizte Mund-Rachen-Schleimhaut zu schützen. Häufiges Gurgeln mit speziellen Kräutertees hat sich bestens bewährt.

Schleimhautschützende und reizmildernde Gurgelmischung	
Eibischwurzel	30,0
Malvenblüten	20,0
Zubereitungsart I (Seite 52)	

Entzündungshemmende und antibakterielle Gurgelmischung	
Kamillenblüten	30,0
Isländisch Moos	10,0
Salbeiblätter	20,0
Zubereitungsart II (Seite 52)	

Schleimhautabhärtende und zusammenziehende Gurgelmischung	
Blutwurzwurzel	20,0
Eichenrinde	10,0
Heidelbeeren	10,0
Zubereitungsart III (Seite 52)	

Mit diesen 3 Teemischungen sollte man im Wechsel, mehrmals täglich ca. 10 Minuten lang gurgeln.

Hustentee bei lästigem, trockenem Hustenreiz	
Huflattichblätter	20,0
Eibischwurzel	20,0
Malvenblüten	20,0
Spitzwegerichkraut	20,0
Thymiankraut	10,0
Zubereitungsart II (Seite 52)	

Den Tee langsam, schluckweise trinken!

Homöopathie

Aconitum   Plötzlicher Beginn der Halsschmerzen; Hals entzündlich gerötet; keine wesentliche Schwellung; siehe auch Grippaler Infekt, Seite 63. *Dosierung*   Aconitum D12. Stündlich 5 Tropfen oder 5 Globuli.

Belladonna   Plötzlicher Beginn, vor allem auf der rechten Seite; Hals ist trocken; Rachenring glänzend rot geschwollen; siehe auch Grippaler Infekt, Seite 63. *Dosierung*   Belladonna D12. Stündlich 5 Tropfen oder 5 Globuli.

Phytolacca   Die Gaumensegel beidseits des Gaumenzäpfchens sind dunkelrot; Zerschlagenheitsgefühl der Muskeln; Verschlimmerung in Rechtsseitenlage, besser in Linksseitenlage. *Dosierung*   Phytolacca D6. Stündlich 5 Tropfen oder 5 Globuli.

Apis   Der Rachenring ist geschwollen, Gaumenzäpfchen stark geschwollen und glasig gerötet; stechende Schmerzen, kein Durst; Kleider beengen; Verschlimmerung durch Wärme, Besserung durch frische Luft und kühle Getränke. *Dosierung*   Apis D4. Stündlich 5 Tropfen oder 5 Globuli.

Akupressur
Siehe Akute Mandelentzündung, Seite 72.

Akute Mandelentzündung

Erscheinungsbild

Anfänglich besteht ein Abgeschlagenheitsgefühl und Müdigkeit; starke, stechend schmerzhafte Schluckbeschwerden folgen kurz darauf. Die Mandeln sich hochrot geschwollen und mit gelblichen Eiterknötchen bedeckt. Die Lymphknoten am Hals und Unterkiefer sind schmerzhaft geschwollen. Die Temperatur steigt auf 38,5–40 °C.

Verlauf

Die Erkrankung dauert, je nach Abwehrlage, 1–2 Wochen. Gefürchtet sind vor allem die Spätkomplikationen, z. B. rheumatisches Fieber und Nierenentzündung. Aus diesen Gründen sollte jede eitrige Mandelentzündung von einem Arzt mitbehandelt werden. Dieser muß über eine in Frage kommende antibiotische Therapie entscheiden. Ist es infolge von häufigen Mandelentzündungen bereits zu einer Kryptenbildung gekommen – d. h. die Mandeln sehen wie zerfressen aus – sollte eine Operation in Erwägung gezogen werden.

Ursache

Verschiedene Bakterienarten.

Behandlungsmethoden

Allgemeine Maßnahmen
Siehe Grippaler Infekt,
Seite 62f.

Wasseranwendung
Wenn schon bei den ersten Anzeichen mit der Therapie begonnen wird, kann man den Verlauf
deutlich mildern. Schmerzlindernd, entzündungshemmend
und durchblutungsfördernd
wirken:
→ warme oder ansteigende
   Fußbäder,
→ kalte Halswickel,
→ Lehmpackungen um den
   Hals.

Heilpflanzen
Durch häufiges Gurgeln – ca.
alle 2 Stunden – kann man die
Beschwerden lindern.

Entzündungshemmende und antibakterielle Gurgelmischung	
Kamillenblüten	30,0
Salbeiblätter	20,0
Zubereitungsart II (Seite 52)	

Homöopathie
Hepar sulfuris   Stechende
Halsschmerzen mit Ausstrahlung zu den Ohren, vor allem
beim Schlucken; überempfind-
liche, fröstelige Menschen, die
bei jedem Luftzug erkranken;
alles geht leicht in Eiterbildung
über, z. B. Neigung zu Hautab-
szessen.

Dosierung   Hepar sulf. D8.
Stündlich 5 Tropfen oder 5 Globuli.
Mercurius solubilis   Mandeln
sind stark geschwollen, rot, und
mit kleinen weißen Punkten belegt; Schlucken ist schmerzhaft;
Zunge weißgrau belegt, am
Rand sieht man die Zahnein-
drücke; der Atem riecht sehr
schlecht; empfindlich gegen
Witterungswechsel.
Dosierung   Mercurius sol. D12.
Stündlich 5 Tropfen oder 5 Globuli.

Akupressur
Lage Lu 11   Am inneren
Nagelwinkel des Daumens.
Dauer   Stündlich kurz und
kräftig drücken.

Lage Di 4   Daumen an den
Zeigefinger pressen, auf dem
höchsten Punkt des entstehenden Muskelwulstes.
Dauer   Stündlich kurz und
kräftig massieren.

Hausmittel
Gurgeln mit Molke, alle
2 Stunden.

Krautwickel   Von einem
frischen Krautblatt die Mittel-
rippe herausschneiden und mit
einem Nudelholz weich walken.
Um den Hals legen und mit
einer Mullbinde oder einem
Schal festbinden. Den Krautwickel am Abend anlegen und
über Nacht wirken lassen.

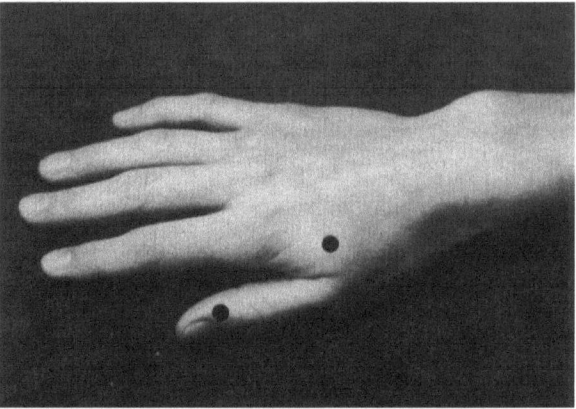

Lu 11, Di 4

Kehlkopfentzündung - Heiserkeit

Erscheinungsbild

Das erste und oft das einzige Symptom ist die Heiserkeit. Sie kann so stark werden, daß sogar das Sprechen schmerzhaft wird. Gelegentlich kommt es noch zu einem trockenen Hustenreiz.

Verlauf

Eine akute Heiserkeit sollte nach einer Woche – spätestens nach zwei – abgeklungen sein. Dauert sie länger, so sollte man einen Facharzt aufsuchen.

Ursache

Die häufigsten Ursachen sind ein absteigender viraler Infekt oder eine Überanstrengung der Stimmbänder – typisch für Sänger und Lehrer. Aber auch Rauchen oder das Einatmen chemischer Dämpfe führt zur Reizung mit nachfolgender Heiserkeit.
Chronische Heiserkeit – länger als 3 Wochen – wird durch Stimmbandknötchen und -polypen, manchmal auch durch eine Krebsgeschwulst, hervorgerufen.

Behandlungsmethoden

Allgemeine Maßnahmen

Das wichtigste ist Stimmbandschonung, d. h. man sollte eine Zeitlang so wenig wie möglich reden. Heilungsfördernd wirkt der Aufenthalt in warmen Räumen mit möglichst hoher Luftfeuchtigkeit. Eine hohe Luftfeuchtigkeit erzielt man, indem man Wasserschalen auf Ofen oder Heizung stellt oder nasse Handtücher auf die Heizkörper legt.

▷ Wer mehrmals im Jahr heiser wird oder an chronischer Nasennebenhöhlenentzündung mit trockenen Schleimhäuten leidet und noch dazu in zentralgeheizten Räumen arbeitet, der sollte wenigstens zu Hause für ausreichende Luftbefeuchtung durch automatische Luftbefeuchter sorgen.

▷ Auch ein Aquarium ohne Abdeckung kann diesen Zweck erfüllen.

Wasseranwendung

Schmerzlindernd und entzündungshemmend wirken:
→ warme bis heiße Halswickel (Wassertemperatur 39 °C bis 41 °C),
→ Kartoffelauflagen,
→ Kopfdampfbäder mit Kamillenblüten oder Emser-Salz (Seite 66),
→ warme oder ansteigende Fußbäder.

Heilpflanzen

Besteht neben der Heiserkeit auch trockener Reizhusten, so eignet sich hierfür folgende Teemischung.

Krampflösender, hustenreiz-stillender Tee	
Thymiankraut	20,0
Malvenblüten	20,0
Kamillenblüten	20,0
Eibischwurzel	10,0
Huflattichblätter	20,0
Zubereitungsart II (Seite 52)	

Homöopathie

Arum triphyllum Trockener, schmerzhafter Husten mit brennendem, wundem Gefühl im Hals; ständiger Räusperzwang; Heiserkeit vor allem bei Rednern, Sängern.
Dosierung Arum triph. D6. Stündlich 5 Tropfen/Globuli.
Spongia Brennen, Stechen, Wundheitsgefühl im Hals; räuspert sich fortlaufend; Heiserkeit mit trockenem, bellendem Husten; Verschlimmerung nach Süßigkeitsgenuß.
Dosierung Spongia D4. Stündlich 1 Tablette oder 5 Globuli.
Causticum Trockener, hohler, schmerzhafter, harter Husten mit Wundheitsgefühl hinter dem Brustbein; Heiserkeit; Besserung durch Trinken von kaltem Wasser.
Dosierung Causticum D8. Stündlich 1 Tbl. oder 5 Globuli.
Argentum nitricum Beim Schlucken »Gefühl wie Splitter im Hals«; Stimme versagt; Heiserkeit; Engegefühl um die Brust, Verschlimmerung beim Liegen auf der rechten Seite.
Dosierung Argentum nit. D8. Stündlich 5 Tropfen/Globuli.

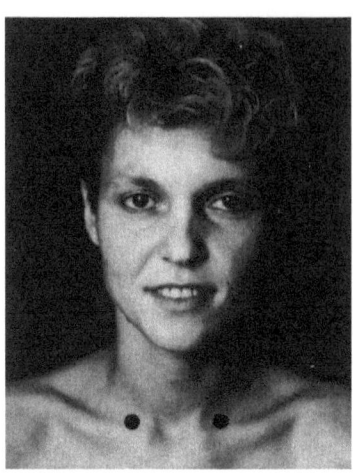

M 11

Akupressur

<u>Lage M 11</u> Ca. 2 Daumen breit seitlich der vorderen Mittellinie am Oberrand des Schlüsselbeins.

Dauer Einige Minuten mit mittlerem Druck massieren.

<u>Lage Di 4</u> (Foto Seite 67) Daumen an den Zeigefinger pressen, auf dem höchsten Punkt des entstehenden Muskelwulstes.

Dauer Stündlich kurz und kräftig massieren.

Hausmittel

Die Auswahl der Hausrezepte gegen Heiserkeit ist recht groß. Hier seien nur einige nützliche erwähnt:

Heiße Milch mit Honig langsam, in kleinen Schlucken trinken.

Warmen, ungesüßten Brombeer- oder schwarzen Johannisbeersaft trinken.

Abwechselnd getrocknete Vogelbeeren oder Bibernellwurzeln kauen.

Augen

Gerstenkorn

Erscheinungsbild

Schmerzhafte, hochrote Schwellung des Ober- oder Unterlids im Bereich der Wimpern.

Verlauf

Nach einigen Tagen bildet sich ein Eiterpfropf, der sich von selbst – nicht drücken – entleeren sollte. Ist dies nicht der Fall, muß er vom Arzt geöffnet werden.

Ursache

Akute, bakterielle Infektion. Kommt es häufiger zu einem Gerstenkorn, muß der Arzt abklären, ob ursächlich ein Diabetes – Blutzuckererkrankung – dafür in Frage kommt.

Behandlungsmethoden

Wasseranwendung
Das Gerstenkorn zum Reifen bringt eine:
→ Leinsamenauflage.

Heilpflanzen
Entzündungshemmend wirkt eine
Kamillenkompresse   1 Eßlöffel Blüten mit ¼ Liter heißem Wasser übergießen, zugedeckt 10 Minuten ziehen lassen, abfiltern. Ein Mull-Läppchen damit anfeuchten und auf die entzündete Stelle legen.
Hefekur   Kommt es häufiger zu einem Gerstenkorn, wirkt meist sehr gut eine Hefekur.
4 Wochen lang täglich ein Hefeprodukt – gibt es in Apotheken und Reformhäusern – einnehmen.

Homöopathie
Hepar sulfuris   Bei stark entzündetem, schmerzhaftem Lid; bringt das Gerstenkorn zum Reifen.
Dosierung   Hepar sulf. D8. Stündlich 1 Tablette oder 5 Globuli.

Lidrandentzündung

Erscheinungsbild

Die Lidränder sind gerötet, z. T. leicht angeschwollen. Über Nacht können sich gelbliche Krusten und Borken bilden, die Wimpern verkleben regelrecht. Die Augen brennen und jucken.

Verlauf

Die akuten Symptome heilen in 3–5 Tagen ab. Die Beschwerden können aber chronisch werden. Es kommt dann zur Schädigung der Haarbälge mit einem Ausfallen der Wimpern.

Ursache

Meist kommt es durch Rauch, Staub oder Überanstrengung, z. B. langes nächtliches Autofahren, langes Lesen, zu einer entzündlichen Reaktion.

Behandlungsmethoden

Allgemeine Maßnahmen
Auslösende Faktoren meiden.

Heilpflanzen
Lindernd und entzündungs-
hemmend wirken Kompressen.

Augenkompresse	
Kamillenblüten	10,0
Augentrost	10,0
Fenchelfrüchte	10,0

1 Eßlöffel Kräuter mit ¼ Liter
heißem Wasser übergießen.
10 Minuten zugedeckt ziehen
lassen. Abfiltern. Ein Mull-
Läppchen damit anfeuchten und
5–10 Minuten auf die Augen
legen.

▷ Man kann auch überbrühte
  Kamillen- oder Fencheltee-
  beutel auf die Augen legen.
  Wärmeprobe an der Wange
  machen!

Homöopathie
Euphrasia   Augenbindehaut rot
gereizt, reichlicher Tränenfluß;
Augenlider brennen, ange-
schwollen; starke Lichtscheu;
Tränenflüssigkeit scharf, wund-
machend; Besserung im Freien;
Verschlechterung im Haus und
bei Wärme.
Dosierung   Euphrasia D4.
Stündlich 5 Tropfen, bis Besserung eintritt, dann nur noch
3mal täglich 5 Tropfen/Globuli.

Ruta   Mittel bei Augenüberanstrengung durch Lesen oder Nähen; Druck tief in den Augen-
höhlen: Augen rot und heiß.
Dosierung   Ruta D4.
Wie Euphrasia.

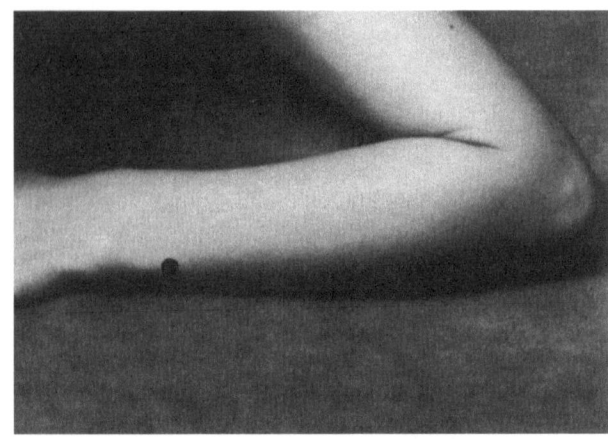

Dü 6

Staphisagria   Lidränder und
Augenwinkel jucken und bren-
nen, immer wieder auftretende
Gerstenkörner, Hagelkörner.
Dosierung   Staphisagria D12.
Stündlich 5 Tropfen/Globuli.
Pulsatilla   Lid entzündet, ver-
klebt; dicke, gelbliche, nicht
wundmachende Absonderung;
Besserung an der frischen Luft.

PaM 3

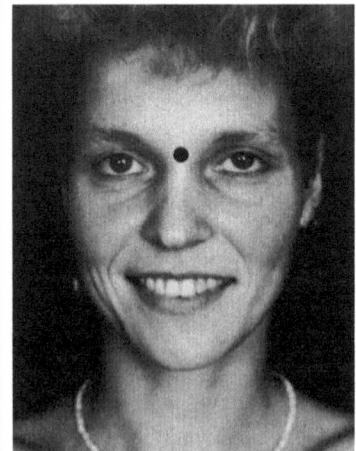

Dosierung   Pulsatilla D6.
Stündlich 5 Tropfen oder
Globuli.

Akupressur

Augenüberanstrengung
Lage Dü 6   An der Armaußen-
seite ca. daumenbreit vor der
Handgelenksfalte.
Dauer   Kurz kräftig massieren.
Lage PaM 3   In der Mitte zwi-
schen den Augenbrauen.
Dauer   Einige Male mit Dau-
men und Zeigefinger kneifen,
bis es leicht schmerzt. Sanfte
Massage um die Augen.

**Entzündliche
Augenerkrankungen**
Lage B 67   Äußere Nagelecke
der Kleinzehe.
Dauer   Kurz kräftig drücken.
Lage B 64   Am Fußaußenrand
ca. handbreit vom Kleinzehen-
grundgelenk in einer tastbaren
Mulde.
Dauer   Wie oben.

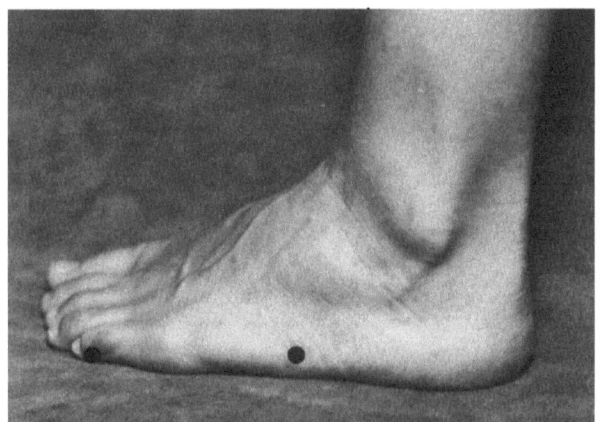

B 67, B 64

Bindehautentzündung

Erscheinungsbild

Die Augen jucken, brennen, es besteht ein Fremdkörpergefühl, Lichtscheu und vermehrter Tränenfluß. Auf dem Weiß der Augäpfel zeigen sich viele kleine rote Äderchen, die Lidinnenseite ist entzündlich gerötet.

Verlauf

Zuerst ist oft nur ein Auge entzündet. Wenn dieses abheilt, kommt es meist zur Entzündung des zweiten Auges. Nach 7 bis 10 Tagen sollten die Beschwerden abgeklungen sein. Kommt es zu einer starken Rötung und Schwellung des Auges und gelblichem Tränenfluß, muß unbedingt ein Facharzt aufgesucht werden!

Ursache

Die Ursachen sind vielfältig. Viren, Bakterien, allergische Reaktionen und Schädigungen – z. B. durch Höhensonne, Lichtbogen beim Schweißen, Fremdkörper – kommen in Frage.

Behandlungsmethoden

Siehe Lidrandentzündung, Seite 75 f.

Ohren

Gehörgangsfurunkel

Erscheinungsbild

Heftige Schmerzen im Ohrbereich, die sich beim Kauen verstärken und in die Zähne und Augen ausstrahlen. Die Ohrmuschel ist sehr berührungsempfindlich.

Verlauf

Die unangenehmen Beschwerden klingen bei entsprechender Behandlung in der Regel nach 5–8 Tagen ab. Kommt es zu einer Schwellung hinter dem Ohr und zum Abstehen der Ohrmuschel, ist es zum Durchbruch in den benachbarten Knochen gekommen. Um dies zu verhindern, sollte immer eine ärztliche Behandlung erfolgen.

Ursache

Durch unsachgemäßes Kratzen und Säubern des Ohrgangs kommt es zu einer bakteriellen Infektion der Haarbälge im Gehörgang.

Behandlungsmethoden

Allgemeine Maßnahmen
Das Ohr besitzt einen natürlichen Selbstreinigungsmechanismus, ein Putzen mit Wattestäbchen ist deshalb unnötig. Drücken und Reinigungsversuche müssen unbedingt vermieden werden.

Homöopathie
Hepar sulfuris   Ist das Mittel, das Furunkel zum Reifen bringt. *Dosierung*   Hepar sulfuris D8. Stündlich 1 Tablette oder 5 Globuli.

Gehörgangspropf

Erscheinungsbild

Meist kommt es nach dem Baden, Waschen, Ohrensäubern zu einer plötzlichen Hörverschlechterung mit Ohrensausen und Schwindelgefühl.

Ursache

Durch häufiges Säubern wird der Selbstreinigungsmechanismus des Ohres gestört. Dadurch kommt es zu einer übermäßigen Produktion von Ohrenschmalz. Dieses verhärtet sich und verstopft langsam den Gehörgang. Letztlich genügen ein »paar Wassertropfen«, um den Gehörgang ganz zu verschließen.

Behandlungsmethoden

Allgemeine Maßnahmen
Ohrspülung durch den Hausarzt. Tiefes Reinigen mit Wattestäbchen sollte vermieden werden, sonst kommt es immer wieder zur Bildung von Gehörgangspfropfen.

Mittelohrentzündung

Erscheinungsbild

Im Laufe eines Schnupfens kommt es plötzlich zu einem bohrenden, stechenden Ohrschmerz, Schwerhörigkeit, Fieber, 38,5–39,5 °C und Verschlechterung des Allgemeinbefindens.

Verlauf

Innerhalb von einigen Stunden bis Tagen (2–3) kann es zum Eiterdurchbruch kommen. »Das Ohr läuft«. Die bohrenden Schmerzen lassen dann deutlich nach, das Fieber fällt wieder. In der Regel dauert der Ohrfluß 8–10 Tage. Der Trommelfellriß verheilt und das Gehör bessert sich wieder.

Während des Ohrflusses kommt es gelegentlich zu einer Entzündung des Gehörganges mit schmerzhafter geröteter Schwellung.

Kommt es zu einem dumpfen Druckschmerz hinter dem Ohr, ist der Warzenfortsatz – tastbarer Knochen hinter dem Ohr – mitbetroffen. Grundsätzlich sollte bei Schmerzen im Ohrbereich ein Arzt zu Rate gezogen werden!

Ursache

In der Regel wird die Mittelohrentzündung durch bestimmte Bakterien verursacht. Durch die Ohrtube – Verbindungsgang zwischen Ohr und Nasen-Rachen-Raum – wandern bei einem Schnupfen oder bei einer Nasennebenhöhlenerkrankung die Erreger ein. Häufig wird dies durch falsches Schneuzen noch unterstützt. Bei Grippe, Scharlach und Masern erfolgt die Infektion – Viren – über den Blutweg.

Behandlungsmethoden

Allgemeine Maßnahmen

Die grundsätzliche naturgemäße Behandlung besteht darin, den Körper zu entlasten und die Giftstoffe abzuleiten. Man kann den Körper dabei durch folgende Maßnahmen unterstützen:

→ Bettruhe,

→ Einläufe,

→ Schwitzpackungen,

→ Tee-Saft-Fasten.

Siehe auch Grippaler Infekt, Seite 62 f.

Häufig wird ein ursächlicher Faktor – falsches Naseputzen – nicht bedacht. So wird's richtig gemacht: Beim Naseputzen erst das eine, dann das andere Nasenloch zuhalten. Hält man beide Nasenlöcher gleichzeitig zu, entsteht ein Druck, der die Erreger durch die Ohrtube (kleiner Verbindungsgang zwischen Mittelohr und Rachenraum) ins Ohr drückt.

Wasseranwendung

Im Anfangsstadium macht man tagsüber:

Zwiebelwickel   Eine Zwiebel von mittlerer Größe möglichst klein gehackt in ein kleines Leinensäckchen füllen oder auf ein Leinentuch streichen, auf das erkrankte Ohr legen und mit Watte abdecken. Die Zwiebelauflage mit einer Mullbinde, einem Schal oder einer Mütze befestigen. Einige Stunden einwirken lassen.

Heilpflanzen

Im akuten Stadium, wenn das Ohr noch nicht läuft, wirken schmerzlindernd und entzündungshemmend:

Kamillenspülungen   1 Eßlöffel Kamillenblüten mit ¼ Liter heißem Wasser übergießen, 10 Minuten zugedeckt ziehen lassen und abgießen. Die warme Flüssigkeit vorsichtig ins erkrankte Ohr träufeln, einige Minuten einwirken lassen, dann läßt man die Flüssigkeit wieder herauslaufen – Kopf zur Seite neigen – und deckt das Ohr mit einem Wattebausch und einem Wollschal ab.

Wichtig ist auch eine Stärkung der allgemeinen Abwehrkräfte, siehe Grippaler Infekt, Seite 65 f.

Homöopathie

Das geeignete homöopathische Mittel für die akute Mittelohrentzündung zu finden, ist nicht ganz einfach und sollte einem erfahrenen, homöopathischen Arzt oder Heilpraktiker überlassen werden. Hier seien nur 3 Mittel aufgeführt, die sich bei plötzlichem Beginn bewährt haben.

Apis   Äußeres Ohr und Gehörgang hochrot geschwollen, entzündet, stechender Schmerz; Verschlechterung durch Wärme und Berührung.

Dosierung   Apis D6. Halbstündlich 5 Tropfen oder 5 Globuli.

Belladonna   Plötzlich beginnende, reißende, pochende
Schmerzen tief im Ohr; empfindlich gegen laute Töne; siehe
auch Grippaler Infekt, Seite 63.
Dosierung   Belladonna D12.
Halbstündlich 5 Tropfen oder
5 Globuli.
Ferrum phosphoricum   Klopfende Schmerzen im Trommel-
fell; »der Kranke hört seinen
eigenen Puls«.
Dosierung   Ferrum phos. D8.
Halbstündlich 1 Tablette oder
5 Globuli.

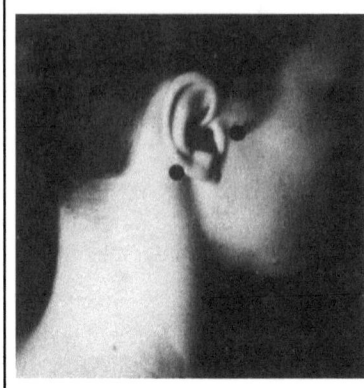

DE 21, DE 17

▷ Belladonna und Ferrum können auch halbstündlich im
  Wechsel genommen werden.

Akupressur
Lage DE 21   In einer Mulde,
die sich bei Mundöffnen vor
dem Ohr bildet.
Dauer   Einige Minuten leicht
massieren.
Lage DE 17   Hinter dem Ohr,
am unteren Rand des dort tastbaren Knochens.
Dauer   Wie oben.

Mund und Zähne

Lippenbläschen – Herpes simplex

Erscheinungsbild

An der Lippenschleimhaut entstehen plötzlich ein oder mehrere kleine Bläschen. Die umgebende Haut schwillt an, jede Berührung ist sehr schmerzhaft. Meist platzen die Bläschen auf, es entwickelt sich eine eitrige, blutige Kruste.

Verlauf

Die Bläschen und Krusten heilen in 8–12 Tagen ohne Narbe ab. Kommt es zu einer großflächigen Erkrankung, kann es zu Fieber, Beeinträchtigung des Allgemeinbefindens und zu einer Lymphknotenschwellung kommen.

Ursache

Die Erreger sind Viren, die sich immer auf unserer Haut befinden. Erst durch eine Abwehrschwäche, z. B. grippaler Infekt, Fieber, intensive Sonnenbestrahlung, psychische Belastung, Periode, werden sie zum Krankheitsauslöser.

Behandlungsmethoden

Allgemeine Maßnahmen
Wichtig ist es, die Abwehrkräfte zu stärken, siehe Grippaler Infekt, Seite 65 f.

Heilpflanzen
Es gibt einige Heilpflanzen, die den Heilungsprozeß fördern und die Schmerzen lindern, z. B. Roter Sonnenhut, Melissenblätter, Arnika, Kamille.
Bei der Behandlung sollte man aber Fertigpräparate in Salbenform verwenden, z. B. Echinacin-Salbe®, Lomaherpan®, Arnikamill®.

Mundschleimhautentzündung

Erscheinungsbild

Auf der Wangenschleimhaut und der Zunge bilden sich kleine runde Wunden. Diese sehen wie ausgestanzt aus, haben einen gelb-weißen Belag und sind von einem geröteten Rand umgeben. Bei Berührung sind die Stellen sehr schmerzhaft. Häufig besteht vermehrter Speichelfluß und ein schlechter Mundgeruch.

Verlauf

Normalerweise bilden sich die Wunden innerhalb von 1 Woche wieder zurück. Ist dies nicht der Fall, oder treten in kurzen Abständen immer wieder neue Wunden auf, sollte ein Arzt aufgesucht werden!

Ursache

Am häufigsten kommt es nach einer Infektionserkrankung zur

Mundschleimhautentzündung. Aber auch falsche Ernährung, Vitaminmangel, schlechte Zahn- und Mundpflege, starke psychische Belastung, Magenerkrankungen, Bluterkrankungen u. a. begünstigen das Entstehen dieser Erkrankung, die durch einen Virus ausgelöst wird.

Behandlungsmethoden

Allgemeine Maßnahmen
Es ist wichtig, bei langdauernder Erkrankung an die vielfältigen Ursachen zu denken und dann entsprechend zu behandeln: Vitaminreiche Ernährung und gründliche *Zahn-* und Mundpflege sind besonders wichtig.
Bei *chronischer Mundschleimhautentzündung* findet sich oft eine gestörte Mund- und Darmflora. Diese kann man wieder aufbauen durch 1 Teelöffel Milchzucker pro Tag über ca. 6 Wochen, in Verbindung mit einem geeigneten Darmflorapräparat, z. B. Colibiogen® oder Symbioflor I®.

Heilpflanzen
Entzündungshemmend, abhärtend und schmerzlindernd wirken:
- Kamillentee oder Salbeitee. Mehrmals täglich den Mund ausspülen, Zubereitungsart II (Seite 52).
- Myrrhentinktur oder Tormentilltinktur.

Mehrmals täglich mit der 1:5 verdünnten Tinktur spülen.

Teemischung zum Mundspülen	
Kamillenblüten	30,0
Blutwurzwurzeln	10,0
Walnußblätter	10,0
Salbeiblätter	10,0
Ringelblumenblüten	10,0
Ackerschachtelhalmkraut	20,0
Zubereitungsart II (Seite 52)	

Homöopathie
<u>Acidum nitricum</u>   Kleine Bläschen; Schmerzen bei geringster Berührung; bluten leicht; schlechter Mundgeruch.
Dosierung   Acidum nit. D12. Stündlich 5 Tropfen/Globuli.
<u>Borax</u>   Schmerzhafte Zungengeschwüre, bitterer Geschmack; Verschlechterung aller Beschwerden bei »Bewegungen nach unten«, z.B. hinlegen.
Dosierung   Borax D12. 3mal täglich 1 Tablette oder 5 Globuli.

Zahnfleischentzündung

Erscheinungsbild
Bei der akuten Form ist das Zahnfleisch gerötet, schmerzhaft geschwollen und blutet leicht.

Verlauf
Aus einer akuten Form kann sich eine *chronische Zahn-*

fleischentzündung entwickeln. Hierbei kommt es nicht zu den deutlichen Entzündungszeichen. Das Zahnfleisch zieht sich zurück, es entstehen Taschen, die Zahnhälse werden sichtbar. Hierdurch lockern sich die Zähne und fallen schließlich aus (Parodontose).

Ursache
Ebenso wie bei Karies ist auch bei Zahnfleischentzündungen die Hauptursache falsche Ernährung und ungenügende Zahnpflege.

Behandlungsmethoden

Allgemeine Maßnahmen
Siehe Zahnschmerzen, Seite 83.

Heilpflanzen
Um das entzündete Zahnfleisch zu schützen und abzuhärten, benutzt man:
- Kamillen- oder Salbeitee. Mehrmals am Tag den Mund damit gründlich ausspülen, Zubereitungsart II (Seite 52).
- Myrrhen- oder Tormentilltinktur. Die entzündeten Stellen mit der 1:5 verdünnten Tinktur mehrmals täglich bepinseln.

Hausmittel
<u>Knoblauchsaft</u>   Eine Knoblauchzehe zerdrücken und mit etwas Wasser zu einem Brei

vermischen. Diesen auf die entzündeten Stellen massieren. Man kann auch mit einer halbierten Knoblauchzehe die Stellen einreiben. Dies ist zwar für unsere Mitmenschen etwas geruchsbelästigend, hilft aber sehr gut.

<u>Milchzucker</u>   Täglich über 3–6 Wochen 1 Teelöffel Milchzucker einnehmen. Wirkt über eine Stabilisierung der natürlichen Darmflora.

Zahnschmerzen

Erscheinungsbild

Die Schmerzen schwanken von dumpf-pochend bis zu hell und stechend. Oft werden sie durch Kälte- oder Wärmereize oder durch Süßigkeiten verstärkt.

Verlauf

Schmerzen sind ein Alarmsignal dafür, daß der harte Zahnschmelz, die Pulpa (weiches Zahnmark) oder das Zahnfleisch erkrankt ist. Deshalb unbedingt bald einen Zahnarzt aufsuchen!

Ursache

Eine falsche Ernährungsweise – zuviel Zucker und Weißmehlprodukte – und ungenügende Zahnpflege dürften die Hauptursachen sein.

Behandlungsmethoden

Allgemeine Maßnahmen
Das wichtigste, damit es nicht zu einer Schädigung der Zähne mit nachfolgenden Schmerzen kommt, ist die rechtzeitige Vorbeugung. Die gründlichste und umfassendste Gesundheitsvorsorge erreicht man mit einer
→ Vollwerternährung.
Nicht zu vernachlässigen für die Gesundheit der *Zähne* und des Zahnfleisches ist die sorgfältige Zahnpflege.

Heilpflanzen
Zuverlässige Mittel gegen akute Zahnschmerzen sind <u>Nelkenöl</u> und <u>Kümmelöl</u> (beide gibt es in der Apotheke):
Auf einen Wattebausch 1 Tropfen Öl geben und auf den schmerzenden Zahn bzw. das Zahnfleisch legen.
▷ Nelkenöl nicht zu oft und nicht über einen längeren Zeitraum anwenden. Es ist nur ein Notfallmittel für die akute Situation, bis man den Zahnarzt erreicht.

Akupressur
Die wohl sanfteste Art, Zahnschmerzen zu lindern, wenn gerade kein *Zahnarzt* erreichbar ist, oder auch während einer schmerzhaften Zahnbehandlung, ist die Akupressur.
<u>Lage Di 1</u>   Neben dem Fingernagel am Außenrand des Zeigefingers.
Dauer   Mit dem Daumennagel kräftig – bis es leicht schmerzt – die Stelle drücken.

Hausmittel
<u>Zahnputzpulver</u>   50 Gramm Salbeiblätter werden mit 50 Gramm Meersalz zu einem Pulver verrieben. Dieses streut man auf die Zahnbürste und reinigt damit die Zähne. Mit Wasser nachspülen.

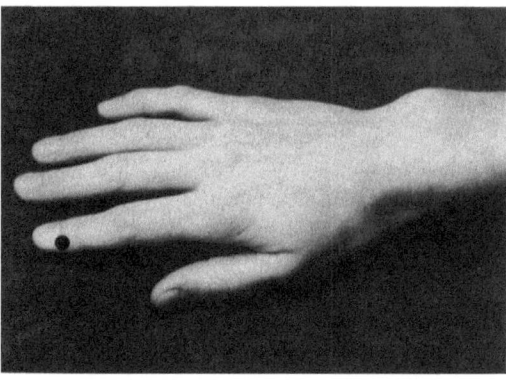

Di 1

Bronchien und Lunge

Akute Bronchitis

Erscheinungsbild

Oft kommt es im Rahmen eines Erkältungsinfekts zu einer akuten Bronchitis. Zusätzlich zu den Erkältungssymptomen (Seite 62) kommt es dann zu einem trockenen, schmerzhaften Husten, der nach einiger Zeit in einen starken Husten mit weißlich-gelblichen, zähen Auswurf übergeht. Beim Atmen hört man meist ein Pfeifen oder Rasseln, die Atmung ist erschwert.

Verlauf

Die Erkrankung dauert bei kompliziertem Verlauf in der Regel 2–3 Wochen. Kommt es zu einer starken Beeinträchtigung des Allgemeinbefindens, hohem Fieber, Schüttelfrost und deutlicher Atemnot, so deutet dies auf eine *Lungenentzündung* hin. Besteht ein gelblich-grüner Auswurf, weist dies auf eine bakterielle Infektion hin. In diesen Fällen sollte unbedingt ein Arzt aufgesucht werden.

Kommt es mehrmals im Jahr zum Erscheinungsbild einer akuten Bronchitis, so ist der Übergang in die chronische Form (Seite 87) möglich.

Ursache

Die Erreger einer akuten Bronchitis sind wie bei einem grippalen Infekt (Seite 62) meistens Viren. In 10–20% kommen aber auch Bakterien dafür in Frage. Begünstigende Faktoren sind Feuchtigkeit, Kälte, Staub, Rauch und Gase.

Behandlungsmethoden

Allgemeine Maßnahmen
Siehe Grippaler Infekt, Seite 62f.

Wasseranwendung
Bei Fieber bis 39 °C haben wärmeverdunstende Maßnahmen eine milde, fiebersenkende Wirkung:
→ kalte Brustwickel,
→ Quarkpackungen,
→ kalte Wadenwickel,
→ Ganzkörperwaschungen.

▷ Diese Anwendungen sollten am Nachmittag oder Abend durchgeführt werden.
Besteht nur leichtes Fieber (38 °C) und ist der Auswurf sehr zäh und festsitzend, wirken durchblutungsfördernd und lösend:
→ Senfpackungen,
→ Brustwickel mit ätherischen Ölen z. B. Piniment hol®, Balsalyt®-Salbe, Transpulmin-Balsam®,
→ Kartoffelauflagen,
→ Heublumenpackungen,
→ Kopfdampfbäder mit Emser-Salz oder Kamillenblüten (Seite 66).
▷ Eine noch bessere Wirkung erzielt man mit einem Inhalator.

Heilpflanzen
Das auffälligste Symptom bei der akuten, wie auch bei der chronischen Bronchitis ist der Husten. Er ist Ausdruck für einen Abwehr- und Reinigungsvorgang an den Schleimhäuten der Luftwege. Es wäre grundverkehrt ihn zu unterdrücken. Ihn zu lindern kommt nur in

Betracht bei überstarkem, trockenem, quälendem, meist nächtlichem Reizhusten. Ansonsten muß der Reinigungsvorgang erleichtert werden. Dazu steht eine ganze Anzahl hervorragend wirkender Heilpflanzen zur Verfügung.

Tees bei trockenem Husten ohne Auswurf, Reizhusten
(für die erste akute Phase)

Eibischwurzel	30,0
Malvenblüten	20,0
Alantwurzel	10,0
Fenchelfrüchte	10,0
Hagebuttenschalen	10,0
Zubereitungsart IV (Seite 52)	

Eibischwurzel	30,0
Huflattichkraut	10,0
Isländisch Moos	10,0
Anisfrüchte	10,0
Lindenblüten	10,0
Zubereitungsart IV (Seite 52)	

Tees bei Husten mit zähem, festsitzendem Schleim

Huflattichkraut	20,0
Spitzwegerichkraut	10,0
Bibernellwurzel	10,0
Veilchenwurzel	10,0
Anisfrüchte	10,0
Königskerzenblüten	10,0
Süßholzwurzel	10,0
Zubereitungsart II oder IV (Seite 52)	

Huflattichkraut	20,0
Lungenkraut	10,0
Pestwurzwurzel	10,0
Schlüsselblumenblüten	10,0
Fenchelfrüchte (zerrieben)	10,0
Zubereitungsart IV (Seite 52)	

Homöopathie

Die hier aufgeführten Mittel beziehen sich auf das Symptom Husten. Um das für den einzelnen Zutreffende zu finden, muß man die Art des Hustens, z. B. trocken, feucht, den Zeitpunkt, z. B. nachts um 3 Uhr am stärksten, und was ihn verschlimmert oder bessert, durch genaues Beobachten herausfinden.

Aralia racemosa　Trockener Husten; Kitzelreiz im Hals – wie von einem Fremdkörper; Husten tritt nach dem Einschlafen auf – gegen 23 Uhr; wenn Schnupfen: reichliches, wäßriges, reizendes Sekret.
Dosierung　Aralia rac. D4. 30 Tropfen auf l Glas Wasser, über den Tag verteilt trinken oder 5 Globuli stündlich bis Besserung der Beschwerden.

Drosera　Tiefer, bellender, quälender Husten; heisere Stimme, rauhes, kratzendes Gefühl im Hals; Verschlimmerung nach Mitternacht, beim Hinlegen, Trinken; sehr fröstelig, auch in der Bettwärme.
Dosierung　Drosera D4. Einnahme wie Aralia.

Spongia　Trockener, rauher Husten tief aus der Brust; Kloßgefühl im Kehlkopf; schreckt aus dem Schlaf hoch, Erstickungsgefühl; Verschlechterung der Beschwerden vor Mitternacht; Besserung durch Essen und warmes Trinken.
Dosierung　Spongia D6. Einnahme wie Aralia.

Sticta　Trockener, abgehackter, nächtlicher Husten nach Schnupfen oder Nasennebenhöhlenentzündung; Verschlechterung durch Einatmen kalter Luft.
Dosierung　Sticta D4. Einnahme wie Aralia.

Rumex　Trockener, quälender Husten; Hustenreiz ausgelöst durch Kitzelgefühl im Kehlkopf; Husten morgens beim Erwachen; Verschlechterung durch Einatmen kalter Luft, aufdecken, sprechen; Besserung durch warmes Zudecken.
Dosierung　Rumex D4. Einnahme wie Aralia.

Ipecacuanha　Heftiger, unaufhörlicher, rasselnder Husten, begleitet von Atemnot – Gesicht wird blau; Husten bis zum Erbrechen; Bronchien voller Schleim, doch es kann nur wenig abgehustet werden; Zunge ist nicht belegt; Verschlimmerung bei feuchtwarmem Wetter und Hinlegen.
Dosierung　Ipecacuanha D6. Einnahme wie Aralia.

Antimonium tartaricum Schleimrasseln über der Lunge, aber nur geringer Auswurf; Husten mit nachfolgendem Gähnen, Atmen schwierig, Patient muß sich aufsetzen; Verschlechterung abends, beim Liegen; Besserung durch Aufsitzen.
Dosierung　Antimonium tart. D6. Einnahme wie Aralia.

Akupressur
3 Punkte sind bei der beginnenden Bronchitis mit hartem, trockenem Reizhusten bevorzugt zu massieren.

Lage Di 4   (Foto Seite 67)
Auf dem höchsten Punkt des Muskelwulstes, der entsteht, wenn man den Daumen an den Zeigefinger preßt.
Dauer   Kurz mit mäßigem Druck massieren.

Lage M 44   Ca. daumenbreit oberhalb des Zwischenraums zwischen 2. und 3. Zehe.
Dauer   Wie oben.

Lage Lu 7   Ca. 2 Daumen breit von der Handgelenksfalte auf der Arminnenseite.
Dauer   Wie oben.

Bei einer Bronchitis mit starker Schleimproduktion empfiehlt sich noch zusätzlich folgender Punkt:
Lage M 40   Ca. in der Mitte des Unterschenkels auf der Beinaußenseite, daumenbreit neben der Schienbeinkante.
Dauer   Kurz mit starkem Druck massieren.

Hausmittel
Schwarzer Rettich-Saft
Den Rettich aushöhlen und zur Hälfte mit Honig füllen, ca. 5 Stunden stehen lassen. Den entstehenden Saft auslöffeln.

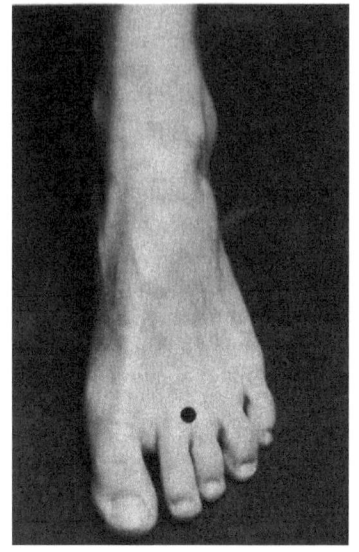

M 44

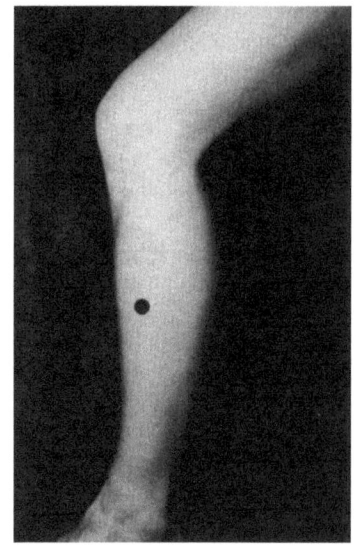

M 40

Dieser Saft wird auch von Kindern gern eingenommen.
Butter- oder Schweineschmalzwickel   100 Gramm Butter oder Schweineschmalz erwärmen, auf ein Leinentuch streichen und auf die Brust legen. Vorher unbedingt eine Wärmeprobe mit dem Handrücken machen!
Dauer   Ca. l Stunde liegen lassen.

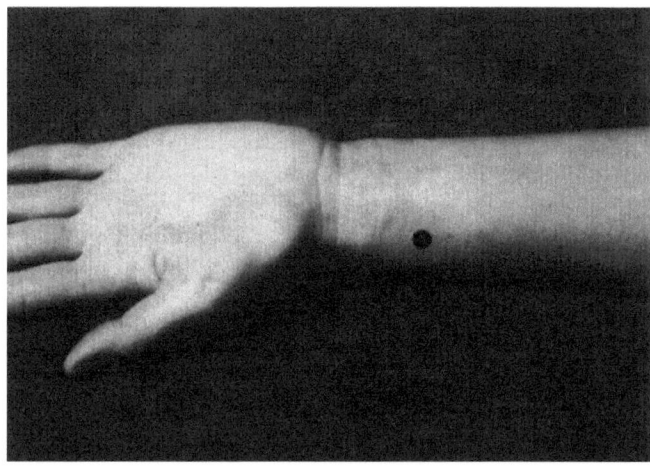

Lu 7

Chronische Bronchitis

Erscheinungsbild

Die chronische Bronchitis ist dadurch gekennzeichnet, daß es mehrmals im Jahr zu Husten mit Auswurf kommt, der 3 bis 6 Wochen anhält. Der Auswurf ist meist schleimig-glasig und zäh, kann aber auch gelblichgrünlich werden. Oft kommt es am Morgen zu einem starken Hustenanfall, wobei größere Mengen Schleim abgehustet werden. Schon bei geringer Belastung treten Atembeschwerden auf.

Verlauf

Die Husten- und Auswurfphasen wiederholen sich anfangs jedes Jahr – vor allem in den Wintermonaten – um dann im Laufe der Erkrankung in einen dauerhaften, täglichen, meist morgendlichen Husten mit Auswurf überzugehen.
Die chronische Bronchitis führt, wird sie nicht konsequent behandelt, zu bleibenden Veränderungen am Lungengewebe mit starker Beeinträchtigung der Lungenfunktion. Die Folgen sind starke Atemnot mit Herzüberlastung.

Ursache

Die Hauptursache für die Entwicklung einer chronischen Bronchitis sind eindeutig äußere Faktoren. An erster Stelle steht die Luftverschmutzung, gefolgt von Arbeitsplatzbelastungen (Bergarbeiter, Chemiearbeiter). Gefördert wird das Fortschreiten der Erkrankung durch langdauernden Zigarettenkonsum, mangelhafte Abwehrlage, Störherde, falsche Ernährung, Fehlatmung u. a.

Behandlungsmethoden

Allgemeine Maßnahmen

Die Behandlung der chronischen Bronchitis kann nicht nur eine individuelle sein. Sie muß darüberhinaus Unterstützung finden, z. B. durch Gesetze, die Anreize schaffen, die Schadstoffbelastung der Luft zu verringern. Die individuelle Behandlung zielt darauf ab, die eingeschränkte Selbstreinigungsfähigkeit des Bronchialsystems anzuregen. Wichtig ist es, den starren Brustkorb wieder beweglich zu machen und die meist vorhandene Fehlatmung abzustellen. Dies erreicht man mit:

- speziellen Atemübungen,
- lockernder Massage,
- Yoga.

Die geschwächte Abwehrlage muß durch gezielt milde Abhärtungsmaßnahmen gestärkt werden, z. B. durch:

→ Luftbäder,
→ Barfußlaufen,
→ Sauna.

Als sehr wirksam hat sich eine Klimatherapie in dafür geeigneten Kur- und Badeorten erwiesen.

Wasseranwendung

Über eine Anregung der Durchblutung im Bronchialsystem kommt es zu einer Kräftigung und Erholung der Bronchialschleimhaut. Dadurch wird das Abhusten des Schleims erleichtert.
Da der chronische Bronchitiker sehr fröstelig ist, müssen die Anwendungen mild und einschleichend sein:

→ ansteigende Fuß- oder Armbäder,
→ Heublumenpackungen auf Brust oder Rücken,
→ Senfpackungen,
→ warme Brustwickel,
→ Wechselfuß- oder -armbäder,
→ Wechselgüsse,
→ kalte Brustwickel,
→ Kopfdampfbäder mit Zusätzen von Kamillenblüten, Thymian, Emser-Salz (Seite 66).

Heilpflanzen

Bei der chronischen Bronchitis besteht ein hartnäckiger Husten mit zähem Schleim, der nur schwer abgehustet werden kann. Das Therapieziel bei der chronischen Bronchitis ist es daher, den festsitzenden Schleim zu verflüssigen und dadurch das Abhusten zu erleichtern.

Tee zum Verflüssigen des Schleims und zur Erleichterung des Abhustens

Huflattichblätter	30,0
Isländisch Moos	10,0
Königskerzenblüten	10,0
Anisfrüchte	10,0
Alantwurzel	10,0
Spitzwegerichkraut	10,0
Hagebuttenschalen	10,0
Zubereitungsart II (Seite 52)	

Asthma

Erscheinungsbild

Die Erkrankung läßt sich in zwei Phasen aufteilen:
Akuter Asthmaanfall Durch ein plötzliches Ereignis – Kontakt mit allergischer Substanz, psychische Belastung – kommt es zur Beeinträchtigung der Atmung mit Husten und Auswurf von zähem, glasigem Schleim. Die Atmung ist pfeifend, keuchend und man hört rasselnde Geräusche über der Lunge: Vor allem das Ausatmen wird durch die Verkrampfung der kleinen Luftwege und durch den Schleim fast unmöglich. Es kommt zur Atemnot mit starkem Angst- und Erstickungsgefühl. Durch die Angst kommt es zur weiteren Verkrampfung, das Atmen wird noch schwerer, das Angstgefühl verstärkt sich. Es entwickelt sich ein verhängnisvoller Kreislauf, der sich bis zur lebensbedrohlichen Form des *Status asthmaticus,* d. h. höchste Atemnot bis zur Erstickungsgefahr und Kreislaufzusammenbruch, steigern kann.
Anfallfreie Zeit Anfänglich sind keine Symptome vorhanden. Häufen sich die Anfälle, entwickelt sich eine chronische, spastische Bronchitis.

Verlauf

Durch die immer wieder auftretenden Anfälle kommt es zur Schädigung der Bronchialschleimhaut und des Lungengewebes. Es entwickelt sich eine chronische, spastische Bronchitis. Durch die Bronchitis wiederum häufen sich die Asthmaanfälle. Dies führt im Laufe der Jahre zu einer Lungenüberblähung, mit Herzschädigung.

Ursache

Grundsätzlich unterscheidet man zwei Formen von Asthma:
Allergisches Asthma Hierbei lassen sich eindeutig Anfallsauslösende Substanzen feststellen, z. B. Blütenstaub, Tierhaare, Hausstaub, Milben, Mehl, Lackdämpfe, u. a. Grundsätzlich kann jede beliebige Substanz vom Körper als Allergen empfunden werden.
Nicht allergisches Asthma Die auslösenden Ursachen sind hierbei unbekannt. Man spricht gelegentlich auch von *Asthma-Persönlichkeit,* und meint damit, daß als Anfallsauslöser der psychische Aspekt im Vordergrund steht.
Bei dieser Unterteilung sollte man aber beachten, daß der Mensch eine Einheit aus Körper und Seele ist, und daß Asthma – auch das allergische Asthma – eine körperliche Reaktion auf ein seelisches Leiden ist. Denn wie wollte man sonst erklären, weshalb ein Mensch zu einem gewissen Zeitpunkt seines Lebens gegen einen Stoff allergisch – überempfindlich – reagiert, ihn aber zu einem anderen Zeitpunkt ohne Beschwerden toleriert.

Behandlungsmethoden

Bei der Behandlung sind viele Faktoren zu bedenken.

Allgemeine Maßnahmen
Beim Asthmaanfall kommt es zur Verspannung der Brust- und Bauchmuskulatur und in Folge dazu zu einer deutlichen Fehlatmung. Durch Übungen kann man die Verspannung lösen und die Atmung regulieren.
- Von einer Hilfsperson die nach vorne gestreckten Arme schütteln lassen; dadurch löst sich die Starre des Brustkorbs.
- Den Oberbauch – zwischen den beiden Rippenbögen – leicht vibrierend massieren, besser noch: massieren lassen.

- Einnehmen bestimmter Stellungen zur Erleichterung der Atmung, z. B. Schneidersitz; Reitersitz auf einem Stuhl, wobei Arme und Kopf auf der Lehne abgestützt werden; Hängebauchlage, siehe Bild.

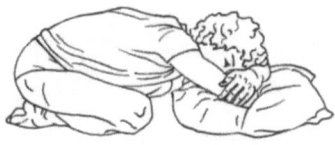

Wichtig ist es, in der anfallsfreien Zeit durch krankengymnastische Behandlung die Atemmuskulatur – besonders das Zwerchfell – zu lockern und einen Atemrhythmus zu lernen. Sehr zu empfehlen sind auchentspannende Übungen, z. B. autogenes Training und Yoga.

Wasseranwendung

Am Anfang eines akuten Asthmaanfalls läßt sich durch warme Anwendungen die Anfallsintensität mildern. In Frage kommen:

→ warme Arm- oder Fußbäder,
→ ansteigende Arm- oder Fußbäder,
→ warme Armwickel (Wassertemperatur 36–38 °C),
→ Heusack in den Rücken.

Ist das Asthma bronchiale bereits in das chronische Stadium einer Bronchitis übergegangen, kann man mit allgemein kräftigenden Anwendungen – im Sinne einer Umstimmungstherapie – oft noch eine Linderung erreichen. Siehe chronische Bronchitis, Seite 87.

Heilpflanzen

Die Anwendung eines Tees empfiehlt sich nur als Zusatztherapie in leichten Fällen. Entspannende, schleimlösende Wirkung hat diese Mischung:

Asthmatee	
Pestwurzwurzel	10,0
Lavendelblüten	10,0
Thymiankraut	10,0
Huflattichkraut	10,0
Eukalyptusblätter	10,0
Spitzwegerichkraut	10,0
Königskerze	10,0
Zubereitungsart II (Seite 52)	

Teerezepte für chronische Beschwerden siehe Chronische Bronchitis, Seite 88.

Hausmittel

Asthmahonig 1 Teil geriebener Meerrettich mit 3 Teilen Honig vermischen. Davon 3mal täglich 1 Teelöffel einnehmen.

Herz und Kreislauf

Altersherzbeschwerden

Erscheinungsbild

Die Beschwerden fangen langsam, kaum merklich, an. Zuerst kommt es zu einer sogenannten Luftnot beim Treppensteigen und Bergaufgehen; d. h. schon nach einigen Stufen oder einer kurzen, steilen Wegstrecke kommt man ins Schnaufen und muß stehenbleiben, sich ausruhen, Luft holen und kann erst dann wieder ein Stück weitergehen. Nachts muß man öfter aufstehen, um Wasser zu lassen. Gelegentlich schwellen auch die Füße und Unterschenkel an.

Verlauf

Die oben beschriebenen Beschwerden können über Monate und Jahre unverändert bestehen, um sich dann langsam, aber deutlich zu verschlechtern. Die Luftnot tritt dann auch nach einer gewissen Wegstrecke ohne Steigung auf, bis sich sogar schon bei Ruhe ein Schnaufen bemerkbar macht. Um besser atmen zu können, werden dabei die Hände auf den Oberschenkeln abgestützt. Das Schlafen ist nur noch fast im Sitzen möglich. Beim Atmen hört man ein Pfeifen und Rasseln über der Lunge.
Die Füße und Unterschenkel sind stark angeschwollen. Am rechten Rippenbogen macht sich oft ein Spannungs- und Druckgefühl bemerkbar – Leberanschwellung. Die Lippen sind bläulich verfärbt.
Die gefürchtetste Komplikation ist der *Herzinfarkt*.

Ursache

Die Ursachen sind recht vielfältig. Kommt es bereits in jüngeren Jahren – vor dem 50. Lebensjahr – zu den beschriebenen Beschwerden, deutet dies auf eine organische Herzerkrankung hin, z. B. Herzklappenfehler, Herzmuskelentzündung, Veränderungen an der Lunge, u. a.
Im höheren Lebensalter kommt es entweder durch mangelhaftes Herzmuskeltraining oder auch durch eine allgemeine Verengung (Verkalkung) der Blutgefäße zu einer schlechten Sauerstoffversorgung des Herzmuskels und somit zu einer verringerten Arbeitsleistung des Herzens.
Ursächliche *Risikofaktoren* hierfür sind:
- falsche Ernährung, z. B. zuviel Fett, Salz, Kohlenhydrate, Eiweiß,
- Rauchen,
- Bewegungsmangel,
- erhöhter Blutzucker,
- sogenannter negativer Streß, d. h. zu hohe Leistungserwartung und Erfolgszwang, Selbstüberschätzung, u. a. Der negative Streß entsteht in einem Zusammenspiel von eigenen, oft anerzogenen Verhaltensvorstellungen und äußeren Belastungen, z. B. am Arbeitsplatz, in der Familie, in der Freizeit.

Behandlungsmethoden

Alle erwähnten Maßnahmen verstehen sich nur als unterstützende Therapie und sollten mit dem Arzt abgesprochen werden. Ein naturheilkundiger Arzt wird diesen Methoden gegenüber sehr aufgeschlossen sein, und sie, bei Bedarf, mit zusätzlichen Medikamenten, zu einem persönlichen Behandlungsplan zusammenstellen.

Allgemeine Maßnahmen
Entscheidend für eine erfolgversprechende Behandlung ist die Ausschaltung oder zumindest Verringerung der ursächlichen Risikofaktoren. Bei konsequenter Beachtung der aufgeführten Maßnahmen läßt sich auch noch im hohen Alter ausschließlich mit naturheilkundlichen Methoden eine deutliche Besserung erreichen. Vorrangig sind:
- Reduzierung des vorhandenen Übergewichts,
- Senkung erhöhter Blutfettwerte,
- Einschränkung der Kochsalzzufuhr.
Auf folgende Nahrungsmittel sollte deshalb grundsätzlich verzichtet werden: geräuchertes oder gepökeltes Fleisch, Wurst, Speck, Räucherfisch, Hartkäse und Sauerkraut.
Es empfiehlt sich anfänglich an einigen Tagen in der Woche eine Reisdiät (Seite 16) oder Kartoffeldiät (Seite 15) durchzuführen.
Die günstigste Ernährungsform bei Altersherzbeschwerden ist eine ausgewogene, kochsalzarme Vollwerternährung.
Als Salzersatz bieten sich natriumarme Diätsalze an, z. B. Sina-Salz, Biotal u. a.

Wenn man die Speisen mit reichlich frischen Kräutern und Gewürzen, z. B. Petersilie, Dill, Schnittlauch, Knoblauch, Pfeffer u. a., abschmeckt, benötigt man kaum Salz zur Geschmacksanreicherung.
Der zweite Heilfaktor ist die Bewegung. Dabei kommt es nicht darauf an, sich intensiv sportlich zu betätigen – davon sollte man älteren, untrainierten Menschen sogar abraten – sondern ausreichend sind mäßige, leichte Übungen, z. B.:
- täglich Spazierengehen,
- wöchentlich einmal schwimmen,
- leichtes Radfahren,
- leichte Gartenarbeit,
- spezielle Atemübungen,
- isometrisches Muskeltraining,
- leichte Bewegungsübungen.
Der dritte Heilfaktor ist die Entspannung. Durch Entspannung kommt es zu einer Weitstellung der Blutgefäße und somit u. a. auch zu einer besseren Sauerstoffversorgung der Herzmuskulatur. Als geeignetste Übungsmethode gilt dafür das autogene Training; siehe auch nervöse Beschwerden, Seite 165.

Wasseranwendung
Alle aufgeführten Anwendungen haben als milde Reiztherapie einen Trainingseffekt auf Kreislauf und Herzarbeit. Da jeder Mensch und besonders der alte, untrainierte Mensch anders auf die Anwendungen anspricht, empfiehlt es sich, mit kurzen, milden Reizen zu beginnen und diese langsam zu steigern. Kommt es während einer Anwendung zu Beschwerden, sollte sofort damit aufgehört werden. Man geht dann beim folgenden Mal wieder auf die schwächere Stufe zurück:
Es eignen sich:
→ Trockenbürsten,
→ Ober- oder Unterkörperwaschungen,
→ Ganzkörperwaschungen,
→ warme Fuß- oder Armbäder,
→ Wechselfuß- oder -armbäder,
→ Knie- oder Armgüsse.

Heilpflanzen
Es gibt eine ganze Anzahl von herzwirksamen Heilpflanzen. Einige – z. B. Roter Fingerhut, Strophanthus – sind sehr stark in ihrer Wirkung und müssen daher genau dosiert werden. Sie werden vom Arzt als Fertigpräparate verordnet. Aus den milden, aber nicht weniger wirksamen Heilpflanzen kann man sich eine Teemischung oder Herztropfen zusammenstellen.

Herzstärkende Tees	
Weißdornblüten	30,0
Melissenblätter	20,0
Herzgespannkraut	10,0
Fenchelfrüchte	10,0
Zubereitungsart II (Seite 52)	

Asthmatee	
Weißdornblüten	20,0
Arnikablüten	10,0
Mistelkraut	10,0
Melissenblätter	10,0
Zubereitungsart IV (Seite 52)	

Herztropfen	
Crataegus	30,0
Extract. Adonidids fluid.	10,0
Tinkt. Scillae	10,0
Tinkt. Convallariae	10,0
3mal täglich 20 Tropfen	

Eine Pflanze, die in der Volksmedizin seit altersher verwendet wurde und in neuester Zeit durch pharmakologische Untersuchungen in ihrer Wirkung wissenschaftlich bestätigt wurde, ist der *Knoblauch*. Die Untersuchungen haben z. B. einen günstigen Einfluß auf die Blutfettzusammensetzung nachgewiesen. Somit kommt ihm ein antiarteriosklerotischer Effekt, d. h. verkalkungshemmende und verkalkungsabbauende Wirkung zu. Diese Wirkung wird in einer ganzen Anzahl von Fertigpräparaten, sogenannten Knoblauchpillen angepriesen. Aber auch mit einer frischen Knoblauchzehe erreicht man diese Wirkung; allerdings nur, wenn man den Knoblauch über einen längeren Zeitraum regelmäßig einnimmt. Für viele – vor allem die Mitmenschen – ist dabei der Geruch ein unangenehmer Nebeneffekt. Fertigpräparate, die sich ihrer geruchlosen Wir-

kung rühmen, sind sicherlich nicht so wirksam, da der Hautgeruch zu einer unabdingbaren Notwendigkeit einer guten Knoblauchwirkung gehört. Um die Mitmenschen nicht gar zu stark zu belästigen, empfiehlt sich eine:
Knoblauch-Wochenend-Kur
Man beginnt am Freitagabend mit 1 Zehe, am Samstag steigert man auf 3 Zehen und hört dann am Sonntagmittag mit 2 Zehen auf. Die Knoblauchzehen müssen frisch verwendet werden. Man kann sie zum Würzen von Salat verwenden, sie kleingehackt aufs Butterbrot geben und vieles mehr.

Hausmittel
Herzwein   Eine Handvoll frische Weißdornblüten, Borretschblüten und Melissenblätter ca. 1 Woche lang in 1 Liter Weißwein ziehen lassen, dann abfiltern und in eine Flasche füllen. Gut zukorken. Täglich 1 Likörgläschen davon trinken.
Knoblauchtinktur   20 Gramm zerkleinerte Knoblauchzehen werden mit 50 Milliliter 70% Alkohol ca. 14 Tage lang angesetzt. Dann filtert man sie ab und verdünnt mit Wasser auf 100 Milliliter. Davon nimmt man täglich 15 bis 20 Tropfen.
Knoblauchöl   Eine Handvoll geschälte Knoblauchzehen werden in 200 Milliliter kaltgepreß-

tem Oliven- oder Sonnenblumenöl ca. 4 Wochen in einem verschlossenen Gefäß eingelegt. Dann kann man das Öl und die Zehen zum Würzen verwenden.

Angina pectoris
Brust- oder Herzenge

Erscheinungsbild
Das auffälligste Symptom ist ein plötzlich einschießender Schmerz hinter dem Brustbein. Der Schmerz ist so stark, daß es zu Angst- und Erstickungsgefühl kommt – sogenannter *Vernichtungsschmerz*. Die Schmerzausstrahlung geht zum Hals, Kinn, linken aber auch rechten Arm und Oberbauch. Die Beschwerden treten anfänglich meist während körperlicher Belastung oder psychischer Erregung auf. Aber auch der Wechsel zwischen Wärme und Kälte kann zur Anfallsauslösung führen.
Angina-pectoris-Beschwerden sollten immer von einem Arzt abgeklärt und behandelt werden.

Verlauf
Der Schmerzanfall dauert Sekunden bis Minuten und kann durch die Einnahme eines vom Arzt verordneten Nitropräparates prompt zum Verschwinden gebracht werden. Häufen sich die Anfälle oder kommt es zu

Anfällen aus der körperlichen Ruhe heraus oder hält der starke Schmerz länger an – 10 bis 20 Minuten – ist dies ein ernsthaftes Zeichen. Es besteht dann die Gefahr eines *Herzinfarktes.*

Ursache

Das Herz braucht bei Belastung – körperlicher wie psychischer – mehr Sauerstoff als normal. Kommt es nun zu einem Mißverhältnis zwischen Sauerstoffbedarf des Herzens und Sauerstoffangebot, so ist die Folge ein Angina-pectoris-Anfall. Zur Sauerstoffmangelversorgung des Herzmuskels kommt es, weil die Herzkranzgefäße durch arteriosklerotische Veränderungen eingeengt sind. Die eigentlichen Ursachen sind also in den Entstehungsbedingungen für die Arteriosklerose zu suchen. Die zwei Hauptfaktoren sind das Rauchen und die falsche Ernährungs- und Lebensweise.

Behandlungsmethoden

Allgemeine Maßnahmen
Um ein Fortschreiten der Erkrankung zu verhindern, die Anfallshäufigkeit zu senken und letztlich zu einer dauerhaften Besserung zu kommen, ist es von entscheidender Bedeutung, die ursächlichen *Risikofaktoren* auszuschalten. Dazu sollte folgendes beachtet werden:

- Das Rauchen einstellen.
- Die Ernährung umstellen.
  → Vollwerternährung.
  Verboten sind vor allem fette Speisen; mit Kochsalz sollte sehr sparsam umgegangen werden.
- Den Bewegungsmangel beseitigen, z. B. durch Wandern, Schwimmen, Radfahren,
  → Gymnastik,
  → Atemübungen.
- Für Entspannung sorgen, z. B. durch autogenes Training.
Siehe auch nervöse Beschwerden, Seite 165.

Wasseranwendung
Bei einem akuten Schmerzanfall wirken warme Anwendungen durch eine Weitstellung der Blutgefäße herzentlastend. Es eignen sich:
→ warme Herzkompressen,
→ warme oder ansteigende Armbäder – nur den rechten Arm eintauchen!
→ heiße Arm- und Wadenwickel (Wassertemperatur 39–41 °C).
In der Zeit zwischen den Schmerzattacken sollte eine wohldosierte, auf die persönliche Belastbarkeit abgestimmte Wasseranwendung durchgeführt werden. – Siehe nervöse Herzbeschwerden, Seite 94. Gelegentlich ist es sinnvoll, eine Kneipptherapie unter ärztlicher Betreuung in einem Kurort durchzuführen.

Heilpflanzen
Es eignen sich die bereits bei Altersherzbeschwerden erwähnten Teerezepte, Seite 91 f.

Nervöse Herzbeschwerden

Erscheinungsbild

Die vom Betroffenen erlebten und beschriebenen Symptome sind sehr mannigfaltig. Im Vordergrund stehen ein angstvoll erlebtes Beklemmungsgefühl über der Brust; stechende Schmerzen über der linken Brustseite – häufig ist es ein genau lokalisierter Schmerzpunkt unterhalb der Brustwarze; der Herzschlag wird pochend erlebt, manchmal kommt es auch zu einem Herzstolpern oder Herzrasen; die Leistungsfähigkeit und die allgemeine Lebensfreude sind stark gemindert. Da auch eine organische Herzerkrankung ähnliche Beschwerden verursachen kann, sollte durch den Arzt eine gründliche Abklärung der Ursache erfolgen.

Verlauf

Die Symptome können plötzlich, meist aus einer seelisch belastenden Situation heraus auftreten, dann wieder rasch – nach Stunden oder Tagen – abklingen. Gelegentlich entwickelt sich aber auch ein chronischer Verlauf, man spricht dann von einer *Herzneurose.*

Ursache

Die Ursachen liegen in einer seelischen Überforderung durch Probleme am Arbeitsplatz, mit Familie oder Partner. Wenn die Betroffenen diese Probleme nicht bewältigen können, entstehen oft körperliche Beschwerden; siehe auch nervöse Beschwerden, Seite 165.

Behandlungsmethoden

Allgemeine Maßnahmen

Es passiert oft, daß Menschen, die an den beschriebenen Beschwerden leiden, von den Ärzten nicht ernst genommen werden. Es heißt dann:»Ihr Herz ist gesund, dies ist alles nur nervös bedingt.« Es ist aber wichtig, dem Betroffenen die Zusammenhänge zwischen emotionalen Vorgängen und körperlichen Beschwerden zu erklären. Unumgänglich ist daher ein intensives ärztliches oder psychotherapeutisches Gespräch. Hilfreiche Methoden zur Selbstbehandlung sind autogenes Training und Yoga.
Die Betroffenen neigen meist zu einer Schonhaltung, d. h. sie vermeiden aus Angst vor einer Herzerkrankung jegliche Belastung. Dem Patient muß in einem ruhigen, geduldigen Gespräch, soweit es geht, die

Angst genommen werden, und er muß ermuntert werden, mit leichten Bewegungsübungen anzufangen. Hat er Vertrauen in sich und seine körperliche Belastbarkeit gewonnnen, kann er das Übungsprogramm steigern. Es eignen sich:
- Wandern, anfangs täglich 20–30 Minuten,
- Schwimmen, anfangs 3mal wöchentlich 10–15 Minuten.
→ Bewegungsübungen
→ Atemübungen.

Wasseranwendung
Die Behandlung sollte mit milden Anwendungen beginnen. Diese können dann Woche für Woche gesteigert werden. Es kommt zu einem schonenden Herz- und Kreislauftraining, mit einer Umstimmung der gesamten Stimmungslage. Es eignen sich:
→ Trockenbürsten,
→ Ober- oder Unterkörperwaschungen,
→ Ganzkörperwaschungen,
→ Wechselarm- und -fußbäder,
→ Arm- und Kniegüsse,
→ Schenkelgüsse,
→ kalte Herzkompressen,
→ Halbbäder mit Zusätzen von Melisse, Rosmarin, Baldrian, Heublumen, u. a. – je nach Ausgangslage,
→ Sauna.
Als Beispiel folgt ein vierwöchiger Behandlungsplan, den jeder zu Hause durchführen kann.

Heilpflanzen

Herzstärkende, beruhigende und entspannende Tees	
Weißdornblüten	20,0
Melissenblätter	20,0
Herzgespannkraut	10,0
Johanniskraut	10,0
Fenchelfrüchte	10,0
Zubereitungsart II (Seite 52)	
Weißdornblüten	20,0
Arnikablüten	10,0
Baldrianwurzel	10,0
Melissenblätter	20,0
Lavendelblüten	10,0
Zubereitungsart II (Seite 52)	

Beruhigende Herztropfen	
Extract. Valerianae fluid.	10,0
Extract. Adonidis fluid.	10,0
Crataegus	20,0
Tinkt. Convallariae	10,0
3mal täglich 20 Tropfen	

Akupressur
Diese Punkte wirken beruhigend, regulierend auf das Herz.
<u>Lage H 7</u>   Auf der Arminnenseite am Handgelenk, neben einem dort tastbaren Knochen.
Dauer   Kurz kräftig massieren.
<u>Lage H 5</u>   Daumenbreit von H 7 in Richtung Ellenbogengelenk.
Dauer   Wie oben.
<u>Lage KS 6</u>   Ca. 3 Finger breit oberhalb der Handgelenksfalte auf der Mitte der Unterarminnenseite.
Dauer   Wie oben.
<u>Lage KG 15</u>   Auf der vorderen Mittellinie am Ende des tastbaren Brustbeins.
Dauer   Wie oben.

Behandlungsplan: Nervöse Herzbeschwerden

1. Woche	morgens	vormittags	nachmittags	abends
Montag bis Freitag	Trockenbürsten, 5 Minuten leichte Bewegungsübungen	5 Minuten Atem-übungen, Entspan-nungsübungen	30 Minuten spazie-rengehen oder 10 Minuten schwim-men oder 20 Minuten radfahren	Wassertreten 24 °C 1 Minute
Samstag	Oberkörperwaschung, Vollbad mit Rosmarin oder Melisse	Wechselknie- oder -armguß	Bewegungstraining wie oben	Sauna
Sonntag	Unterkörperwaschung	Wechselknie- oder -armguß	Kalte Herzkompresse Bewegungstraining wie oben	Wassertreten 24 °C 1 Minuten

2. Woche				
Montag bis Freitag	Trockenbürsten, 10 Minuten mittlere Bewegungsübungen	5 Minuten Atem-übungen, Entspan-nungsübungen	40 Minuten zügig spazierengehen oder 15 Minuten schwim-men oder 30 Minuten radfahren	Wassertreten 20 °C 30 Sekunden
Samstag	Ganzkörperwaschung, Vollbad mit Rosmarin oder Melisse	Knie- oder Schenkel-guß	Kalte Herzkompresse, Bewegungstraining wie oben	Sauna
Sonntag	Ganzkörperwaschung	Armguß	Bewegungstraining wie oben	Wassertreten 20 °C 30 Sekunden

Diesen Plan gut sichtbar aufhängen. Die Anwendungen und Übungen regelmäßig durchführen und nach persönlicher Belastbarkeit steigern.

Um eine allgemeine Umstimmung zu erzielen, muß der Behandlungsplan 4–6 Wochen konsequent eingehalten werden. Nach dieser Zeit aber nicht aufhören, sondern einzelne Übungen regelmäßig fortführen, z. B. Trockenbürsten, Wassertreten, Atemgymnastik, Sauna.

Ferner sollte man während dieser Zeit den angegebenen Tee – 3 Tassen pro Tag – trinken und eines der Präparate einnehmen.

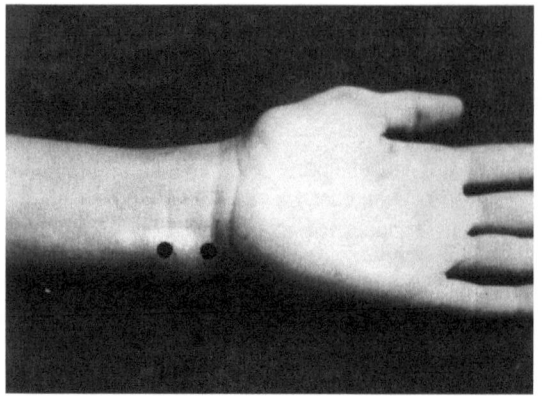

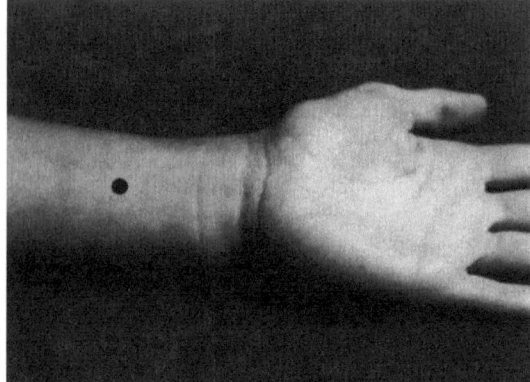

H 7, H 5   KS 6

<u>Lage KG 17</u> Auf der vorderen
Mittellinie in Höhe der Brust-
warzen.
Dauer Wie oben.
Zusätzlich sollte man alle tast-
baren Verhärtungen auf der lin-
ken Brustseite sanft massieren.
Diese sind leicht tastbar, wenn
man die Fingerspitzen mit Haut-
Öl geschmeidig macht.

Hoher Blutdruck - Hypertonie

Erscheinungsbild

Die Beschwerden sind recht un-
charakteristisch, z. B. Kopfschmerzen, Ohrensausen,
Schwindel, gelegentliches Na-
senbluten, Herzklopfen u. a.
Meist wird der Bluthochdruck
als Zufallsbefund entdeckt.
Von einem Bluthochdruck

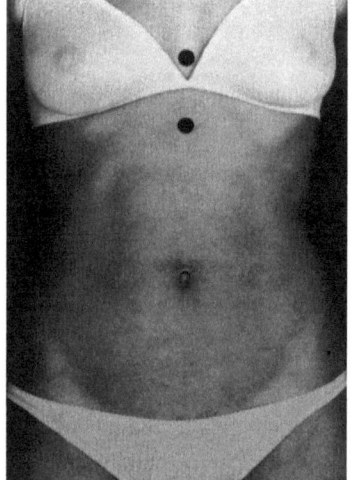

KG 15, KG 17

spricht man, wenn der obere
Wert (systolische Blutdruck)
über 140 mm Hg und der untere
Wert (diastolischer Blutdruck)
über 90 mm Hg erhöht ist. Bei
älteren Menschen kann der obere Grenzwert auch etwas höher
liegen, ca. 150 mm Hg. Man

spricht nur dann von Bluthochdruck, wenn diese Werte dauer-
haft erhöht sind. Durch mehr-
maliges Blutdruckmessen kann
man dies feststellen.
Eine gelegentliche Blutdruck-
erhöhung – sogenannter labiler
Hochdruck – findet sich häufig
als Folge emotionaler Über-
erregung.

Verlauf

Bluthochdruck ist eine ernstzunehmende Krankheit, das zeigen die Komplikationen, die
sich nach jahrelangem Verlauf
entwickeln können, z. B.
*Schlaganfall, Herzkranzgefäß-
veränderungen, Herzinfarkt,
Herzvergrößerung, Augenblu-
tungen* u. a. Eine konsequente,
frühzeitige Behandlung unter
ärztlicher Anleitung ist daher
unumgänglich.

Ursache

Der Bluthochdruck wird nach medizinischen Gesichtspunkten in verschiedene Gruppen unterteilt. Bei der größten Gruppe, die ca. 80% der Erkrankungen ausmacht, ist man sich letztlich über die Ursache noch im Unklaren. Die Faktoren, die zur Entstehung des Bluthochdruckkes beitragen, dürften aber sicherlich auch in der falschen Ernährungs- und Lebensweise zu suchen sein:
- Übergewicht,
- zu hohe Kochsalzzufuhr,
- seelische Überlastung,
- Bewegungsmangel.
Bei den restlichen 20% kommen als Ursache Nierenerkrankungen, hormonelle Erkrankungen, Medikamente, z. B. die Pille, und verschiedene seltenere Erkrankungen in Frage.

Behandlungsmethoden

Allgemeine Maßnahmen
Es kommen alle bereits bei nervösen Herzbeschwerden, Seite 94, und nervösen Beschwerden, Seite 165, erwähnten Maßnahmen in Frage.

Wasseranwendung
Milde Wasseranwendungen, wobei starke, lange Kältereize und Wärmereize über 30 °C zu vermeiden sind, haben im Sinne einer Ableitung und eines Gefäßtrainings einen günstigen Einfluß auf den Bluthochdruck.

Es kommen in Frage:
→ Trockenbürsten,
→ Ober- oder Unterkörperwaschungen,
→ Ganzkörperwaschungen,
→ Arm- oder Fußbäder mit Zusatz von Melisse,
→ Wechselarm- oder -fußbäder,
→ Wechselschenkelgüsse,
→ Halbbad von 35–36 °C mit Zusatz von Melisse,
→ Sauna; ein Saunagang sollte nicht länger als 8 Minuten dauern; unbedingt zu vermeiden ist das Abkühlen im Tauchbecken.

Heilpflanzen

Bei einem leicht erhöhten, labilen Hochdruck – Werte um 145/ 95 – lohnt sich der Versuch mit einem Heilpflanzentee.

Blutdrucksenkende Tees	
Weißdornblüten u. -blätter	30,0
Mistelkraut	20,0
Melissenblätter	10,0
Brennesselblätter	10,0
Zubereitungsart IV (Seite 52)	
Weißdornblüten u. -blätter	30,0
Arnikablüten	10,0
Melissenblätter	10,0
Johanniskraut	10,0
Liebstöckelwurzel	10,0
Zubereitungsart II (Seite 52)	

Niedriger Blutdruck – Hypotonie

Erscheinungsbild

Die Symptome sind ganz allgemeiner Art, z. B. mangelnde Konzentrationsfähigkeit, rasche Ermüdung, Appetitlosigkeit, starke Kälteempfindlichkeit, Kopfschmerzen. Sinkt der obere Blutdruckwert auf unter 100 mm Hg ab, kann es dabei zu Schwindelerscheinungen, Flimmern vor den Augen, Herzklopfen, Übelkeit und Ohnmachtsneigung kommen.

Verlauf

Die Beschwerden sind für den Betroffenen zwar lästig, behindern ihn aber in den meisten Fällen nicht in seinem täglichen Leben. Da es durch die Kreislaufschonung seltener zu einer Arteriosklerose kommt, haben Hypotoniker im allgemeinen eine höhere Lebenserwartung.

Ursache

Die Ursachen sind unklar, dürften aber letztlich in einer vegetativen, d. h. nervalen Fehlsteuerung zu suchen sein. Es gibt aber auch eine Hypotonie, die in Folge organischer Erkrankungen, z. B. Herzerkrankung, Blutarmut, Schilddrüsenunterfunktion, Infektionskrankheiten u. a. auftritt.

Behandlungsmethoden

Allgemeine Maßnahmen
Das Behandlungsziel besteht
darin, durch ein allgemeines
Kreislauftraining eine Aktivie-
rung und Umstimmung zu erreichen. Dazu eignen sich:
Ansteigende sportliche Belastung, z. B. Wandern, Schwimmen, Radfahren, Skilanglauf,
leichtes Langlaufen, Jogging,
Tennis,
→ Bewegungsübungen,
→ Atemübungen.

Wasseranwendungen
Durch kurze Kaltwasserreize
oder Wechseltemperaturreize
kommt es zu einer Beeinflussung der Gefäßspannung und
somit auch zu einer Stabilisierung der Kreislaufregulation.
Es eignen sich:
→ Trockenbürsten,
→ Ober- oder Unterkörper-
   waschungen,
→ Ganzkörperwaschungen,
→ Wechselknie- oder -arm-
   güsse,

→ Armgüsse,
→ Wassertreten,
→ Tautreten,
→ Vollbäder mit Zusatz von
   Rosmarin,
→ Sauna.

Heilpflanzen

Kreislaufanregender Tee	
Weißdornblüten u. -blätter	20,0
Rosmarinkraut	10,0
Melissenblätter	10,0
Herzgespannkraut	10,0
Zubereitungsart II (Seite 52)	

Akupressur
Kommt es zu einem Gefühl von
Benommenheit, häufigem Gähnen, d. h. besteht Lufthunger, so
deutet dies auf einen Ohnmachts-
anfall hin. In einer solchen Situation bringt das Massieren der
angegebenen Punkte oft rasche
Besserung.
Lage H 9   An der Innenseite
des Kleinfingernagels.
Dauer   Kurz und kräftig massieren, es soll leicht schmerzen.
Lage KS 9   An der Innenseite
des Mittelfingernagels.
Dauer   Wie oben.

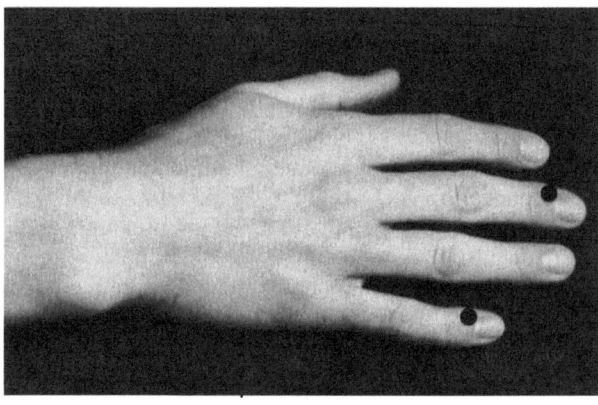

H 9, KS 9

Blutgefäße

Funktionelle Durchblutungsstörungen

Erscheinungsbild

Unter funktionellen Durchblutungsstörungen versteht man eine Mangeldurchblutung der Hände und Füße, die nicht durch arteriosklerotische Veränderungen der arteriellen Blutgefäße ausgelöst wird, sondern in Folge einer Blutgefäßverkrampfung entsteht.

Die Symptome sind: ständig kalte Hände und Füße; starke Kälteempfindlichkeit; plötzliches Erblassen der Finger mit kribbelnden Schmerzen, anschließend bläulich-rote Verfärbung; Spannungsgefühl in den Händen, übermäßiger Fußschweiß, Taubheitsgefühl an den Füßen, gelegentliche, nächtliche Wadenkrämpfe.

Verlauf

Infolge der schlechten Durchblutung kommt es, besonders während der kalten Jahreszeit, an Händen, Füßen und Unterschenkeln zu teigigen Schwellungen von bläulich-roter Farbe mit vereinzelten, gelblich-orangen Flecken dazwischen. Leicht kommt es auch zu Frostbeulen (Seite 139 f.).

Kommt es zu einem plötzlichen Schmerz in einem Bein und ist die Haut blaß und kühl, deutet dies auf einen akuten Arterienverschluß hin. Unbedingt umgehend einen Arzt aufsuchen!

Ursache

Die Ursache für die Gefäßverkrampfung dürfte in einer nervösen Fehlregulation der Blutgefäßnerven zu suchen sein. Das zeigt sich auch daran, daß es besonders nach psychischen Reizen, z. B. Schreck, Angst, Gehetztheit, Ärger u. a., zu einem plötzlichen Auftreten der Symptome – Erblassen der Hände – kommen kann. Aber auch Durchnässung, Kälte, körperliche Überanstrengung und eine veranlagungsbedingte Schwäche verursachen die Mangeldurchblutung.

Behandlungsmethoden

Allgemeine Maßnahmen

Um die Beschwerden langfristig zu bessern, muß man die auslösenden Faktoren meiden:
- Sich vor Kälte und Durchnässung schützen, z. B. warme Wollsocken tragen; synthetische Strümpfe und Strumpfhosen sind sehr ungünstig.
- Für psychische Entspannung sorgen – z. B. durch autogenes Training und Yoga; siehe auch nervöse Beschwerden, Seite 165.
- Das Rauchen einstellen.
- Für ausreichend Bewegung sorgen, z. B. Bewegungsübungen (siehe Seite 16ff.), Spazierengehen, Schwimmen in warmem Wasser u. a.

Wasseranwendung

Die Behandlung sollte mit warmen oder ansteigenden Reizen beginnen, um dann nach kurzer Zeit, je nach Belastbarkeit, auf wechselwarme und kurze kalte Reize überzugehen; siehe Behandlungsplan, Seite 100.

Behandlungsplan: Funktionelle Durchblutungsstörungen

1. Woche	morgens	vormittags	nachmittags	abends
Montag	Trockenbürsten, warmes Armbad mit Rosmarin	Atemübungen	30 Minuten spazieren-gehen, ansteigendes Fußbad	Wassertreten 38 °C 3 Minuten, Einreibung mit Wacholderspiritus
Dienstag	Trockenbürsten, warmes Fußbad mit Heublumen	Atemübungen	15 Minuten schwimmen in warmem Wasser	Wassertreten 38 °C 3 Minuten, Einreiben mit Rosmarinspiritus
Mittwoch bis Freitag		—— im Wechsel wie oben ——		
Samstag	Trockenbürsten	Vollbad mit Rosmarin	Wechselfußbad, Sauna	Wassertreten 30 °C 2 Minuten
Sonntag	Trockenbürsten	Wechselarmbad	60 Minuten spazie-rengehen	Wassertreten 30 °C 2 Minuten

2. Woche				
Montag	Oberkörper-waschung	Atemübungen, Bewegungsübungen	Wechselarmguß, 30 Minuten spazie-rengehen	Wassertreten 20 °C 30 Sekunden
Dienstag	Unterkörper-waschung	Atemübungen, Bewegungsübungen	Wechselkniguß, 20 Minuten schwimmen in warmem Wasser	Wassertreten 20 °C 30 Sekunden
Mittwoch bis Freitag		—— im Wechsel wie oben ——		
Samstag	Ganzkörper-waschung	Vollbad mit Moor-Zusatz	Sauna	Wassertreten 20 °C 30 Sekunden
Sonntag	Ganzkörper-waschung	Heusack in Nacken- oder Lendengegend		Wassertreten 20 °C 30 Sekunden

Dieser allgemeine Behandlungsplan sollte nicht nur 2 Wochen lang durchgeführt werden, sondern er dient zur Anleitung, um die Anfangsschwierigkeiten besser überwinden zu können. Die Anwendungen und Übungen sollten je nach persönlicher Belastbarkeit langsam gesteigert werden. Der Plan ist so aufgestellt, daß er auch von Berufstätigen durchgeführt werden kann.

Es eignen sich:
→ Trockenbürsten,
→ Ober- oder Unterkörper-
   waschungen,
→ Ganzkörperwaschungen,
→ Arm- oder Fußbäder mit
   Zusätzen von Rosmarin,
   Fichtennadeln oder Heu-
   blumen,
→ Senffußbäder,
→ ansteigende Fußbäder,
→ Wechselarm- oder -fuß-
   bäder,
→ Wechselarm- oder -knie-
   güsse,
→ Wassertreten, anfangs in
   warmem Wasser, später bei
   ca. 18 °C,
→ Vollbäder mit Zusatz von
   Rosmarin,
→ Sauna.

Heilpflanzen

Es gibt eine ganze Anzahl von Heilpflanzen, die eine günstige Wirkung auf Gefäßspannung und periphere Durchblutung haben. Mit peripherer Durchblutung meint man die kleinen und kleinsten Blutgefäße (Kapillaren). Diese Heilpflanzen, *z. B.* Roßkastanie, Steinklee, Japanischer Ginkgo biloba, Lebensbaum, können meist nur als Fertigpräparate verwendet werden, z. B. Cycloven®; Venalot®; Tebonin®; Rökan® u. a. Als angenehm werden auch Einreibungen mit Pflanzenspiritus empfunden, z. B. Wacholderspiritus (Seite 148), Franzbranntwein, Rosmarinspiritus.

Durchblutungsfördernder Tee	
Weißdornblüten u. -blätter	20,0
Rosmarinkraut	10,0
Steinkleekraut	10,0
Johanniskraut	10,0
Pestwurzwurzel	10,0
Melissenblätter	10,0
Zubereitungsart II (Seite 52)	

Homöopathie

<u>Secale</u>   Eiskalte, trockene Hände und Füße; Taubheitsgefühl und Ameisenkribbeln in den Fingern; Haut fleckig, rotbläulich verfärbt; Verschlechterung durch Wärme, z. B. warmes Zudecken; Besserung durch Kälte und Reiben.
Dosierung   Secale D8.
3mal täglich 1 Tablette oder 5 Globuli.

<u>Cuprum</u>   Haut ist bläulich marmoriert; Hände sind kalt; nächtliche Wadenkrämpfe; Verschlechterung durch Berührung und kalte Luft; Besserung durch kaltes Trinken und Schwitzen.
Dosierung   Cuprum D8.
3mal täglich 1 Tablette oder 5 Globuli.

Durchblutungsstörungen - Arteriosklerose

Erscheinungsbild

Das Beschwerdebild der Arteriosklerose kann man nach 3 lokalen Bereichen unterteilen:
- Beine,
- Gehirn,
- Herz, siehe Angina pectoris, Seite 92.

Die Beschwerden in den Beinen fangen mit kalten Füßen, leichtem Kribbeln in den Unterschenkeln und rascher Ermüdbarkeit an. Die Haut ist blaß, manchmal auch leicht bläulich verfärbt. Die Haut wird schuppig, die Fußnägel wachsen nicht mehr richtig. Im Fortschreiten kommt es dann zur sogenannten *Schaufensterkrankheit;* d. h. nach einer kurzen Gehstrecke – anfänglich 200–300 Metern – entsteht ein heftiger Schmerz in den Waden, der zum Stehenbleiben zwingt. Nach einer gewissen Zeit klingt der Schmerz ab und man kann wieder ein Stück weitergehen – bis zum nächsten Schaufenster – dann kommt es erneut zu einer Schmerzattacke. Bei einer mangelhaften Gehirndurchblutung – die meist erst ab dem 70. Lebensjahr auftritt – stehen Gedächtnisschwäche, Schlaflosigkeit, Schwindel, Müdigkeit im Vordergrund.

Verlauf

Ohne konsequente Beha wird
die schmerzfreie Gehstrek-
kndlung ke immer kürzer,
schließlich treten schon
während körperlicher Ruhe
Schmerzen in den Beinen auf.
Durch die mangelhafte
Durchblutung wird das Gewebe
schlecht ernährt. Die Folge sind
Geschwüre an den Zehen und
der Ferse. Letztlich kommt es
zum Absterben der Zehen, des
Fußes oder Unterschenkels. Als
Folge der schlechten
Hirndurchblutung kann es zum
Schlaganfall kommen.

Ursache

Die Arteriosklerose ist die häufigste Krankheit der zivilisierten
Welt. In den letzten Jahren hat
man sich deshalb sehr intensiv
um die Entstehungsbedingungen gekümmert. Der Streit um
die letztlich auslösende Ursache
hält aber immer noch an. Als
gesichert gilt, daß eine ganze
Anzahl von *Risikofaktoren* das
Entstehen der Arteriosklerose
fördern. Dazu zählen:
- Rauchen,
- hoher Blutdruck,
- falsche Ernährung, zu hoher
  Fett- und Eiweißverzehr,
- Zuckerkrankheit,
- Übergewicht,
- Bewegungsmangel,
- erhöhter Harnsäurespiegel,
- seelische Überbelastung.

Behandlungsmethoden

Allgemeine Maßnahmen

Die einzige Möglichkeit, das
Entstehen und Fortschreiten der
Verkalkung zu verhindern, ist
die konsequente Ausschaltung
der Risikofaktoren, d. h.:
Rauchen unbedingt einstellen.
Auf fette, gepökelte, geräucherte Speisen, z. B. Wurst, Fleisch,
Fisch, verzichten.
Kochsalzzufuhr einschränken.
Bewegungsmangel beseitigen.
Siehe auch Altersherzbeschwerden Seite 90.
Bestehen bereits eindeutige Be-
schwerden, z. B. Wadenschmer-
zen nach einer Gehstrecke von
200–300 Metern, so ist Bewegungstraining eine bewährte
und unerläßliche Behandlung.
Nur durch diese aktive Selbstbehandlung kann es zu einem
Ausbau von *Umgehungsblut-
gefäßen* kommen.
- Im Stehen mit dem Fuß möglichst große Kreise beschreiben. Richtung wechseln. Zwischendurch den Fuß anheben
  und strecken, mit den Zehen
  Greifbewegungen machen.
  Dauer   15–20mal in jede
  Richtung.
- Im Sitzen einen Oberschenkel
  mit der Hand anheben. Mit
  dem Unterschenkel kreisen
  und pendeln, ebenso mit den
  Füßen.
  Dauer   Wie oben.
- Im Sitzen Fahrrad fahren; dazu zunächst mit den Händen

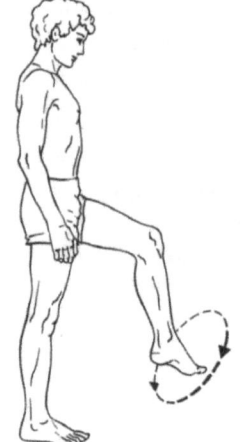

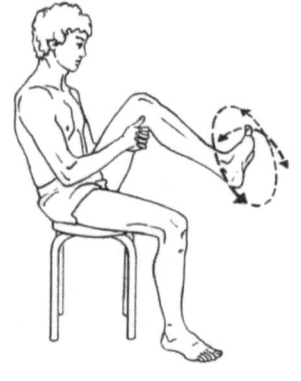

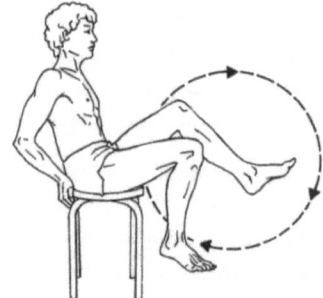

- rückwärts abstützen, dann durch Drehung in der Hüfte quasi Links- und Rechtskurve einlegen, Tempo wechseln.
Dauer Ca. 30 Sekunden bis l Minute.
- Im Sitzen abwechselnd die Fersen heben und senken,

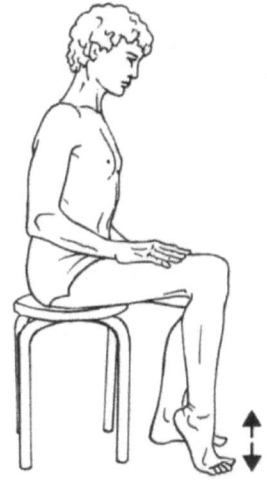

dann beide Fersen gleichzeitig anheben; Tempo wechseln.
Dauer Ca. l Minute.
- Im Liegen mit den Füßen kreisen und wippen. Anschließend Beine herunterhängen lassen.

Dauer Ca. 30 Sekunden bis 1 Minute.
- Im Liegen Fahrrad fahren. (Grafik Seite 19)
Dauer Ca. 30 Sekunden bis l Minute.
Diese Übungen können auch von Patienten mit Herzbeschwerden durchgeführt werden. Einige dieser Übungen können zu jeder Zeit und an jedem Ort, z. B. Büro, Bus, Eisenbahn, durchgeführt werden.
Als Methoden eignen sich:
Gehübungen Dabei muß man das Training so dosieren, daß man bei einem Schweregefühl in der Muskulatur eine Pause einlegt; die Schmerzgrenze darf nicht erreicht werden. Günstig ist es, sich die Gehstrecke abzumessen, z. B. bis zur Bushaltestelle, zum Kiosk, zum Lebensmittelgeschäft u. a. Diese Strecke sollte man dann mindestens einmal täglich eine Woche lang zurücklegen. In der zweiten Woche steigert man die Strecke. So kann man nach einiger Zeit den Behandlungserfolg auch sehen. Dieses Training muß über Monate hindurch regelmäßig durchgeführt werden.

Radfahren Dabei ist prinzipiell das Gleiche wie bei den Gehübungen zu beachten. Bergauf muß geschoben werden. Günstig ist auch ein Heimfahrrad. Für Betroffene, die an Herzbeschwerden leiden, oder als zusätzliche Übungen zu den Gehübungen, eignet sich auch eine spezielle Fuß- und Beingymnastik. Einige dieser Übungen kann man z. B. in der Straßenbahn durchführen.

Wasseranwendung
Bei der Wasseranwendung ist die direkte Wärmeanwendung am betroffenen Bein im fortgeschrittenem Stadium zu vermeiden. Als günstig für die häusliche Selbstbehandlung haben sich erwiesen:
→ Trockenbürsten,
→ Oberkörperwaschungen,
→ warme Armbäder,
→ ansteigende Armbäder.

Heilpflanzen
Die Behandlung mit Heilpflanzen ist nur Zusatztherapie. Sie eignet sich bei allen Formen der Durchblutungsstörungen. Verwendung finden vor allem Knoblauch und der japanische Lebensbaum.
Knoblauch hat eine blutfettsenkende und somit antisklerotische Wirkung. Man kann ihn roh oder in Form von Knoblauchpillen einnehmen. Siehe auch Altersherzbeschwerden, Seite 92.

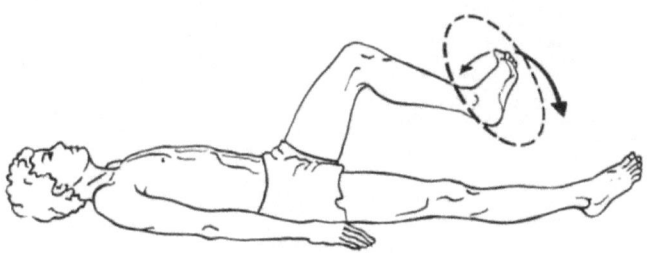

Japanischer Lebensbaum kommt in verschiedenen Fertigpräparaten in den Handel, z. B. Tebonin®, Rökan® u. a.

Hausmittel

Lebertrankur   Dazu muß man täglich über einen längeren Zeitraum 3 Eßlöffel Lebertran einnehmen. Er ist besser genießbar, wenn man ihn in lauwarmer Milch trinkt.

Krampfadern

Erscheinungsbild

Die ersten Anzeichen sind recht unauffällig. Bei längerem Stehen kommt es zu einem Schweregefühl, leichten Krampfschmerzen und zur Anschwellung der Beine. Die Haut am Unterschenkel ist gespannt. Zahlreiche kleine, fein verästelte Venen (Besenreiser) zeichnen sich ab, gelegentlich entsteht ein Juckreiz. Später zeigen sich dann verschlungene, bläuliche, bis zu kleinfingerstarke Venenstränge am Unterschenkel. An der Haut kommt es zu einer bräunlichen Verfärbung, starkem Juckreiz und krampfartigen Schmerzen.

Verlauf

In den erweiterten Venen kommt es zur Verlangsamung des Blutflusses bis hin zum Blut-

stau. Dadurch kann es zu einer Venenentzündung kommen. Die betroffene Vene ist dann schmerzhaft gerötet. Häufig entwickelt sich im entzündeten Venenbereich ein Blutgerinnsel – Thrombose. Die Vene wird zu einem harten, roten, schmerzhaften Strang. Besteht die Blutstauung über einen längeren Zeitraum, entsteht gelegentlich ein Unterschenkelgeschwür (Seite 105). Platzt eine erweiterte Vene, was schon durch einen leichten Stoß oder Schlag passieren kann, kommt es zu einer heftigen Blutung. Auf keinen Fall sollte das Bein abgebunden werden. Bein hochlagern und auf die Stelle fest eine Mullbinde drücken. Bei allen Komplikationen immer einen Arzt aufsuchen!

Ursache

Durch eine veranlagungsbedingte Bindegeschwebsschwäche kommt es zu einer Erweiterung der Venen, die Venenklappen werden schlußunfähig. Die gesamte venöse Blutsäule drückt auf die Venen im Unterschenkel, es kommt zur Verlangsamung des Blutstroms – zur Stauung – Krampfadern sind die Folge. Begünstigende Faktoren für das Entstehen von Krampfadern sind: chronische Verstopfung, häufiges, langes Stehen oder Sitzen, einengende Kleidungsstücke, Schwangerschaft.

Behandlungsmethoden

Allgemeine Maßnahmen

Siehe Unterschenkelgeschwür, Seite 105 f.

Wasseranwendung

Eine hervorragende Wirkung hat die Kneippsche Wassertherapie. Vor allem dann, wenn sie rechtzeitig – noch in den Anfangsstadien – angewendet wird. Sie muß aber täglich durchgeführt werden und sich nicht auf gelegentliches Wassertreten beschränken. Einen guten, kräftigenden Trainingseffekt auf das Bindegewebe und die Nerven haben:
→ Wassertreten in kaltem Wasser,
→ Tautreten,
→ Barfußgehen,
→ Knie- und Schenkelgüsse,
→ Waden- und Lendenwickel,
→ nasse Socken,
Besteht bereits eine Venenentzündung, wirken angenehm kühlend:
→ Lehmpackungen,
→ Quarkpackungen.
▷ Treten bei einer Kaltanwendung Schmerzen auf, muß die Anwendung abgebrochen werden. Es sollte ein naturheilkundig orientierter Arzt oder Heilpraktiker zu Rate gezogen werden.

Heilpflanzen

Siehe Unterschenkelgeschwür, Seite 106.

Homöopathie

<u>Hamamelis</u> Venen schmerzhaft erweitert und gespannt; »Prellungsschmerzen«; Neigung zu venösen Blutungen; Verschlechterung bei feucht-warmer Witterung.

Dosierung Hamamelis D4, 3mal täglich 10 Tropfen/Globuli,

<u>Calcium fluoratum</u> Wichtiges Mittel bei vergrößerten, verhärteten Venen; Haut ist auffällig blaß-weiß; blau-rotes Venengeflecht; Füße an warmen Tagen teigig geschwollen; Verschlechterung durch Wetterwechsel und Ruhe.

Dosierung Calcium fluor. D8 3mal täglich 1 Tablette oder 5 Globuli.

<u>Aesculus</u> Venen sind prall blaurot gefüllt; klopfendes Gefühl.

Dosierung Aesculus D4. 3mal täglich 10 Tropfen/Globuli.

Unterschenkelgeschwür
Offene Beine

Erscheinungsbild

Zuerst kommt es am Unterschenkel – meist auf der Innenseite – zu einer juckenden, rotblauen Verfärbung der Haut, dann entsteht eine kleine, runde »offene Stelle«, die sich rasch zu einer großen Wunde entwickelt. Die Wundränder sind meist unregelmäßig gezackt, »wie angefressen«. Der Wundgrund, der in schweren Fällen bis auf den Knochen reichen kann, ist rot, nässend, oft auch bakteriell infiziert. Es findet sich dann ein eitriges, schmieriges Sekret. Manchmal kommt es zum Absterben von Gewebe. Die Wunde oder die Wundränder sind dann mit einem harten, braunschwarzen Gewebe bedeckt. Die Haut um das Geschwür ist oft stark gerötet und gelegentlich mit Bläschen bedeckt – meist allergische Reaktion auf Salben. Es besteht ein quälender, brennender Schmerz und starker Juckreiz. Oberhalb des Geschwürs ist die Haut infolge des Blut- und Lymphstaus meist derb und hart gespannt.

Verlauf

So plötzlich wie ein Unterschenkelgeschwür entsteht, so hartnäckig, oft jahrzehntelang, mit wechselnder Beschwerdeintensität besteht es, um dann plötzlich wieder zu verheilen. Im Laufe der Erkrankung kann es zu ernsthaften Komplikationen kommen, z. B. *Thrombose, Wundrose, Knochenhautentzündung* u. a. Ein Unterschenkelgeschwür gehört deshalb in ärztliche oder naturheilkundliche Behandlung.

Ursache

Die eigentliche Ursache ist immer in einer mangelhaften Blutzirkulation zu suchen. Durch Venenerweiterungen – Krampfadern – kommt es zu einer Verlangsamung des Blutstroms bis hin zur Stauung. Dadurch wird das Gewebe ungenügend mit Sauerstoff versorgt. »Aufbaustoffe« fehlen, es kommt zum Gewebedefekt, zum Unterschenkelgeschwür. Zusätzlich begünstigende Faktoren für das Entstehen eines Geschwürs sind Blutzuckererkrankung, Herzschwäche, Gefäßerkrankungen, Arteriosklerose.

Behandlungsmethoden

Allgemeine Maßnahmen

Die naturgemäße Behandlung eines Unterschenkelgeschwürs sollte sich die Gedanken des Pfarrers Kneipp zu eigen machen. Dieser sagte bei einem seiner Vorträge: »Wir sahen gestern, daß die offenen Füße immer ihren Grund in einem Krankheitsstoff haben, der im Inneren der Natur ist, und daß ihre wahre Heilung nur vom Inneren des Körpers heraus erfolgen kann. Eitel und nichtig wird jede Heilung sein, ob man nun Pflaster auflegt oder scharfe Wasser gebraucht, unheilbar wird der Fuß sein, wenn nicht der im ganzen Körper steckende Krankheitsstoff herausgezogen wird.« Dies verlangt nun vom Patienten eine konsequente Mitarbeit und etwas Geduld, hat dann aber eine dauerhafte Heilung zur Folge.

An erster Stelle der Behandlung stehen

Bewegungsübungen Durch die Bewegung wird die Wadenmuskulatur beansprucht. Die Venen werden massiert, der Blutstrom kommt in Bewegung, das Blut wird durch die Muskeln herzwärts gepreßt.

Außerdem sollte man:

- langes Stehen und Sitzen vermeiden,
- gehen, einmal schnell, einmal langsam, stehenbleiben, dann wieder gehen,
- sich viel in frischer Luft bewegen,
- barfuß laufen.

Wer zu starke Schmerzen hat, gehbehindert oder bettlägrig ist, kann Entstauungsgymnastik machen, Seite 102ff.

Alle Übungen müssen täglich und über längere Zeit durchgeführt werden. Auch wenn die Beschwerden abgeklungen sind, auf regelmäßige Bewegungsübungen achten!

Die Blutstauung wird meistens noch durch eine schlechte Verdauung und falsche Ernährung verstärkt. Günstig wirken:

→ Tee-Saft-Fasten, 2–3 Tage lang,
→ Frischkost, 10 Tage lang, danach sollte man die Ernährung auf Vollwerternährung umstellen.

Eine unterstützende Wirkung auf die Blut- und Lymphzirkulation haben

→ Atemübungen.

Bindegewebsmassage und Lymphdrainage Diese sollte nur von speziell ausgebildeten Fachkräften durchgeführt werden.

Beine hochlagern Vor allem über Nacht sollen die Füße höher als der Kopf gelagert werden. Das Einlegen einer Keilmatratze am Fußende genügt nicht. Es muß das ganze Bett oder der Matratzenrahmen schräg gestellt werden. Holzklötzchen von 10-15 cm Höhe, unter das Fußende gelegt, ergeben die richtige Neigung. Allgemeine örtliche Maßnahmen sind das Tragen von Stützstrümpfen und Kompressionsverbänden.

Wasseranwendung

Eine Besserung der örtlichen Durchblutung erzielt man schnell durch:

→ häufige, kalte, kurze Fußbäder (ca. 30 Sek.),
→ Wechselfußbäder (Dauer 2 Minuten warm, 1 Minute kalt),
→ Wechselunterschenkelgüsse.

Einen angenehm juckreizstillenden, schmerzlindernden, heilungsfördernden Effekt haben:

→ kalte Lehmpackungen,
→ Unterschenkelbäder mit Eichenrindenextrakt.

Heilpflanzen

Zur Reinigung des eitrigen Wundgrundes eignen sich Umschläge mit Kamillen- oder Ringelblumentee oder Echinacin-Lösung.

Eine unterstützende Wirkung auf den Heilprozeß hat die folgende Teemischung.

Teemischung bei Unterschenkelgeschwüren	
Brennesselblätter	20,0
Birkenblätter	20,0
Goldrutenkraut	20,0
Steinkleekraut	20,0
Ackerschachtelhalmkraut	20,0
Mariendistelsamen	20,0
Zubereitungsart II (Seite 52)	

Hausmittel

Quarkauflage 100 Gramm Quark, 1 Eßlöffel Honig und 1 Eßlöffel Traubenzucker vermischen, auf das Geschwür auftragen und mit einem Mull-Läppchen abdecken. Anschließend das Bein sachgerecht umwickeln. Die Packung kann über Nacht auf dem Geschwür bleiben. Am nächsten Morgen kurz kalt abwaschen.

Hämorrhoiden

Erscheinungsbild

Am After besteht ein Spannungsgefühl mit Brennen und Jucken. Der Stuhlgang ist oft recht schmerzhaft. Gelegentlich kommt es, vor allem bei inneren Hämorrhoiden, zu Blutungen. Es befindet sich dann hellrotes Blut auf dem Stuhl.

Verlauf

Die Erkrankung ist sehr hartnäckig und verläuft im Wechsel von »Kommen« und »Gehen«. Starke Schmerzen treten auf, wenn sich die Hämorrhoiden entzünden oder einklemmen. Nach einer stärkeren Blutung kommt es oft zur schlagartigen Besserung der Beschwerden, da der schmerzende Knoten geplatzt ist. Es sollte aber grundsätzlich bei jeder Blutbeimischung im Stuhl der Arzt aufgesucht werden.

Ursache

Die Ursachen sind vielfältig. Meist besteht eine veranlagungsbedingte Bindegewebsschwäche. Dazu kommen sitzende Tätigkeit, mangelnde Bewegung, falsche, d. h. ballaststoffarme Ernährung, und als Folge davon kommt es zu Verstopfung. Aber auch durch Lebererkrankungen und während der Schwangerschaft kann es zu Hämorrhoiden kommen.

Behandlungsmethoden

Allgemeine Maßnahmen

Um Hämorrhoiden erst gar nicht entstehen zu lassen, ist es wichtig, vor allem für bindegewebsschwache Menschen, die mitverantwortlichen Faktoren auszuschalten. Diese sind:

- Falsche Ernährung (siehe auch Verstopfung, Seite 116),
- Bewegungsmangel,
- Alkohol und scharfe Gewürze: sie erweitern die Blutgefäße und reizen die Schleimhäute.
- Hartes Toilettenpapier: hygieneweiches Toilettenpapier benutzen, nach jedem Stuhlgang mit Wasser waschen.
- Stuhlgang nicht erzwingen: jegliches Pressen vergrößert die Beschwerden.
- keine schweren Gegenstände heben.

Wasseranwendung

Eine angenehm schmerzlindernde Wirkung haben:

→ kalte Sitzbäder; der Effekt kann durch Zugabe von Eichenrinde oder Ackerschachtelhalmkraut noch gesteigert werden,
→ Kniegüsse,
→ Quarkpackungen.

Heilpflanzen

Bestehen akute Beschwerden, ist es wichtig, für einen weichen Stuhl zu sorgen. Dies kann man durch Leinsamen und Weizenkleie erreichen. Siehe auch Verstopfung, Seite 118.

Hämorrhoidentee	
Faulbaumrinde	10,0
Kamillenblüten	20,0
Fenchelfrüchte	10,0
Zubereitungsart II (Seite 52)	

▷ Hämorrhoidentee sollte nicht über einen längeren Zeitraum getrunken werden!

Homöopathie

Aesculus Heiße, schießende Schmerzen; Gefühl von Trokkenheit; starke Schmerzen nach Stuhlgang; Verschlechterung in den Wechseljahren.
Dosierung Aesculus D4. 3mal täglich 10 Tropfen/Globuli.

Paeonia Brennen, Jucken im After; starke Schmerzen bei und nach Stuhlgang, Neigung zu Fisteln.
Dosierung Paeonia D4. 3mal täglich 10 Tropfen/Globuli.

Ratanhia Starke, brennende Schmerzen, brennt noch stundenlang nach Stuhlgang; plötzliche messerstichartige Schmerzen am After.
Dosierung Ratanhia D4. 3mal täglich 10 Tropfen/Globuli.

Acidum muriaticum Sehr berührungsempfindlich, sogar durch Toilettenpapier schon Schmerzen; Hämorrhoiden bluten leicht.
Dosierung Acidum mur. D3. 3mal täglich 5 Tropfen/Globuli.

Millefolium Hämorrhoiden bluten hellrot; träger Stuhlgang.
Dosierung Millefolium D3. 3mal täglich 5 Tropfen/Globuli.

Hamamelis Stark dunkel blutende, schmerzhafte Hämorrhoiden; Afterschmerz wie wund.
Dosierung Hamamelis D2. 3mal täglich 5 Tropfen/Globuli.

Verdauungsorgane

Magen-Darm-Katarrh

Erscheinungsbild

Die Erkrankung beginnt plötzlich mit Unwohlsein, Übelkeit und krampfartigen, ziehenden Bauchschmerzen. Blähungen und Durchfall sind meistens vorhanden, gelegentlich kommt es auch zu Erbrechen. Infolge des Durchfalls kommt es zu einem Gefühl von Kraftlosigkeit und Mattheit.

Verlauf

Nach 2–3 Tagen sollten die akuten Beschwerden wieder abgeklungen sein. Bis man sich wieder ganz fit fühlt, dauert es nochmals 3–4 Tage.
Kommt es im Verlauf der Erkrankung zu hohem Fieber, häufigen (mehr als 10mal), wäßrigen Durchfällen und starker Beeinträchtigung des Allgemeinbefindens, muß unbedingt ein Arzt aufgesucht werden, denn dann besteht die Gefahr, daß es zu Kreislaufkomplikationen kommt.

Ursache

Eine Magen-Darm-Grippe wird meist durch Viren verursacht. Bei einem fiebrigen Verlauf mit wäßrigen Durchfällen muß an eine ernste Infektion oder Lebensmittelvergiftung gedacht werden. Nicht selten findet man oben beschriebene Symptome auch bei einem nervösen Reizmagen infolge psychischer Überlastung, siehe Magenschleimhautentzündung, Seite 111.

Behandlungsmethoden

Allgemeine Maßnahmen
Durch den bestehenden Appetitmangel weist uns der Organismus bereits den Weg der Behandlung:
→ Tee-Saft-Fasten für 2–3 Tage.
Stehen bei der Erkrankung die Durchfälle im Vordergrund, so helfen hier sehr gut:
Apfelkur   2–3 Tage lang, 5–6 geriebene Äpfel über den Tag verteilt essen. Die Äpfel sollten möglichst aus biologischem Anbau stammen.

Heilerde   1 Teelöffel Heilerde in etwas Wasser auflösen und schluckweise trinken.
Dosierung 4mal 1 Teelöffel bis zur Besserung der Beschwerden.
Sind die auslösenden Faktoren für die Erkrankung hauptsächlich psychischer Natur, steht eine psychotherapeutische Behandlung, Gespräche, autogenes Training u. a., im Vordergrund.

Wasseranwendung
Gegen krampfartige Magenschmerzen helfen:
→ feuchtwarmer Lendenwickel,
→ ansteigendes Fußbad,
→ Heublumenpackung auf den Oberbauch.

Heilpflanzen
Treten bei einem Magen-Darm-Katarrh Durchfall und Erbrechen auf, ist dies ein natürliches Zeichen des Organismus, daß er die belastenden Giftstoffe wieder ausscheidet. Es ist nicht sinnvoll, diesen Reinigungsvorgang mit chemischen Präparaten zu unterdrücken.

Mit einem richtig zusammenge-stellten Heilpflanzentee kann man nach 2–3maligem Durch-fall oder Erbrechen die Beschwerden mildern.

Tee bei Magenkatarrh mit Durchfall	
Kamillenblüten	20,0
Schafgarbenkraut	10,0
Heidelbeeren	10,0
Katzenpfötchenblüten	10,0
Zubereitungsart II (Seite 52)	

Tee bei akutem, starkem Durchfall	
Heidelbeeren	20,0
Blutwurzwurzeln	10,0
Brombeerblätter	20,0
Zubereitungsart II (Seite 52)	

Tee bei Magenkatarrh mit Krämpfen und Erbrechen	
Kamillenblüten	20,0
Pfefferminzblätter	20,0
Melissenblätter	10,0
Fenchelfrüchte	10,0
Zubereitungsart II (Seite 52)	

Tee bei Magenkatarrh mit Krämpfen (nervös bedingt)	
Kamillenblüten	20,0
Melissenblätter	20,0
Johanniskraut	20,0
Kalmuswurzel	10,0
Süßholzwurzel	10,0
Zubereitungsart II oder IV (Seite 52)	

Homöopathie

Die Anzahl der homöopathi-schen Mittel, die für diesen Be-schwerdenkomplex in Frage kommen, ist recht groß. Es seien hier nur die wichtigsten genannt.

Um die Mittelwahl zu erleich-tern, wurde eine Unterteilung nach Symptomen vorgenom-men: Magenverstimmung mit Übelkeit und Erbrechen; Magenschmerzen-Krämpfe; Sodbrennen; Durchfall.

Magenverstimmung

<u>Arnica</u>   Magendruck »wie von einem Stein«; Aufstoßen wie faule Eier; übler Mundgeruch; Verlangen nach etwas Saurem.
Dosierung   Arnica D4. 3mal täglich 1 Tablette oder 5 Globuli.

<u>Nux vomica</u>   »Katermittel«; bei Übelkeit und Magendruck nach übermäßigem Alkohol-, Tabak-, Kaffeegenuß; Zunge hinten weiß belegt; saures, bitteres Aufstoßen; Übelkeit am Morgen und nach dem Essen; abends Besserung; Kälte ver-schlimmert; nervöser, reizbarer, überarbeiteter Charakter – »Managertyp«.
Dosierung   Nux vomica D6. Dosierung wie Arnica.

<u>Pulsatilla</u>   Aufstoßen mit bitte-rem Geschmack; starke Abnei-gung gegen Fett, vor allem Schweinefett; Widerwillen ge-gen warmes Essen; kein Durst; launenhafter, weinerlicher, ängstlicher Charakter; Besse-rung an der frischen Luft und durch freundliches Zureden.
Dosierung   Pulsatilla D6. Dosierung wie Arnica.

<u>Antimonium crudum</u>   Dauern-des Aufstoßen mit dem Ge-schmack der zuletzt gegessenen Speisen; Zunge milchig-weiß, dick belegt; Magen wie überla-den; viel Durst, Verlangen nach Saurem, doch Verschlimmerung durch Saures, Wein; reizbarer, unordentlicher Charakter.
Dosierung   Antimonium crud. D8 Dosierung wie Arnica.

Magenkrämpfe

<u>Colocynthis</u>   Quälende Bauch-schmerzen, so daß sich der Be-troffene zusammenkrümmen muß; bitterer Geschmack, trok-kene Zunge; empfindlich gegen geringsten Kleiderdruck, jedoch Besserung bei kräftigem Druck auf den Leib.
Dosierung   Colocynthis D6. Stündlich 5 Tropfen/Globuli, bis Besserung eintritt.

<u>Cuprum metallicum</u>   Heftige, kolikartige Magenkrämpfe, die mit Unterbrechungen auftreten; Übelkeit und Erbrechen; Besse-rung durch Trinken von kaltem Wasser.
Dosierung   Cuprum metallicum D6. Stündlich 1 Tablette, bis Besserung eintritt.

Sodbrennen

<u>Robinia</u>   Magendruck nach dem Essen; starkes Brenngefühl mit saurem Aufstoßen; saures Erbrechen mit Stumpfwerden

der Zähne; saure Stühle; Verschlimmerung vor allem nachts.
Dosierung   Robinia D4.
Stündlich l Tablette.

Argentum nitricum   Brennende, nagende Schmerzen in der Magengegend, Ausstrahlung in den Bauch; Aufstoßen erleichtert, ist aber nur schwer möglich; großes Verlangen nach Süßigkeiten, die aber nicht gut bekommen; Verschlechterung durch Wärme, nach dem Essen; Besserung durch frische Luft, Kälte, Druck.
Dosierung   Argentum nitr. D6.
Stündlich 5 Tropfen/Globuli.

Nux vomica   Sodbrennen, saurer Geschmack im Mund; Magen sehr druckempfindlich; andere Symptome siehe Magenverstimmung, Seite 109.
Dosierung   Nux vomica D6.
Stündlich l Tablette.

Acidum sulfuricum   Sodbrennen mit saurem Aufstoßen; schlaffes Gefühl im Magen; häufig Schluckauf; Gefühl des innerlichen Zitterns; Hitzewallung; ständig in großer Eile; Verschlimmerung einige Stunden nach dem Essen, durch Weißwein, sehr heiße oder kalte Nahrung.
Dosierung   Acidum sulf. D6.
Stündlich 5 Tropfen/Globuli, bis Besserung eintritt.

Durchfall

Chamomilla   Wäßrige, schleimige, grünliche Durchfälle; Geruch nach faulen Eiern; haupt-sächlich nachts mit Kolikschmerzen; Durchfälle bei Zahnung; launenhafte, reizbare, eigensinnige Stimmung; Kind will umhergetragen werden.
Dosierung   Chamomilla D4.
Stündlich l Tablette.

Colocynthis   Durchfallmittel für Herbst und Frühjahr: Luft ist kalt, aber die Sonne scheint warm; der Stuhl ist sehr wäßrig und der Durchfall tritt sofort nach Essen oder Trinken auf; siehe auch Magenkrämpfe, Seite 109.
Dosierung   Colocynthis D6.
Stündlich 5 Tropfen/Globuli.

Ferrum phosphoricum   Mittel für Sommerdurchfall; wäßrige Stühle, wie unverdaut; leichtes Fieber, Schüttelfrost täglich um 13 Uhr; Abneigung gegen Fleisch und Milch.
Dosierung   Ferrum phos. D4.
Stündlich l Tablette.

Akupressur

Magenkatarrh mit Durchfall
Lage M 44   (Foto Seite 86) Zwischen der 2. und 3. Zehe in einer Mulde.
Dauer   Mehrmals täglich kräftig massieren.

Magenkatarrh mit Krämpfen
Lage KG 10   2 Daumen breit oberhalb des Nabels.
Dauer   Mehrmals täglich kräftig massieren.
Lage M 23   2 Daumen breit seitlich der Mittellinie in Höhe von KG 10.

Dauer   Mehrmals täglich kräftig massieren.

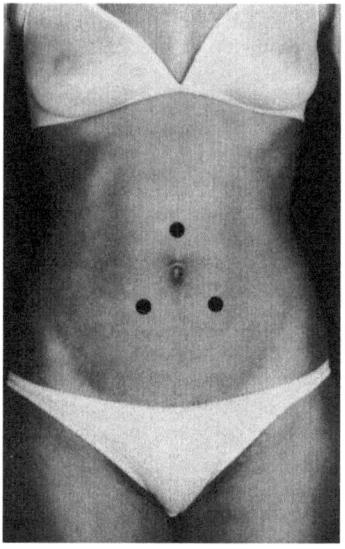

KG 10, M 23

Magenkatarrh mit Erbrechen
Lage Dü 4 und Dü 5
(Foto Seite 111) Am äußeren seitlichen Rand der Hand.
Dauer   Mehrmals täglich kräftig massieren.
Lage KS 6   (Foto Seite 96) Ca. 2 Daumen breit von der Handgelenksfalte, auf der Mitte des Unterarms.
Dauer   Wie oben.

▷ Reise-Erbrechen: Kommt es auf einer Reise (Auto, Schiff, Flugzeug) zu Erbrechen, hilft dieser Punkt oft rasch.
Siehe auch Akupressur Magenschleimhautentzündung, Seite 112.

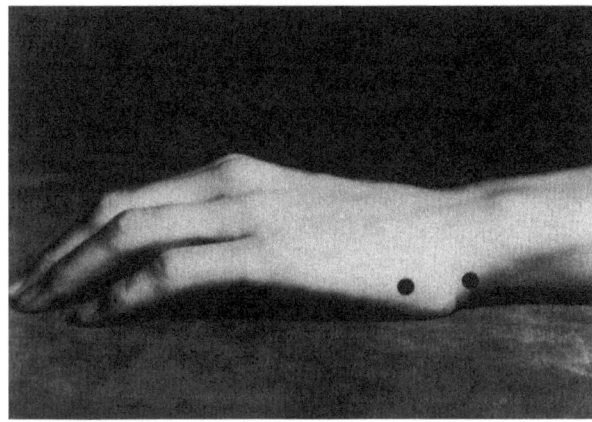

Dü 4, Dü 5

Magenschleimhaut-entzündung

Erscheinungsbild

Häufig besteht Appetitlosigkeit. Nach dem Essen kommt es zu Völlegefühl, Blähungen, Magendruck und Sodbrennen. Die Zunge ist weiß-gelb belegt, es besteht Mundgeruch. Bei vielen kommt es auch zu Herzbeschwerden und Kopfschmerzen.

Verlauf

Die Beschwerden können akut auftreten und nach kurzer Zeit wieder verschwinden. Treten sie in unterschiedlicher Intensität, immer wieder von neuem auf, deutet dies auf eine *chronische Magenschleimhautentzündung* hin. Aus der chronischen Form kann sich dann ein *Magengeschwür* entwickeln.

Ursache

Die akute Form entsteht meist als Folge falscher Ernährungsgewohnheiten – zuviel scharf gebratene Speisen, Kaffee, Alkohol, übermäßiger Zigarettenkonsum. Man denke an die Magenverstimmung nach einem üppigen Festmahl.

Die chronische Form hat ihre Ursachen meistens im psychischen Bereich. Viele Menschen – meist sehr sensible Naturen – können auf Konflikte am Arbeitsplatz oder in der Familie nicht angemessen reagieren. Sie »fressen alles in sich hinein«, »schlucken alles runter«.

Magenbeschwerden, die häufiger auftreten, sollten aber immer vom Arzt abgeklärt werden.

Behandlungsmethoden

Allgemeine Maßnahmen

Bei einer akuten Magenschleimhautentzündung besteht die wirkungsvollste Behandlung in einem Verzicht auf die auslösenden Faktoren, z. B. Alkohol, Zigaretten, Kaffee.

Bei der chronischen Form stehen im Vordergrund der Behandlung psychotherapeutische Gespräche, Entspannung und Ruhe; hilfreiche Übungen bieten das autogene Training und Yoga an.

Wasseranwendung

Siehe Magen-Darm-Katarrh, Seite 108.

Heilpflanzen

Eine mild heilende Wirkung auf die entzündete, gereizte Magenschleimhaut hat eine:

Rollkur 2 Eßlöffel Kamillenblüten mit ½ Liter heißem Wasser übergießen und 10 Minuten zugedeckt ziehen lassen. Von dem trinkwarmen Tee einige Schlucke nehmen und anschließend 5 Minuten entspannt auf den Rücken legen. Anschließend wieder einige Schlucke trinken und 5 Minuten auf die linke Seite legen. Ebenso verfährt man dann mit Bauch- und Rechtsseitenlage. Eine Rollkur sollte man in akutem Zustand täglich einmal durchführen. In chronischen Fällen mindestens 4–6 Wochen lang einmal wöchentlich.

▷ Die Heilwirkung wird verstärkt durch Zugabe von Kamillentinktur, z. B. Kamillosan®.

Magentee bei Verdauungs- beschwerden mit Völlegefühl und Blähungen	
Fenchelfrüchte	20,0
Anisfrüchte	10,0
Kümmelfrüchte	10,0
Pfefferminzblätter	20,0
Thymiankraut	10,0
Beifußkraut	10,0
Zubereitungsart II (Seite 52)	

Magentee bei Appetitmangel und Magendruck	
Tausendgüldenkraut	10,0
Kalmuswurzel	10,0
Rosmarinkraut	10,0
Fenchelfrüchte	10,0
Pomeranzenschalen	10,0
Zubereitungsart II (Seite 52)	

Magentee bei Völlegefühl und Sodbrennen	
Kamillenblüten	20,0
Malvenblüten	10,0
Eibischwurzel	10,0
Süßholzwurzel	10,0
Fenchelfrüchte	10,0
Zubereitungsart II (Seite 52)	

Homöopathie

Siehe Magen-Darm-Katarrh, Seite 109 f.

Akupressur

Magenbeschwerden mit Bauch- schmerzen

Lage MP 6   Am hinteren Rand der Schienbeininnenseite, ca. handbreit, oberhalb des inneren Knöchels. Man fährt mit dem Finger am Schienbein entlang – Richtung Knie – bis man eine kleine Mulde spürt.
Dauer   Kurz, aber kräftig mas- sieren.

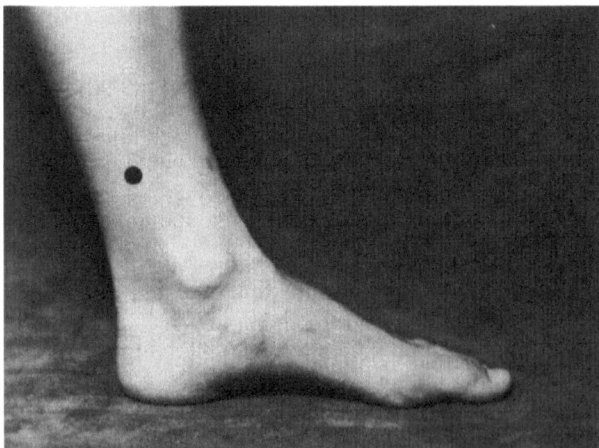

< MP 6

Wichtigster Punkt bei Magenbeschwerden – auch mit Durchfall –
Lage M 36   An der Beinaußen- seite tastet man das Wadenbein- köpfchen. Daumenbreit unter- halb und daumenbreit Richtung Mitte liegt der Punkt.
Dauer   Wie oben.

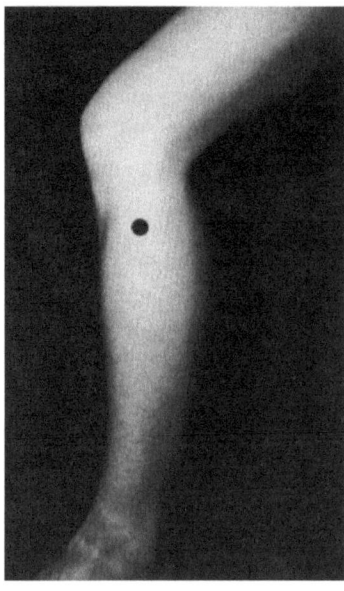

M 36 >

Magenbeschwerden mit Blähungen und Schluckauf
Lage MP 4   Am Fuß innen, ca. auf halber Strecke zwischen Innenknöchel und Großzehen- grundgelenk.
Dauer   Wie oben.

Hausmittel

Ein gutes Mittel gegen Sodbren- nen und Magenübersäuerung ist

Roher Kartoffelsaft Täglich ½ Glas frisch gepreßten Kartoffelsaft trinken.

Roher Weißkohlsaft Gibt es in Apotheken und Reformhäusern zu kaufen oder kann man im Entsafter selbst herstellen. 7 Tage täglich ½ Liter über den Tag verteilt trinken.

Heilerde 1 Teelöffel Heilerde auf etwas Wasser 2–3mal täglich einnehmen.

Tip: Ein hervorragendes Fertigpräparat für alle Magen-Bauchprobleme ist Iberogast®.

Gallenblasenbeschwerden

Erscheinungsbild

Die Symptome sind recht vielfältig und schwanken je nach Stimmungslage in der Intensität. Es besteht ein unangenehmes Druckgefühl unter dem rechten Rippenbogen; Völlegefühl, Blähungen, häufig Verstopfung; belegte Zunge, schlechter Mundgeschmack, Übelkeit, Aufstoßen und Kopfschmerzen. Gelegentlich kann es sogar zu kolikartigen Schmerzen kommen, vor allem nach fetten Speisen.

Verlauf

Die Beschwerden können sich lange hinziehen. Kommt es zu Fieber mit Schüttelfrost, so deutet dies auf eine *Gallenblasenentzündung* hin. Bei sehr starken, kolikartigen Schmerzen ist es meist zu einem Abgang von Gallensteinen gekommen. In diesen Fällen muß ein Arzt zu Rate gezogen werden.

Ursache

Einfache Gallenbeschwerden haben ihre Ursache meistens in einer Fehlspannung der Gallenabflußwege, wodurch die Gallenflüssigkeit nicht dem jeweiligen Bedarf entsprechend, abfließen kann. Daß diese Fehlsteuerung von seelischen Einflüssen abhängt, dafür hat der »Volksmund« treffende Worte gefunden: »Dir läuft wohl die Galle über …« Gelegentlich verstecken sich hinter den obigen Symptomen aber auch andere Erkrankungen; deshalb sollten länger andauernde Beschwerden vom Arzt abgeklärt werden.

Behandlungsmethoden

Allgemeine Maßnahmen

Mitauslöser für das Auftreten akuter Beschwerden ist oft ein üppiges Mahl – fette Speisen, scharf gebratenes Fleisch, Alkohol.

Grundregel für eine Besserung der Beschwerden ist deshalb eine vernünftige Ernährung (siehe auch Leberentzündung, Seite 116).

Da einem aber nur »die Galle überläuft«, wenn es zu starken, psychischen Belastungen gekommen ist, sollte jede Behandlung auch ein klärendes Gespräch beinhalten.

Wasseranwendung

Eine schmerzlindernde, entkrampfende Wirkung haben:

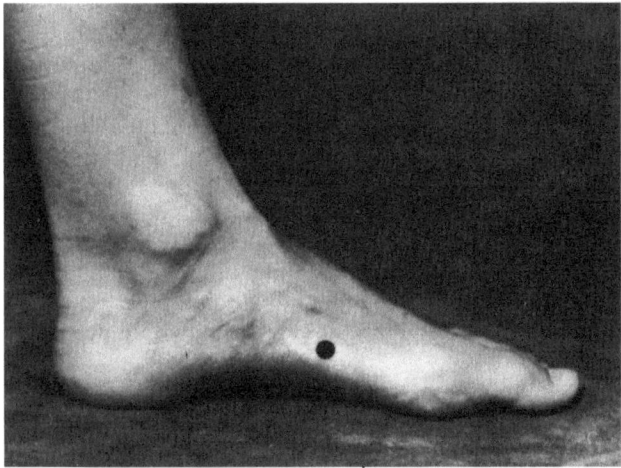

MP 4

→ Heublumenpackungen auf die rechte Bauchseite,
→ warme Lendenwickel,
→ warme Vollbäder mit Heublumenzusatz.

Einen allgemein stimulierenden Effekt haben:
→ Ganzkörperwaschungen,
→ Wechselkniegüsse.

Heilpflanzen

Tee mit anregender, regulierender Wirkung auf den Gallenabfluß	
Löwenzahnkraut	
mit Wurzel	10,0
Pfefferminzblätter	20,0
Erdrauchkraut	10,0
Kümmelfrüchte	10,0
Ringelblumenblüten	10,0
Zubereitungsart II (Seite 52)	

Wer an Gallenbeschwerden leidet, sollte im Frühjahr eine *Kräuterkur* machen. Hierzu eignen sich Löwenzahn und Brennnessel, als frischer Preßsaft oder als Salat und Gemüse zubereitet.

Hausmittel

<u>Rettichsaft</u> Täglich vor den Mahlzeiten ein Glas – ca. 50 Milliliter trinken (gibt es in Reformhäusern und Apotheken).
Wer einen Entsafter hat, bereitet ihn aus 100 bis 200 Gramm schwarzem Rettich zu.

Gallensteine

Erscheinungsbild

Die Symptome ähneln den bereits beschriebenen Gallenbeschwerden; lediglich beim Abgang eines Gallensteines kommt es zu überaus starken, kolikartigen Schmerzen. Die Schmerzen treten meist einige Stunden nach einem fetten Essen auf. Sie strahlen dann vom rechten Rippenbogen ins rechte Schulterblatt und gelegentlich sogar bis zum Oberarm aus. Während einer Kolik kann es auch vorkommen, daß sich der Stuhl hell – lehmfarben – verfärbt und der Urin dunkelbraun wird.

Verlauf

Eine Gallensteinerkrankung erkennt man meistens nur, wenn ein Gallenstein abgegangen ist, oder es ist ein Zufallsbefund bei der Ultraschalluntersuchung anderer Bauchorgane. Kommt es bei einer Kolik zur Gelbfärbung der Haut, so hat sich ein Stein in den Gallenwegen verklemmt. In diesem Fall muß operiert werden. Eine Operation ist ebenfalls zu empfehlen, wenn es zu häufigen Koliken mit Entzündungszeichen gekommen ist, da die Gallenblase ansonsten als chronisches Störfeld andere Erkrankungen verschlimmern kann.

Ursache

Bei der Entstehung von Gallensteinen spielen mehrere Faktoren eine Rolle. Eine gewisse erbliche Veranlagung, zusammen mit falscher Ernährung und psychischer Belastung sind die Hauptursachen. Siehe auch Gallenblasenbeschwerden, Seite 113.

Behandlungsmethoden

Allgemeine Maßnahmen

In der Regel müssen Gallensteine, vor allem wenn sie Beschwerden verursachen, operativ entfernt werden. Eine naturgemäße Behandlung zielt darauf ab, daß es erst gar nicht zu einer Steinbildung kommt, oder daß eine neuerliche Steinbildung nach einer Operation verhindert wird. Die Behandlung ist grundsätzlich die gleiche wie bei den Gallenblasenbeschwerden, Seite 113f.

Wasseranwendung

Einen schmerzlindernden, entspannenden, krampflösenden Effekt haben:
→ Heublumenpackungen auf die rechte Bauchseite,
→ Kartoffelauflagen auf die rechte Bauchseite,
→ warme Lendenwickel.
▷ Warme Anwendungen sollten nicht bei Fieber – Entzündungszeichen – gemacht werden.

Heilpflanzen

Krampflösender Tee bei leichten Gallensteinkoliken	
Kamillenblüten	20,0
Hopfenzapfen	10,0
Pestwurzwurzel	10,0
Fenchelfrüchte	10,0
Erdrauchkraut	10,0
Zubereitungsart II oder IV (Seite 52)	

Tee zur Verhinderung der Neubildung von Gallensteinen nach einer Operation	
Löwenzahnkraut mit Wurzel	20,0
Brennesselblätter	20,0
Erdrauchkraut	10,0
Mariendistelfrüchte	10,0
Fenchelfrüchte	10,0
Zubereitungsart II (Seite 52)	

Akupressur

<u>Lage MP 1 und 2</u> Am Außenrand des Großzehennagels und am Grundgelenk der Großzehe. *Dauer* Kurz, aber mit starkem Druck massieren.

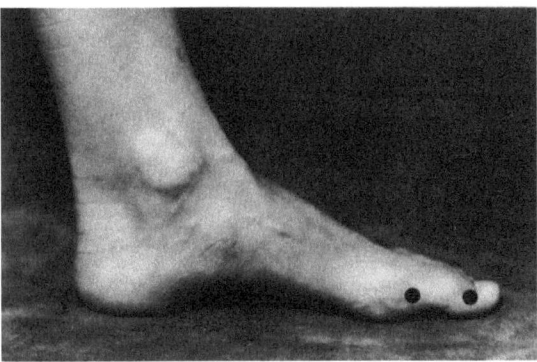

MP 1, MP 2

Leberentzündung

Erscheinungsbild

Die Krankheit beginnt oft schleichend, mit Appetitmangel, Müdigkeit, Abgeschlagenheit, Muskelschmerzen. Gelegentlich besteht auch geringes Fieber – 38,5 °C. Im Verlauf der Erkrankung kommt es dann zu starken Blähungen, Völlegefühl und Durchfall. Bis sich schließlich das Weiß der Augen gelblich verfärbt. Dann wird die ganze Haut gelb und es entsteht ein heftiger Juckreiz. Der Stuhl wird lehmfarben hell, der Urin dunkelbraun.

Verlauf

Die Ansteckungszeit bei einer *Leberentzündung Typ A* beträgt 2–6 Wochen. Nach einem Vorstadium von 2–3 Wochen allgemeiner Symptome (siehe oben), kommt es zur Gelbverfärbung.

Nach 2–4 Wochen verblaßt langsam die Hautverfärbung, das allgemeine Wohlbefinden bessert sich. Die vollständige Ausheilung dauert aber noch Monate.

Bei einer *Leberentzündung Typ B* ist die Ansteckungszeit deutlich länger. Sie schwankt zwischen 6 Wochen und 6 Monaten. Das Vorstadium von allgemeinem Krankheitsgefühl und Leistungsschwäche kann sich über diesen ganzen Zeitraum erstrecken. Das Hauptstadium – Gelbfärbung – dauert 3–6 Wochen. Die Ausheilungszeit zieht sich ebenso in die Länge. Es kann zu Rückfällen kommen oder die Entzündung geht in eine ernsthafte, chronische Form über. Die Diagnose, Behandlung und Verlaufskontrolle muß immer von einem Arzt durchgeführt werden.

Ursache

Beide Arten der Leberentzündung werden durch Viren Typ A und B hervorgerufen.

Behandlungsmethoden

Allgemeine Maßnahmen

Der Arzt bespricht mit dem Patienten, ob die Behandlung zu Hause oder im Krankenhaus erfolgen muß. Erfolgt sie zu Hause, so ist während der akuten Phase das Wichtigste, strenge Bettruhe für 2 bis 4 Wochen.

Ferner muß der Stoffwechsel, an dem die Leber ja entscheidend beteiligt ist, entlastet werden. Die wichtigste Rolle spielt hierbei die Ernährung, d. h. das Vermeiden von fetten, scharf gebratenen Speisen; der völlige Verzicht auf Alkohol für mindestens l Jahr; Verzicht auf Süßigkeiten.

In der akuten Phase (5–10 Tage) nur leichte Kost, z. B. Reisschleim, Hafersuppe, Kartoffelbrei, leichtes Gemüse wie Karotten und Fenchel. Dann kann man anfangen mit Quark, Joghurt, leichten Vollkornbrotsorten, und langsam auf Vollwerternährung übergehen. Man sollte lediglich blähendes Gemüse (z. B. Kohl, Erbsen, Bohnen) und scharfe Gewürze (Pfeffer, Paprika) vermeiden. Zum Würzen eignen sich Thymian, Estragon, Kümmel, Beifuß u. a.

Wasseranwendung

Sehr angenehm und dazu durchblutungsfördernd sind:
→ warme Lendenwickel auf die rechte Bauchseite,
→ Heublumenpackung auf die rechte Bauchseite.

In der Ausheilungsphase wirken belebend und anregend:
→ Fuß- oder Armbäder,
→ Wechselknie- oder -armgüsse.

Heilpflanzen

Die medikamentöse Therapie von Leberentzündungen ist allgemein sehr umstritten. Trotzdem sollte auf einen Tee nicht verzichtet werden.

Lebertee	
Löwenzahnkraut	20,0
Pfefferminzblätter	20,0
Fenchelfrüchte	10,0
Mariendistelsamen	10,0
Ringelblumenblüten	10,0
Zubereitungsart II (Seite 52)	

Hausmittel

Auflage aus Weißkohlblättern
Die Blätter kurz mit einem Nudelholz weich walken und über Nacht auf die Lebergegend – rechten Rippenbogen – legen.

Verstopfung

Erscheinungsbild

Wenn man länger als 3 Tage keinen Stuhlgang hat, liegt eine Verstopfung vor. Kommt es zu Stuhlgang, ist dieser wegen des harten Kots oft recht schmerzhaft. Dadurch, daß der Stuhl so lange im Darm verbleibt, kann es auch zu Darmreizungen kommen. Es treten dann schleimige Durchfälle auf, die das Bild der Verstopfung verfälschen. Häufig kommt es in Zusammenhang mit Verstopfung zu Völlegefühl, Blähungen, Magendruck, Mundgeruch, Hautunreinheiten, Hämorrhoiden und Herzbeschwerden.

Verlauf

Gelegentlich kommt es durch Ortsveränderungen – Reisen, geänderte Eßgewohnheiten – zu Verstopfung. Dies ist nicht weiter tragisch. Häufig bessern sich die Beschwerden nach kurzer Zeit von allein. Ernst zunehmender ist es, wenn die Verstopfung chronisch wird, d. h. ohne Abführmittel kein Stuhlgang mehr möglich ist. Der Darm erschlafft, es kommt zu ständigen Bauchschmerzen, die Darmschleimhaut wird gereizt, Durchfälle können die Folge sein. Man nimmt sogar an, daß ein Zusammenhang zwischen Darmkrebs und Verstopfung besteht.

Ursache

Die Ursachen hängen größtenteils mit unseren modernen Lebensgewohnheiten zusammen: Die Ernährung enthält zu wenig Ballaststoffe. Es werden zuviel Weißmehlprodukte, z. B. das übliche Mischbrot, Weißbrot, Kuchen, Nudeln und Süßigkeiten gegessen. Die Folge sind Vitaminmangel, vor allem an Vitamin B_1.

Durch sitzende Tätigkeit und Bewegungsmangel fehlt der natürliche Reiz der Bauchmuskulatur auf den Darm. Aus Zeitmangel und Geschäftigkeit wird oft der willkürliche Stuhldrang unterdrückt.

Unbewältigte seelische Probleme werden verdrängt. Die Folge hiervon ist ein Mißbrauch von Abführmitteln, die wiederum den Darm schädigen. Es entsteht ein verhängnisvoller Kreislauf.

In seltenen Fällen gibt es auch organische Ursachen für eine Verstopfung. Es sollte daher jede, über einen längeren Zeitraum bestehende Verstopfung oder Stuhlgangveränderungen – z. B. Verstopfung wechselt mit Durchfall – vom Arzt abgeklärt werden.

Behandlungsmethoden

Allgemeine Maßnahmen
Aus den Ursachen leitet sich die Behandlung ab. Wichtig sind:
Ernährungsumstellung Konsequenter Verzicht, vor allem am Anfang, auf Weißbrot, Graubrot, Brötchen, Kuchen und Nudeln, ebenso auf alle Süßigkeiten. Möglichst sollte auch auf gekochtes und eingemachtes Obst und auf Obst- und Gemüsesäfte verzichtet werden. Täglich sollte Müsli aus frischgeschrotetem, eingeweichtem Getreide, viel Rohkost, und nur Vollkornbrot gegessen werden. Siehe auch Vollwerternährung, Seite 13.
Bewegungstraining Täglich ein Spaziergang; Verzicht auf den Fahrstuhl; das Auto einmal stehen lassen und zu Fuß gehen sind schon ein kleiner, aber

wichtiger Anfang. Siehe auch Bewegungsübungen, Seite 16ff. Recht hilfreich und dazu noch entspannend wirken Yoga-Übungen, z. B. die *Kobra-Stellung:*
Entspannt auf den Bauch legen. Die Hände liegen in Schulterhöhe. Langsam beugt man den Kopf in den Nacken und hebt dann den Oberkörper, indem man sich mit den Armen vom Boden abstemmt. Der Unterkörper und die Beine bleiben ruhig liegen. Während des

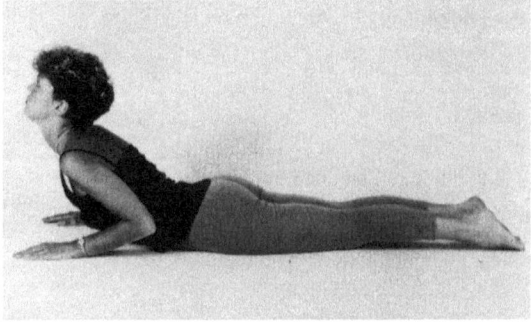

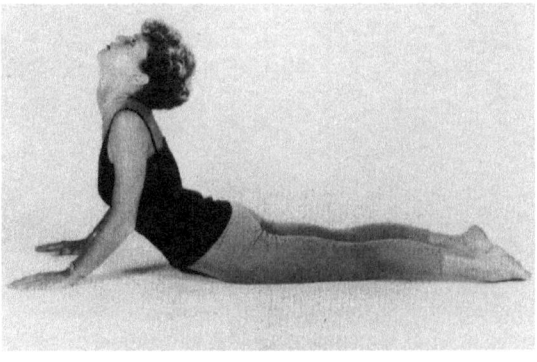

Kobra-Stellung

Hochstemmens atmet man langsam ein, verbleibt dann in der maximalen Beugestellung ungefähr 10 Sekunden. Beim Niederlegen atmet man langsam wieder aus. Völlig entspannt ausruhen. Diese Übung wiederholt man 7mal.

Wasseranwendung
Sie haben lediglich eine unterstützende Wirkung. Durch wohldosierte Reize soll die Reaktionsfähigkeit des Organismus angeregt werden:

→ Heublumenpackung auf den Unterbauch, am besten noch morgens im Bett,
→ Unterkörperwaschung, abends vor dem zu Bett gehen.

Heilpflanzen

Ein Abführtee sollte nur in akuten Fällen und auch dann nur kurzzeitig getrunken werden. Für die Behandlung chronischer Fälle ist er grundsätzlich nicht geeignet.

Abführtee	
Kümmelfrüchte	10,0
Fenchelfrüchte	10,0
Sennesblätter	10,0
Schlehenblüten	10,0
Pfefferminzblätter	10,0
Zubereitungsart II (Seite 52)	

Akupressur

Lage MP 6   (Foto Seite 112) Handbreit über dem Innenknöchel an der Hinterkante des Schienbeins.
Dauer   Einige Minuten kräftig massieren.

Le 1

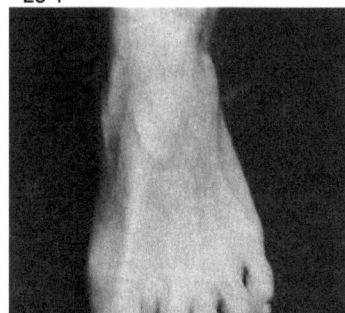

Lage Le 1   Am inneren Rand des Großzehennagels.
Dauer   Wie oben.

Hausmittel

Sauerkrautsaft   Morgens auf nüchternen Magen 1 Eßlöffel Saft nehmen oder täglich vor dem Essen 2 Eßlöffel rohes Sauerkraut essen.
Backpflaumen   5–10 Backpflaumen am Abend einweichen und am nächsten Morgen essen.

Für die Behandlung chronischer Fälle eignen sich sogenannte Quellmittel.
Leinsamen   Täglich morgens und abends 2 Eßlöffel frisch geschroteten Leinsamen mit reichlich Flüssigkeit einnehmen.
Weizenkleie
Dosierung wie Leinsamen.

Niere und Harnorgane

Nierenbeckenentzündung

Erscheinungsbild

Der akute Infekt beginnt plötzlich und sehr heftig. Allgemeines starkes Krankheitsgefühl, Schüttelfrost und hohes Fieber bis 40 °C sind die ersten Anzeichen. Dumpfe bis stechende Schmerzen in der Lendengegend, die in die Leistenbeuge ausstrahlen, kommen dazu. Es besteht ein ständiger Drang, Wasser zu lassen. Brennende Schmerzen an der Harnröhrenöffnung finden sich häufig. Der Urin ist trüb, manchmal auch blutig verfärbt.

Verlauf

Nach dem Abklingen der akuten Beschwerden, kommt es häufiger als vermutet zum Übergang in die *chronische, schleichende Nierenbeckenentzündung*. Die Beschwerden sind recht unklar: leichte Kopfschmerzen, Müdigkeit, Appetitmangel, Übelkeit, Kreuz- und Lendenschmerzen, häufiges Wasserlassen u. a. Gelegentlich tritt Fieber auf, dies ist ein Zeichen für einen akuten Entzündungsschub. Bei jeder akuten Nierenbeckenentzündung sowie bei Verdacht auf eine chronische Nierenbeckenentzündung muß unbedingt ein Arzt zu Rate gezogen werden.

Ursache

Bakterien, die normalerweise nur im Darm vorkommen, sind die am häufigsten gefundenen Erreger einer akuten Nierenbeckenentzündung. Bei der chronischen Verlaufsform sind oft keine Bakterien mehr im Urin zu finden. Es besteht dann lediglich eine entzündliche Reizung des Nierenbindegewebes. Wie die Bakterien in die ableitenden Harnwege gekommen sind, muß genau abgeklärt werden. Ein Harnstau infolge eines Hindernisses, z. B. Nierenstein, Geschwür, Mißbildungen, vergrößerte Prostata, darf nicht übersehen werden. Auch Stoffwechselerkrankungen, wie Blutzucker und Gicht, kommen in Frage. Bei ca. 80% der Erkrankungen scheiden diese Ursachen aus. Die verschiedensten Faktoren spielen bei der ursächlich unklaren Erkrankung eine Rolle, z. B. psychische Überlastung, Probleme mit der Sexualität, Unterkühlung durch zu dünne Unterwäsche, Anti-Baby-Pille u. a.

Behandlungsmethoden

Allgemeine Maßnahmen
In der akuten Phase der Erkrankung sollten strenge Bettruhe für 5–8 Tage eingehalten und leichte Kost gegessen werden. Siehe auch Grippaler Infekt Seite 62 f.
Bei einer chronischen Erkrankung empfiehlt sich das Durchführen einer sogenannten *Schaukeldiät*. Hierbei soll der Urin einige Tage sauer und einige Tage alkalisch reagieren. Durch diese Milieuveränderungen sollen die Keime geschädigt und in ihrem Wachstum gehemmt werden.

Nahrungsmittel zum Ansäuern des Urins: Fisch, Fleisch, Reis, Brot, saure Obstsäfte, Sauerkraut, Nüsse, Hülsenfrüchte. Nahrungsmittel zum Alkalisieren des Urins: Kartoffeln, Gemüse, Obst.

Wasseranwendung

In der akuten Phase empfiehlt sich lediglich eine:
→ Heublumenpackung auf die Lendengegend.

Ist das Fieber abgeklungen, wirken durchblutungsfördernd:
→ warme Fußbäder,
→ ansteigende Fußbäder,
→ warme Sitzbäder mit Zusätzen von Heublumen, Ackerschachtelhalm.

Sind die Beschwerden abgeklungen, empfehlen sich Maßnahmen zur allgemeinen Abhärtung, Seite 64f.:
→ Trockenbürsten,
→ Ganzkörperwaschungen,
→ Wechselfußbäder,
→ Wechselkniegüsse.

Heilpflanzen

Bei einer Nierenbeckenentzündung sollte unbedingt ausreichend Flüssigkeit zugeführt werden (Durchspülungstherapie). Diese Flüssigkeit – täglich mindestens 1,5 bis 2 Liter – kann in Form von Nierentees getrunken werden. Die verwendeten Heilpflanzen wirken gleichzeitig entzündungshemmend, antibakteriell, krampflösend und harntreibend.

Nierentees	
Kamillenblüten	20,0
Bärentraubenblätter	20,0
Goldrutenkraut	20,0
Bohnenschalen	20,0
Anisfrüchte	10,0
Zubereitungsart I (Seite 52)	
Ackerschachtelhalmkraut	20,0
Preiselbeerblätter	30,0
Hauhechelwurzel	20,0
Brennesselblätter	10,0
Goldrutenkraut	20,0
Zubereitungsart II (Seite 52)	

Nierentee bei chronischen Beschwerden	
Goldrutenkraut	20,0
Indischer Nierentee	20,0
Ackerschachtelhalmkraut	10,0
Melissenblätter	10,0
Zubereitungsart II (Seite 52)	

Homöopathie

Berberis Schmerzen in der Nierengegend, vor allem links, strahlen in den Bauch, die Lende und Hüften aus; brennende Schmerzen beim Wasserlassen. *Dosierung* Berberis D4. Stündlich 5 Tropfen/Globuli. Equisetum Schmerzen in der rechten Nierengegend, in den Unterbauch ausstrahlend; starker Drang zum Wasserlassen; brennender, scharfer Schmerz in der Harnröhre beim Wasserlassen, vor allem am Schluß. *Dosierung* Equisetum D4. Stündlich 5 Tropfen/Globuli.

Nierensteine

Erscheinungsbild

Ruhende, stumme Nierensteine verursachen keine Beschwerden. Oft werden sie als Zufallsbefund bei einer Röntgenaufnahme der Wirbelsäule oder bei der Abklärung eines immer wieder auftretenden Harnwegsinfekts entdeckt. Erst beim Abgang eines kleinen Nierensteins kommt es zu überaus starken Kolikschmerzen. Die unerträglichen Schmerzen strahlen in Leiste, Geschlechtsteile und Oberschenkel aus. Die Kolik tritt plötzlich auf und klingt meistens nach ca. 1 Stunde wieder ab. Gelegentlich zieht sie sich auch mit wechselnder Intensität über Tage hin. In einem solchen Fall kommt es dann auch zu Übelkeit, Erbrechen und Kreislaufbeschwerden.
Jede Kolik muß vom Arzt behandelt werden!

Verlauf

Bei einem stummen Verlauf werden die Steine meist so groß, daß sie nicht mehr durch den Harnleiter abgehen können. Gelegentlich füllen sie das ganze Nierenbecken aus. In einem solchen Fall versucht man sie durch spezielle Medikamente aufzulösen. Dies gelingt aber nur bei ganz bestimmten Steinen. Der letzte Ausweg ist die operative Entfernung oder die Zertrümmerung mittels eines speziellen Ultraschallverfahrens. Es kann aber immer wieder zu einer Neubildung und somit zu chronischen Nierensteinbeschwerden kommen, z. B. immer wieder auftretende Harnwegsinfekte und Nierengewebsschädigung mit der Gefahr einer *Schrumpfniere*. Eine konsequente Therapie, hier vor allem eine Ernährungsumstellung, die sich nach der Art der Steine richtet, ist unumgänglich. Bei einem akuten, kolikartigen Verlauf klingen die Schmerzen nach Abgang eines Steines wieder ab. Um die Steinart feststellen zu können, sollte der Urin in einem Gefäß aufgefangen werden. Findet sich kein Stein, so ist dieser in der Blase liegen geblieben – *Blasenstein*. Hinter einer Kolik kann sich aber gelegentlich auch eine andere Erkrankung verbergen – deshalb unbedingt vom Arzt abklären lassen.

Ursachen

Die Ursachen für die Entstehung von Nierensteinen sind noch unklar. Begünstigende Faktoren sind falsche, einseitige Ernährung mit gleichzeitiger zu geringer Trinkmenge; Stoffwechselerkrankungen, familiäre Veranlagung.

Daß auch psychische Faktoren eine Rolle spielen, vor allem für die Auslösung einer Kolik, ist anzunehmen. »Es geht mir an die Nieren«, heißt es treffend im Volksmund.

Behandlungsmethoden

Allgemeine Maßnahmen
Wie oben erwähnt, ist es wichtig, die Ernährung nach der Art des Steines auszurichten. Ein Ernährungsplan sollte zusammen mit dem Arzt erstellt werden. Grundsätzlich günstig auf den Stoffwechsel wirkt:
→ Vollwerternährung.
Hierbei sollte lediglich auf zu häufigen Verzehr von oxalsäurehaltigem Gemüse und Obst, wie Spinat, Sauerampfer, Tomaten, Rhabarber, Johannisbeeren, Mangold, Weiße Rüben, Paprika u. a., verzichtet werden.

Wasseranwendung
Eine unterstützende, schmerzlindernde, krampflösende Wirkung bei einer Kolik haben:
→ möglichst heißer Heublumensack auf die Nieren- und Lendengegend,
→ warmer Lendenwickel,
→ ansteigendes Halbbad mit Zusatz von Heublumen.
Sind die stärksten Schmerzen abgeklungen, der Stein sitzt aber noch fest, so kann man versuchen, ihn mit Überwärmung und Durchspülung abzutreiben.

Man geht dabei so vor:
1. Darmspülung mit 38 °C warmem Kamillentee, ca. 1 Liter (Einlauf Seite 44).
2. Ansteigendes Halbbad (Seite 39).
3. Sogenannter Wasserstoß, d. h. innerhalb von 20 Minuten werden 1,5 Liter Nierentee getrunken – am besten noch in der Badewanne.

Nierentee	
Löwenzahnkraut	20,0
Brennesselblätter	10,0
Kamillenblüten	10,0
Pfefferminzblatter	10,0
Hagebuttenkerne	10,0
Zubereitungsart II (Seite 52) Auf 1,5 Liter verdünnen.	

Heilpflanzen
Das Wichtigste, um der Entstehung von Nierensteinen vorzubeugen, ist es, für eine ausreichende Flüssigkeitszufuhr – täglich 1,5 bis 2 Liter – zu sorgen. Es eignen sich Mineralwässer, verdünnte Fruchtsäfte, Bier (nicht mehr als 1 Liter) und vor allem Kräutertees.

Tee bei chronischen Nierensteinleiden	
Brennesselblätter	20,0
Birkenblätter	20,0
Goldrutenkraut	20,0
Bruchkraut	10,0
Kamillenblüten	10,0
Bohnenschalen	10,0
Zubereitungsart II (Seite 52)	

Nierenhausteemischung	
Birkenblätter	20,0
Hagebuttenschalen	
mit Kernen	20,0
Himbeerblätter	10,0
Ringelblumenblüten	10,0
Apfelschalen	10,0
Zubereitungsart II (Seite 52)	

Harnröhren- und Blasenentzündung

Erscheinungsbild

Im Vordergrund der Beschwerden steht das Gefühl ständig Wasser lassen zu müssen. Beim und nach dem Wasserlassen bestehen brennende, juckende Schmerzen. Die Harnröhrenöffnung ist rot entzündet. Gelegentlich kommt es zum Ausfluß eines milchigglasigen Sekrets. Ist dies der Fall, muß unbedingt ein Arzt aufgesucht werden!

Verlauf

Bei rechtzeitiger Behandlung klingen die akuten Beschwerden rasch wieder ab. Nicht selten entwickelt sich aber auch ein chronischer Verlauf mit wechselnder Intensität der Beschwerden.

Ursache

Die akute Infektion wird meist durch Bakterien, Pilze oder Viren verursacht. Eine genaue Abklärung des Erregers ist wichtig, da sich hinter einer Harnröhrenentzündung mit milchigem Ausfluß auch eine Geschlechtskrankheit – Tripper – verstecken kann. Warum es zu einer chronischen Verlaufsform kommt, ist oft unklar. Neben organischen Abflußhindernissen sind sicherlich psychische Faktoren beteiligt.

Behandlungsmethoden

Es kommen alle bereits bei der Nierenbeckenentzündung (Seite 119f.) erwähnten Methoden in Frage.

Homöopathie

Cantharis Unerträglicher, dauernder Harndrang, schneidender, brennender Schmerz beim Wasserlassen; es gehen nur wenige Tropfen Urin ab; Urinmenge gering, oft blutig; Nierengegend sehr berührungsempfindlich.
Dosierung Cantharis D6. Stündlich 5 Tropfen/Globuli.

Dulcamara Schmerzen in der Harnröhre beim Wasserlassen; Beschwerden in Folge von Durchnässung, z. B. kalte Füße, auf kaltem Boden gesessen u. a.; Verschlimmerung durch feuchte Kälte; Besserung durch Wärme.
Dosierung Dulcamara D4. Stündlich 5 Tropfen/Globuli.

Petroselinum Plötzlicher, heftiger Harndrang; starkes Brennen und Jucken tief in der Harnröhre.
Dosierung Petroselinum D4. Stündlich 5 Tropfen/Globuli.

Sarsaparilla Wasserlassen ist erschwert, starke Schmerzen am Schluß des Wasserlassens; Urin läuft in dünnem, schwachem Strahl; Urin ist flockig.
Dosierung Sarsaparilla D6. Stündlich 5 Tropfen/Globuli.

Reizblase

Erscheinungsbild

Das Beschwerdebild ist bei der Reizblase durch ein ständiges Harndranggefühl gekennzeichnet. Es kommt zu häufigem Wasserlassen. Die Harnmenge ist dabei immer sehr gering. Eine organische, entzündliche oder infektiöse Veränderung an den Harnwegsorganen besteht nicht. Am häufigsten von diesen Beschwerden betroffen sind Frauen in den Wechseljahren.

Verlauf

Die Beschwerden können sich über Jahre hinziehen und werden auf die Dauer auch zu einem großen psychischen Problem.

Ursache

Die Ursache ist letztlich unklar. Sicherlich kommt es durch das Zusammentreffen hormoneller Umstellungen und nervöser Belastungen zu einer Fehlregulation in dem feinen Zusammenspiel der Blasenmuskulatur.

Behandlungsmethoden

Allgemeine Maßnahmen

Eine entspannende, aber auch kräftigende Wirkung auf die Beckenbodenmuskulatur erreicht man durch eine spezielle Beckenbodengymnastik, siehe auch Bewegungsübungen, Seite 16 ff.

Wasseranwendung

Eine durchblutungsfördernde, kräftigende Wirkung haben:
→ ansteigende Fußbäder,
→ warme Sitzbäder mit Zusätzen von Heublumen oder Ackerschachtelhalm.
Die Sitzbäder sollten nach einer gewissen Eingewöhnungsphase mit einer kalten Anwendung beendet werden:
→ Wechselfußbäder,
→ Wechselknie- oder -schenkelgüsse.

Heilpflanzen

Einen sehr günstigen Effekt auf die erwähnten Beschwerden haben Heilpflanzenzubereitungen, die Extrakte aus Kürbiskernen oder der Zwergpalme enthalten. Diese sind enthalten in den Fertigpräparaten: Urgenin®, Cysto-Kapseln-Fink®, Kürbis-Granufink®.

Teemischung bei nervöser Reizblase	
Johanniskraut	20,0
Melissenblätter	20,0
Hopfenzapfen	20,0
Pestwurzwurzel	10,0
Kalmuswurzel	10,0
Zubereitungsart II (Seite 52)	

Blasenschwäche

Erscheinungsbild

Das einzige, aber für den Betroffenen sehr unangenehme Symptom, ist der unwillkürliche Harnabgang, vor allem beim Husten, Niesen und Lachen. Betroffen davon sind überwiegend ältere Frauen oder Frauen während der Schwangerschaft.

Verlauf

Die lästigen Beschwerden bestehen oft langanhaltend. Nur durch konsequente, frühzeitige Therapie erreicht man eine Heilung.

Ursache

Im Alter und während der Schwangerschaft kommt es zu einer Bindegewebslockerung. Die Blasenschließmuskulatur wird geschwächt, gleichzeitig kommt es zu einer Senkung der Unterleibsorgane. Dies führt dazu, daß das fein abgestimmte Zusammenspiel von Blasenmuskulatur und Blasenschließmuskeln nicht mehr exakt funktioniert.

Behandlungsmethoden

Alle bereits bei Reizblase erwähnten Behandlungsmethoden kommen auch bei Blasenschwäche in Frage.

Prostatabeschwerden

Erscheinungsbild

Häufig klagen Männer nach dem 60. Lebensjahr über Beschwerden beim Wasserlassen. Die Symptome sind folgende: Trotz Harndrang kommt es erst nach längerem Pressen zum Wasserlassen. Der Harnstrahl ist schwach und unterbrochen. Er tröpfelt noch länger nach.

Verlauf

Bei Fortschreiten der Erkrankung kommt es zu einem immer schwächeren Harnstrahl trotz voller Blase. Die Blase kann nicht mehr ganz entleert werden; es entsteht ein Harnstau. Dadurch kommt es leicht zu Infektionen mit einem Aufsteigen der Keime bis zu den Nieren.

Die Folge ist eine *Nieren-beckenentzündung* mit Schädigung des Nierengewebes.

Ursache

Im Alter kommt es zu einer Vergrößerung der Prostata. Dadurch wird die Harnröhre eingeengt, es kommt zur Behinderung des Harnabflusses. Häufig ist auch das Zusammenspiel zwischen Blasenmuskulatur und Blasenschließmuskel gestört. Die Ursachen für die Vergrößerung der Prostata sind noch ungeklärt.
Da eine Prostatavergrößerung auch durch Prostatakrebs bedingt sein kann, müssen alle Harnabflußstörungen genauestens durch einen Arzt abgeklärt werden. Es empfiehlt sich, nach dem 50. Lebensjahr eine regelmäßige Kontrolle durch eine Prostataabtastung.

Behandlungsmethoden

Wasseranwendungen
Bei einer gutartigen Prostatavergrößerung empfehlen sich zur Steigerung der örtlichen Durchblutung folgende Anwendungen:
→ Heusack auf die Blasengegend,
→ warme Sitzbäder mit Zusätzen von Heublumen oder Moor.

Heilpflanzen
Einen günstigen Effekt auf das feine Zusammenspiel der Schließmuskeln haben Extrakte aus Kürbissamen und der Zwergpalme. Diese sind enthalten in den Fertigpräparaten: Kürbis-Granufink®; Prosta-Kapsel-Fink; Prostamed®; Saburgen®; Prostagutt® u. a.
Eine spezielle Wirkung auf die Vergrößerung sollen Brennesselwurzeln haben, enthalten in

Bazoton®.
Bei dem kleinbütigen Weidenröschen, das in der letzten Zeit als wahres »Zaubermittel« bei Prostatakrebs angepriesen wurde, konnten durch pharmakologische Untersuchungen keine spezifisch prostataverkleinernden Wirkungen nachgewiesen werden.
Dies zeigt recht deutlich, daß durch Übertreibungen und unwahre Behauptungen leider nur allzu oft die ganze Pflanzenheilkunde in Mißkredit kommt. Das kleinblütige Weidenröschen und andere Weidenröschenarten sind nur Zusatzmittel von Prostatatees.

Tee bei Prostatabeschwerden mit Harnentleerungsstörungen	
Brennesselkraut	20,0
Goldrutenkraut	10,0
Zitterpappelblätter	10,0
Weidenröschenkraut	10,0
Zubereitungsart II (Seite 52)	

Frauenkrankheiten

Ausfluß – Weißfluß – Fluor albus

Erscheinungsbild

Es besteht ein milchiger, schleimiger, weißer Ausfluß aus der Scheide. Die Intensität ist von Frau zu Frau verschieden. Häufig besteht auch eine allgemeine körperliche und seelische Erschöpfung.

Verlauf

Am häufigsten betroffen sind junge Frauen; aber bereits bei kleinen Mädchen und auch bei älteren Frauen kann es zu Ausfluß kommen. Die Beschwerden können über Jahre und Jahrzehnte bestehen.

Ursachen

Der Weißfluß ist meistens konstitutionell, d. h. veranlagungsbedingt, und in den meisten Fällen ein Zeichen der Hypersekretion der Schleimhäute. Da sich hinter einem funktionellen Weißfluß aber auch eine ernsthafte Erkrankung verbergen kann, sollte die Ursache grundsätzlich von einem Facharzt abgeklärt werden.

Behandlungsmethoden

Wasseranwendung

Zur äußeren Anwendung kommen in Frage:
→ warme Sitzbäder mit Zusätzen von Eichenrinde oder Taubnessel,
→ Scheidenspülung mit Kräutertee (siehe unten) oder Molke, z. B. Molkosana,
→ ansteigende Fußbäder,
→ Wechselfußbäder mit Rosmarin,
→ Heublumenpackung auf den Unterleib,
→ wärmeerzeugende Lendenwickel.

Heilpflanzen

Scheidenspülung mit Kräutertee	
Weiße Taubnesselblüten	30,0
Kamillenblüten	20,0
Frauenmantelkraut	20,0
Kamillenblüten	10,0
Zubereitungsart II (Seite 52)	

Die Wirkung der Spülung kann durch das Trinken von Tee noch unterstützt werden.

Tee bei Ausfluß	
Weiße Taubnesselblüten	20,0
Frauenmantelkraut	10,0
Johanniskraut	10,0
Walnußblätter	10,0
Kamillenblüten	10,0
Zubereitungsart II (Seite 52)	

▷ Günstig wirken auch Milchsäurezäpfchen (z. B. Vagiflor®) aus der Apotheke.

Eileiter- und Eierstockentzündung

Erscheinungsbild

Plötzlicher Fieberanstieg bis ca. 40 °C mit heftigen Unterleibsschmerzen (Druckschmerzen im rechten und linken Unterbauch). Bei einer Mitbeteiligung - Reizung - des Bauchfells kommt es zu Übelkeit, Erbrechen, Durchfall und Koliken. Dann ist ein Krankenhausaufenthalt oft nicht zu umgehen.

Verlauf

Bei rascher, naturgemäßer Behandlung geht die akute Entzündungsphase in die subakute über. Hierbei besteht nur noch geringes Fieber, der Druckschmerz ist noch vorhanden, Darmsymptome bestehen nicht mehr. Häufig kommt es aber auch zu einem *chronischen Krankheitsverlauf,* mit leichten Druckschmerzen, Zyklusstörungen, Schmerzen beim Geschlechtsverkehr und gelegentlich aufflackernden Entzündungszeichen. Durch die Entzündung kann es zum Verkleben des Eileiters kommen. Die Folge ist oft *Sterilität.* Eine rechtzeitige Behandlung ist deshalb unbedingt anzuraten.

Ursache

Die Entzündung wird meistens durch eine Infektion mit verschiedenen Bakterien hervorgerufen. Die Keime können von der Vagina durch die Gebärmutter einwandern. Vor allem kommt es zu einer Infektion zur Zeit der Regelblutung, nach Geburten, Fehlgeburten oder nach Schwangerschaftsabbruch. Auch das Tragen einer Spirale stellt einen begünstigenden Faktor für Entzündungen dar. Aber auch über den Blut- und Lymphweg kann es zu einer Infektion kommen. Die Erreger sind dann hauptsächlich Viren,

z. B. Grippeviren, Mumpsviren. Ein Faktor, der bei der Entstehung einer Eileiterentzündung meist zu wenig berücksichtigt wird – vor allem bei der Behandlung – sind pschychische Konfliktsituationen, z. B. unbefriedigende Berufssituation, Partnerprobleme, unbewußtes Ablehnen der Sexualität u. a. Diese Probleme müssen unbedingt abgeklärt werden, damit ein dauerhafter Heilungserfolg erzielt werden kann.

Behandlungsmethoden

Allgemeine Maßnahmen

In der akuten Phase sind die wichtigsten Behandlungsgrundsätze:
- strengste Bettruhe,
- Stuhlregulierung – wenn nötig mit Kamilleneinläufen (Seite 44),
- Tee-Saft-Fasten für 2–3 Tage (siehe Seite 16).

In der subakuten Phase – Abklingen des Fiebers und der Schmerzen:
- strenge Bettruhe für weitere 7 Tage,
- kein Geschlechtsverkehr,
- Beginn mit leichter Kost, z. B. Obst, Gemüsesuppen, Quark, Kartoffelbrei u. a.

Wasseranwendung

In der akuten Phase sind alle warmen Anwendungen verboten. Entzündungshemmend wirken:

→ Eisbeutelauflage, Blase abdecken, damit es nicht zu einer Blasenentzündung kommt;
→ kalte Lendenwickel.

In der subakuten Phase sind lauwarme bis warme Anwendungen angezeigt:
→ warme Lendenwickel,
→ Heublumenpackungen,
→ ansteigende Fußbäder.
▷ Kommt es während der Behandlung zu einem Temperaturanstieg, müssen die warmen Anwendungen sofort abgebrochen werden. Vorübergehend wieder feuchtkalte Auflagen machen.

Bei chronischen Beschwerden wirkt Wärme durchblutungsfördernd und entspannend:
→ Heublumenpackung,
→ warme Sitzbäder mit Zusätzen von Kamille,
→ ansteigende Fußbäder,
→ Moorbäder 2mal wöchentlich,
→ Sauna.
▷ Die Anwendungen müssen täglich – im Wechsel – gemacht werden. Stellt sich kein Heilerfolg ein, sollte eine 5–6-wöchige Kurbehandlung erfolgen.

Heilpflanzen

Es empfiehlt sich, die körpereigene Infektabwehr zu stärken. Dazu eignen sich Roter Sonnenhut und Kunigundenkraut in Form von Fertigpräparaten, z. B. Echinacin®, Pascotox®.

Menstruations beschwerden

Erscheinungsbild

Das Beschwerdebild ist in Intensität und Art von Frau zu Frau verschieden. Die häufigsten Symptome sind krampfartige Unterleibsschmerzen mit Ausstrahlung ins Kreuz, Spannungsgefühl in den Brüsten, allgemeines Unwohlsein, depressive Verstimmung. Auch die Blutung schwankt von schwach bis übermäßig stark.

Verlauf

Wie die Beschwerden ist auch der Verlauf recht unterschiedlich. Schon bei der ersten Periode eines jungen Mädchens kann es zu Schmerzen kommen. Manchmal treten aber auch erst in späteren Jahren die ersten Symptome auf. Da sich hinter Menstruationsbeschwerden gelegentlich auch eine ernste Krankheit verstecken kann, sollten alle Beschwerden, die sich über einen längeren Zeitraum erstrecken – etwa 3–5 Zyklen – von einem Arzt abgeklärt werden.

Ursachen

Vielschichtige psychische Probleme, z. B. falsche Erziehung, Sexualprobleme, berufliche Belastung u. a., sind zu ca. 80% die Ursache der Beschwerden. Fehlsteuerungen des hormonellen Regelkreises und organische Veränderungen, z. B. Myome, Polypen, Uterussenkung, chronische Entzündungen, machen zusammen ca. 20% aus.

Behandlungsmethoden

Allgemeine Maßnahmen

Eine dauerhafte Heilung, vor allem bei schon länger bestehenden Beschwerden, ist nur möglich, wenn die psychischen Hintergründe aufgedeckt werden. Dies ist oft sehr schwierig und erfordert vom Behandelnden viel Einfühlungsvermögen. Hilfreich und unterstützend bei der Behandlung sind alle entspannenden und entkrampfenden Methoden, z. B. autogenes Training, Atemübungen, Massagen und Yoga.

Wasseranwendung

Regelmäßige warme Wasseranwendungen haben eine durchblutungsfördernde Wirkung, wodurch die verspannte Muskulatur des Beckenbodens gelockert wird und die Schmerzen abnehmen:

→ warme Vollbäder mit Zusätzen von Lavendel oder Melisse,
→ warme Sitzbäder mit Schafgarbe,
→ Moorbäder – nur bei zu seltener oder schwacher Blutung.

▷ Diese Bäder sollten 2–3 Tage vor der zu erwartenden Blutung gemacht werden.
→ Ansteigende Fußbäder,
→ Heublumenpackungen auf den Unterleib.
▷ Diese Anwendungen können während der Blutung gemacht werden.

Heilpflanzen

In der Volksmedizin gibt es zahlreiche sogenannte Frauenkräuter. Einige konnten durch Untersuchungen in ihrer Wirkung bestätigt werden, bei der Mehrzahl ist man sich im unklaren. Hier einige bewährte Mischungen.

Tees bei krampfartigen Schmerzen	
Kamillenblüten	20,0
Alantwurzel	10,0
Melissenblätter	10,0
Lavendelblüten	10,0
Zubereitungsart II (Seite 52)	
Schafgarbenkraut	20,0
Gänsefingerkraut	10,0
Fenchelfrüchte	10,0
Hopfenzapfen	10,0
Zubereitungsart II (Seite 52)	

Bewährt hat sich auch die äußerliche Anwendung ätherischer Öle.

Entkrampfendes Menstruationsöl	
Ol. Chamomill. Infus.	20,0
Ol. Carvi	10,0
Ol. Foeniculi	10,0
Ol. Mentha pip.	1,2

Mit dieser Mischung den Unterleib und das Kreuzbein einreiben oder einige Tropfen auf die Monatsbinde träufeln.

Tees bei Menstruations-beschwerden mit zu schwacher Blutung	
Rosmarinkraut	10,0
Andornkraut	10,0
Pfefferminzblätter	10,0
Fenchelfrüchte	10,0
Gartenrautenblätter	10,0
Zubereitungsart II (Seite 52)	
Schafgarbenkraut	10,0
Fenchelfrüchte	10,0
Faulbaumrinde	10,0
Zubereitungsart IV (Seite 52)	

▷ Dieser Tee wirkt recht stark und sollte auf keinen Fall über einen längeren Zeitraum getrunken werden.

Tee bei Menstruations-beschwerden mit zu starker Blutung	
Kamillenblüten	10,0
Schafgarbenkraut	10,0
Ackerschachtelhalm	10,0
Hirtentäschelkraut	10,0
Melissenblätter	10,0
Zubereitungsart II (Seite 52)	

Homöopathie

Die Anzahl der Mittel für die Behandlung von Menstruationsbeschwerden ist sehr groß. Hier sind nur solche erwähnt, die eine allgemein krampflösende und somit schmerzlindernde Eigenschaft haben.

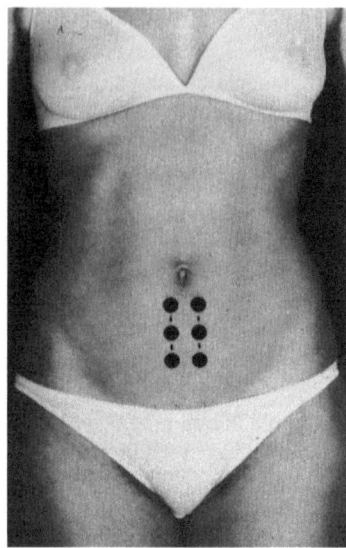

N 13–15

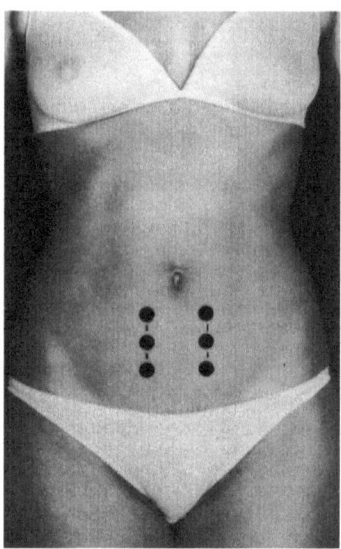

M 26–28

Chronische Beschwerden sollten von einem erfahrenen homöopathischen Arzt oder Heilpraktiker behandelt werden.

<u>Viburnum</u>   Allgemeines Krampfmittel; kolikartige Schmerzen im Unterbauch; Schmerzen im Kreuzbein und Schambein, die in die Oberschenkel ausstrahlen. Verschlimmerung frühmorgens; Blutung spät und wenig, »nur einige Stunden«. Verhütet oft sehr frühe Fehlgeburten.
Dosierung   Viburnum D1. 3mal täglich 5 Tropfen/Globuli.

<u>Sabina</u>   Schmerzen vom Kreuzbein zum Schambein mit Ausstrahlung in die Oberschenkel; Verschlimmerung bei geringster

Bewegung; Blutung reichlich, hellrot, klumpig; sehr starke Nachwehen; Neigung zu Fehlgeburten.
Dosierung   Sabina D4. 3mal täglich 5 Tropfen/Globuli.

<u>Caulophyllum</u>   Nadelartige Schmerzen im Unterleib, die auch in andere Körperteile ziehen; Blutung reichlich.
Dosierung   Caulophyllum D4. 3mal täglich 5 Tropfen/Globuli.

Akupressur

Punkte für krampfartige Schmerzen

Lage N 13–15   Die Punkte liegen knapp daumenbreit neben einer gedachten Verbindungslinie Nabel-Schambein.

Dauer Einige Minuten mit mittlerem Druck massieren, oder, noch besser, massieren lassen.

Lage M 26–28 Die Punkte liegen ca. 2 Daumen breit neben der Verbindungslinie Nabel-Schambein.

Dauer Wie oben.

Lage MP 6 Handbreit oberhalb des Fußinnenknöchels (höchster Punkt).

Dauer Kurz massieren.

Punkte für zu starke Monatsblutung

Lage PaM 133 Genau auf der Fußsohlenmitte.

Dauer Wie oben.

MP 6

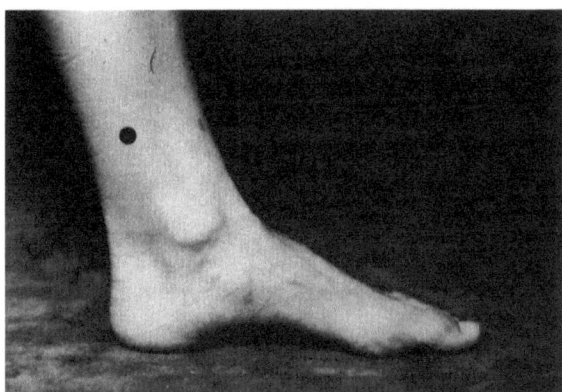

PaM 133

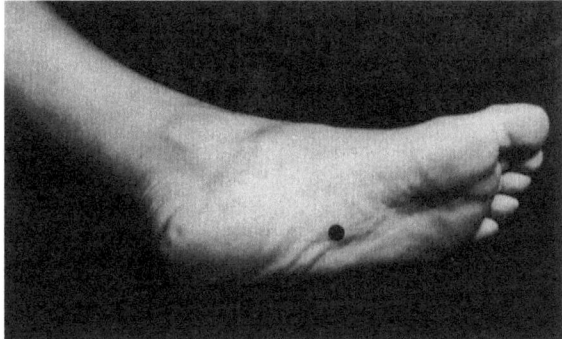

Le 3

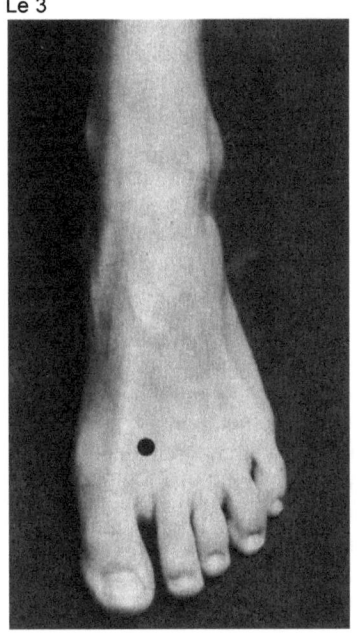

N 6

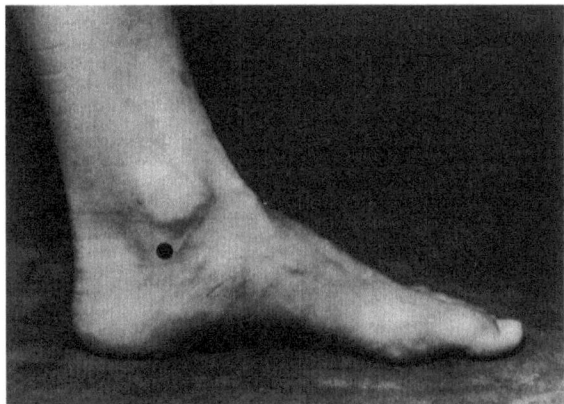

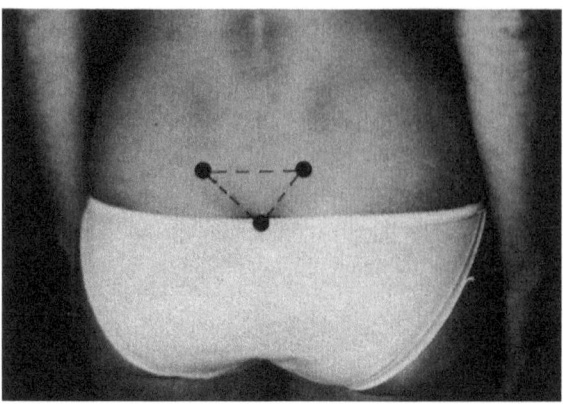

Kreuzbein-
region

Lage N 6　(Foto Seite 129)
Ca. daumenbreit unter dem
Fußinnenknöchel (höchster
Punkt) in einer kleinen Mulde.
Dauer　Wie oben.

**Punkte für zu schwache und
unregelmäßige Monatsblutung**
Lage Le 3　(Foto Seite 129)
Ca. daumenbreit oberhalb des
Zehenzwischenraums zwischen
1. und 2. Zehe.
Dauer　Wie oben.
Lage　Die ganze Kreuzbeinre-
gion.
Dauer　Mit sanftem Druck
einige Minuten massieren.

Wechseljahrs-
beschwerden

Erscheinungsbild

Hitzewallungen, Schweißausbrüche, Schwindelerscheinungen, Herzklopfen, Kopfschmerzen sind oft die ersten Symptome. Der Volksmund nennt sie
»fliegende Hitze«. Der Zyklus
wird immer unregelmäßiger,
häufig kommt es zu weißlichem
Ausfluß, vor der Monatsblutung
entsteht ein Gefühl von »aufge-
quollen sein«. Die Stimmungslage ist sehr wechselhaft,
Nervosität, Niedergeschlagen-
heit, Reizbarkeit, nachlassende
Leistungsfähigkeit sind unangenehme Begleiterscheinungen.
An körperlichen Begleiterkran-
kungen treten in dieser Zeit
z. B. Gelenkerkrankungen,
Gicht-, Herz- und Kreislauf-
störungen, Fettstoffwechsel-
störungen, Blutzuckererkrankung u. a. auf.

Verlauf

Die Beschwerden beginnen
meistens zwischen dem 45. und
50. Lebensjahr. Bei manchen
Frauen sind sie nur gering ausgeprägt, andere Frauen leiden
monate- bis jahrelang darunter.
Trotz der oft sehr massiven
Beschwerden ist in den allermeisten Fällen keine organische
Erkrankung zu befürchten;
lediglich die Begleiterkran-
kungen müssen abgeklärt und
sachgerecht behandelt werden.
Kommt es nach einigen Jahren
wieder zu neuerlichen Blutungen, müssen diese unverzüglich
durch einen Facharzt abgeklärt
werden.

Ursache

Die alleinige auslösende Ursache liegt in einer Hormonum-
stellung des Organismus. Dadurch kommt es zu den ersten
Symptomen. Leider meinen nun
viele Frauen, daß durch das
Nachlassen der Eierstockfunk-
tion – aufgrund eines natürlichen Alterungsprozesses – auch
ihre Weiblichkeit verloren geht.
Sie werden plötzlich mit dem
Älterwerden konfrontiert, befürchten, nicht mehr attraktiv
und begehrenswert zu sein und
meinen, mit dem Zyklusverlust
auch ihre Sexualität zu verlieren. Diese Angst verstärkt die
Beschwerden und verhindert die
Umstellung auf den neuen
Lebensabschnitt.

Behandlungsmethoden

Allgemeine Maßnahmen

Durch einfühlsame Gespräche und verständnisvolles Verhalten von Seiten des Partners, Ehemannes oder des Arztes ist es der Frau möglich, wieder zu einem neuen Selbstverständnis zu finden.
Der müde und verspannte Organismus sowie das angekratzte Nervenkostüm können durch einfache Kneippsche Anwendungen gestärkt und gekräftigt werden. Hilfreich sind:
→ Bewegungsübungen,
→ Luftbäder,
→ Atemübungen,

- regelmäßige Spaziergänge,
- Ruhe- und Entspannungsphasen,
- Bindegewebemassagen.

Wasseranwendung

Eine mild anregende, belebende und entspannende Wirkung haben:
→ Trockenbürsten,
→ ansteigende Fußbäder,
→ warme Vollbäder mit Zusätzen von Lavendel, Melisse, Rosmarin, Heublumen.

Heilpflanzen

Die meisten Frauenkräuter wirken auf das vegetative Nervensystem. Bei einigen konnte aber auch ein regulierender Einfluß auf hormonelle Regelkreise nachgewiesen werden, diese sind in Fertigpräparaten enthalten, z. B. Remifemin®, Agnolyt®, Phytoestrol®, Echtroklim®.

Tee mit entspannender und entwässernder Wirkung	
Johanniskraut	20,0
Melissenblätter	20,0
Weißdornblätter	20,0
Salbeiblätter	10,0
Birkenblätter	30,0
Löwenzahnwurzel und -kraut	20,0
Frauenmantelkraut	20,0
Zubereitungsart II (Seite 52)	

Schwangerschaft – Geburt

Schwangerschafts-erbrechen

Erscheinungsbild

Meist schon am frühen Morgen, beim Geruch von Speisen oder beim Gedanken an Essen kommt es zu einem starken Würgereiz, der sich bis zu heftigem Erbrechen steigern kann. Das Erbrechen kann sehr hartnäckig werden und 10–20mal am Tag auftreten. Sodbrennen, vermehrter Speichelfluß und Aufstoßen sind Begleiterscheinungen.

Verlauf

Das Erbrechen tritt meistens in den ersten 3 Schwangerschaftsmonaten auf, kann sich aber gelegentlich auch noch bis zum 5./6. Monat hinziehen. Kommt es zu häufig – mehr als 20mal – zu Erbrechen, sind Salz- und Flüssigkeitsverluste zu befürchten. Ein Arzt soll dann zu Rate gezogen werden, da es dadurch zu einer starken Kreislaufbelastung kommt.

Ursache

Die Ursachen sind unklar. Als mögliche auslösende Faktoren kommen in Frage: hormonelle Umstellung, psychische Belastung, Druck der wachsenden Gebärmutter auf die Eingeweide.

Behandlungsmethoden

Allgemeine Maßnahmen

Eine Schwangerschaft ist im Leben einer Frau ein einschneidendes Erlebnis. Die psychischen und organischen Veränderungen sind dabei oft viel größer, als anfänglich angenommen wird. Es ist wichtig, daß sich die Frau mit dieser neuen Situation in Ruhe vertraut machen kann. Häufig ist dies aber durch die berufliche und familiäre Belastung nicht in angemessener Art und Weise möglich. Oft bleibt dann nur noch der Ausweg mit körperlichen Beschwerden zu reagieren. Die folgenden Ratschläge sollte jede schwangere Frau – ob Beschwerden, oder nicht – beherzigen:

- Sich täglich etwas Zeit nur für sich selbst nehmen.
- Täglich einen kleinen Spaziergang machen.
- Sich gelegentlich – einmal pro Woche – sportlich betätigen, z. B. Gymnastik, Schwimmen, Radfahren.
- Mit dem Rauchen unbedingt aufhören und verrauchte Räume meiden.
- Möglichst wenig Alkohol trinken, gelegentlich ein Glas Bier, Wein oder Sekt ist nicht schädlich.
- Hektik vermeiden.
- Keine laute, unruhige Musik hören, sondern entspannende, harmonisierende.

Heilpflanzen

Eine Besserung bei leichtem Erbrechen bringt oft folgende Teemischung.

Tee bei Schwangerschafts-erbrechen	
Melissenblätter	30,0
Pestwurzwurzel	10,0
Kalmuswurzel	10,0
Zubereitungsart II (Seite 52)	

Homöopathie

<u>Cocculus</u> Geruch von Nahrung erzeugt Übelkeit; metallischer Geschmack; Übelkeit bei Fahren in Autos, Booten u. a.
Dosierung Cocculus D4. 3mal täglich 1 Tablette/5 Globuli.
<u>Colchicum</u> Geruch von Nahrung erzeugt Übelkeit – besonders Fischgeruch – Kältegefühl im Magen.
Dosierung Colchicum D4. 3mal täglich 1 Tablette.
<u>Ipecacuanha</u> Dauernde Müdigkeit mit Erbrechen; Zunge ist nicht belegt; vermehrter Speichelfluß.
Dosierung Ipecacuanha D4. 3mal täglich 1 Tablette.
<u>Symphoricarpus</u> Riechen, Sehen und Denken an Speisen erzeugt starke Übelkeit; bitterer Mundgeschmack; Verstopfung; Besserung durch Liegen auf dem Rücken.
Dosierung Symphoricarpus D6. 3mal täglich 1 Tablette.

Akupressur

<u>Lage KG 14</u> Ca. 6 Daumen breit oberhalb des Nabels; etwas unterhalb der Brustbeinspitze.
Dauer Einige Minuten sanft massieren.
<u>Lage MP 4</u> (Foto Seite 113) An der Fußinnenseite ca. 3 Daumen breit vom Großzehengrundgelenk in einer kleinen tastbaren Mulde.
Dauer Kurz mit mittlerem Druck massieren.

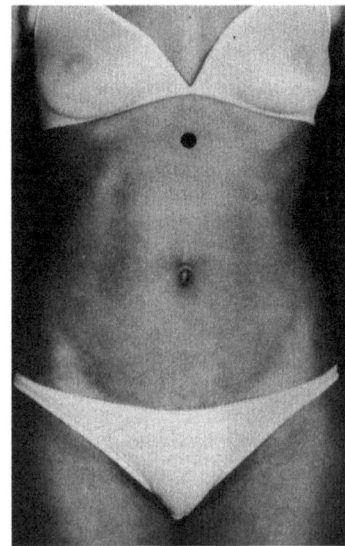

KG 14

Geburtserleichterung

Durch naturheilkundliche Methoden läßt sich der Geburtsvorgang erleichtern und etwaige auftretende Beschwerden, wie z. B. verzögerte Austreibungsphase, Blutungen, Wochenbettbeschwerden, können gemildert werden.

Allgemeine Maßnahmen

Es empfiehlt sich, während der Schwangerschaft zusammen mit dem Partner eine geburtsvorbereitende Gruppe zu besuchen. Dort können zusammen mit anderen Paaren Probleme der Schwangerschaft und Geburt besprochen werden. Wichtig für die Frau ist es auch, spezielle Gymnastik und Atemübungen – nach Read oder Lamaze – zu lernen. Kurse dafür gibt es in Kliniken, Familienbildungsstätten, bei frei praktizierenden Hebammen und Krankengymnastinnen.

Heilpflanzen

Tee zur Geburtserleichterung	
Frauenmantel	20,0
Himbeerblätter	20,0
Dillfrüchte	10,0
Fenchelsamen	10,0
Melissenblätter	20,0
Zubereitungsart II (Seite 52)	

Von diesem Tee sollte die Frau täglich mindestens 1 Tasse trinken. 8 Wochen vor dem Geburtstermin sollte damit begonnen werden.

Homöopathie

<u>Pulsatilla</u> 4–6 Wochen vor dem Geburtstermin beginnen.
Dosierung Pulsatilla D6. 2mal täglich 5 Tropfen einnehmen. Bei Beginn der Wehen oder bei schwachen Wehen alle 2 Stunden 5 Tropfen.
<u>Caulophyllum</u> Bei verkrampften Wehen.
Dosierung Caulophyllum D3. Stündlich 5 Tropfen.
<u>Arnica</u> Fördert die Heilung und verhindert größere Nachblutungen.
Dosierung Arnica D15. 1 Woche lang nach der Geburt täglich 5 Tropfen.

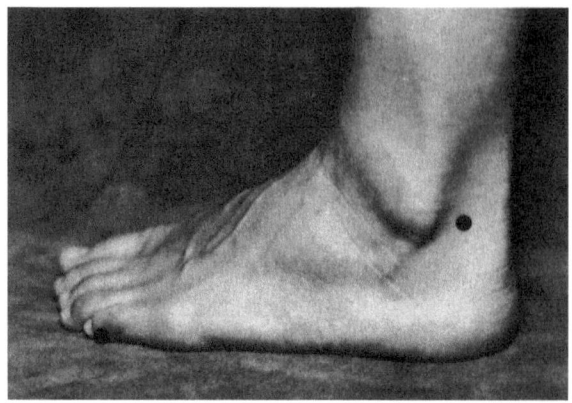

B 67, B 60

Punkt 14 liegt knapp handbreit
oberhalb des Schambeins.
Punkt 18 liegt knapp handbreit
oberhalb des Nabels.
Dauer   Kurze Zeit mit sanftem
Druck massieren.

Akupressur

**Bei verzögerter,
komplizierter Entbindung**
<u>Lage B 67</u>   Am äußeren unte-
ren Rand des Kleinzehennagels.
Dauer   Kurz und kräftig drük-
ken lassen (Partner, Hebamme).

**Bei starken,
krampfartigen
Geburtsschmerzen**
<u>Lage MP 6</u>   (Foto Seite 112)
Handbreit oberhalb des inneren
Fußknöchels am Hinterrand des
Schienbeins.
Dauer   Kurz und kräftig mas-
sieren.

**Bei verzögerter
Plazentalösung**
<u>Lage B 60</u>   Zwischen Fuß-
außenknöchel und Achillessehne.
Dauer   Kurze Zeit kräftig
drücken und mit kreisenden
Bewegungen massieren.

**Bei starken Schmerzen nach
der Geburt**
<u>Lage N 14/18</u>   Beide Punkte
liegen auf einer gedachten Linie
einen halben Daumen breit
neben dem Nabel.

N 14, N 18

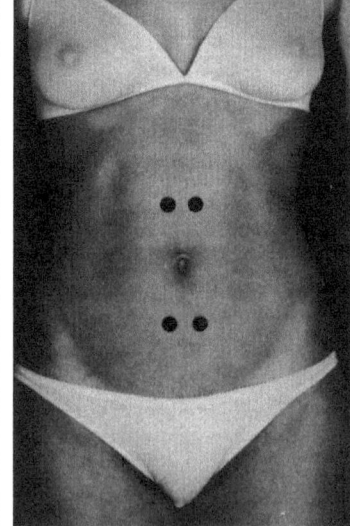

Stillprobleme

Am besten für das körperliche
und seelische Gedeihen des
Säuglings ist Muttermilch. Leider klagen viele Mütter über
Stillprobleme. Sei es, daß zuwenig Milch vorhanden ist, daß die
Milch plötzlich wegbleibt, daß
das Kind die Brust ablehnt u. a.
mehr.
Allzu rasch greift die Mutter
dann nach künstlicher Fertig-
nahrung, die laut Werbung
gleichwertig sein soll. – Mit Geduld, Ruhe und einigen natürlichen Methoden lassen sich die
meisten Probleme jedoch lösen.

Behandlungsmethoden

Allgemeine Maßnahmen
Die Brustwarzen schon während
der Schwangerschaft mit kaltem
Wasser oder verdünntem Zitronensaft abwaschen.
Das Kind möglichst sofort nach
der Geburt an die Brust legen,
dadurch wird die Milchbildung
angeregt.
Die ersten 14 Tage nach der
Geburt sollte die Frau nur Zeit
für sich und das Kind haben.

Daher keine Hausarbeit oder andere lästige Arbeit machen oder auf das Notwendigste beschränken. Ist die Brust durch das Einschießen der Milch sehr gespannt, so daß das Kind die Brustwarze nicht mit den Lippen fassen kann, so muß die Brust durch massierendes Streichen in Richtung Warze gelockert werden. Hilft dies nicht, so kann die Frau durch kräftiges Drücken oder der Partner durch Saugen für Lockerung sorgen.

Während der Stillzeit sollte die Frau möglichst viel trinken, z. B. Kräutertee, Milch, Buttermilch. Vorsicht ist bei Kaffee und Tee geboten, manche Säuglinge reagieren darauf mit Unruhe.

▷ In vielen Städten gibt es Stillgruppen, die Frauen bei Stillproblemen beraten. Ich empfehle jeder Frau, sich an eine solche Gruppe zu wenden, nicht zuletzt wegen der Möglichkeit, Mütter mit Säuglingen kennenzulernen, sich gegenseitig zu unterstützen und Erfahrungen untereinander auszutauschen.

Heilpflanzen

Milchbildungstee	
Brennesselblätter	20,0
Fenchelfrüchte	10,0
Dillsamen	10,0
Anisfrüchte	10,0
Kümmelfrüchte	10,0
Zubereitungsart II (Seite 52)	

Hausmittel

Stillen strengt den Organismus der Frau stark an, was sie oft erst nach 4–6 Monaten spürt – Abgeschlagenheit, Infektanfälligkeit u.a. sind Zeichen dafür. Daher empfiehlt sich, zusätzlich zu gesunder Vollwerternährung, folgendes Stärkungsmittel.

Stärkungsmittel	
Weizenkeime	300g
Milchpulver	200g
Sojalecithin	200g
Basica®	100g
Hefeflocken	100g

Von dieser Mischung täglich 2 Eßlöffel, mit Quark, Dickmilch oder Joghurt verrührt, essen.

Haut

Akne

Erscheinungsbild

Die kleinen Talgdrüsen – vor allem im Gesicht und Nacken und am Rücken – sind rot entzündet. Es entstehen gelbliche, eitergefüllte Pickel.

Verlauf

Wenn die Pickel reif sind, entleeren sie sich spontan oder auf leichten Druck. Starkes Ausdrücken sollte man vermeiden, da es dadurch meistens zu einer Verstärkung der Entzündung kommt. Die Folge ist schlechtes Abheilen und Narbenbildung.

Ursache

Die Ursachen sind letztlich nicht geklärt. Für eine hormonelle Beteiligung spricht die Tatsache, daß die Beschwerden häufig in der Pubertät beginnen und mit 18–20 Jahren wieder abklingen. Da es aber auch weit über dieses Alter hinaus zu einer Akne kommen kann, muß es noch andere auslösende Faktoren geben. In Frage kommen u. a. falsche Ernährung, allergische Reaktionen, falsche Hautpflege, psychische Belastung.

Behandlungsmethoden

Allgemeine Maßnahmen
Wichtig ist es, die auslösenden oder verstärkenden Faktoren zu vermeiden. Hierbei sollte auf folgendes geachtet werden:
Hautpflege Haut nicht mit Seife waschen; lauwarmes Wasser genügt. Keine Hautkosmetika benützen, diese enthalten oft Stoffe, die allergisierend wirken. Wenn nötig, nur ph-5-Eurecin Creme® verwenden. Einmal wöchentlich eine *Gesichtsmaske* machen.
Gesichtsmasken 2 Eßlöffel Heilerde mit lauwarmem Wasser und 1 Teelöffel Zitronensaft zu einem dicken Brei verrühren und auf die betroffenen Stellen auftragen. Wenn die Mischung angetrocknet ist, reibt man sie vorsichtig mit den Fingerspitzen ab und wäscht das Gesicht mit lauwarmem Wasser.

2 Eßlöffel Mandelkleie, 1 Eßlöffel Bierhefe, 1 Teelöffel Zitronensaft zu einem dicken Brei verrühren und auf die Haut auftragen. Anwendung wie oben.
Ernährung Belastend wirken vor allem Schweinefleisch, Wurst, geräucherter Schinken, Schokolade, Nüsse, Süßigkeiten aller Art, Salz, scharfe Gewürze. Günstig wirken Vollwerternährung, Frischkosttage und mildes Fasten (Seite 13 ff.).
Genußmittel Vor allem Alkohol und Nikotin sind sehr ungünstig und verschlimmern die Beschwerden.
Bekleidung Stoffe aus synthetischem Material verhindern die natürliche Hautatmung, daher unbedingt Kleidungsstücke aus Baumwolle, Wolle, Leinen oder Seide tragen. Günstig auf die Hautatmung wirken wohldosierte Luft- und Sonnenbäder.

Wasseranwendung
Eine milde, stimulierende Wirkung auf die Hautfunktion haben:
→ Gesichtsgüsse,
→ Sauna.

Heilpflanzen

Einen entzündungshemmenden, heilenden Effekt haben Waschungen und Kräuterkompressen.

Kräuterkompresse	
Kamillenblüten	20,0
Odermennigkraut	10,0
Walnußblätter	10,0
Zubereitungsart II (Seite 52)	

Ein Mull-Läppchen tränken und auf die betroffene Stelle legen. Täglich ca. 30 Minuten.

Gesichtswasser zur Hautreinigung	
Kamillenblüten	10,0
Salbeikraut	10,0
Schafgarbenkraut	10,0
Melissenblätter	10,0

Die Kräuter mit ½ Liter kochendem Wasser übergießen und 15 Minuten zugedeckt ziehen lassen. Durch ein Sieb abgießen und erkalten lassen. Dann den Kräuteraufguß mit 100 Gramm Hamameliswasser, 20 Gramm 70% Alkohol und 20 Gramm Rosenwasser mischen. In eine dunkle Flasche füllen (Lichtschutz). Einen Wattebausch damit tränken und 2mal täglich die betroffenen Stellen sanft damit abreiben.

Furunkel

Erscheinungsbild

Zuerst entsteht ein kleiner roter Punkt mit einem Haar in der Mitte. Innerhalb kurzer Zeit dehnt sich die Rötung in das umgebende Hautgewebe aus. Es kommt zu einer bohnen- bis walnußgroßen, schmerzhaften Anschwellung mit einem Eiterpfropf in der Mitte.

Verlauf

Prinzipiell sollte man ein Furunkel reifen lassen, d. h. es sollte sich von selbst öffnen. Durch Drücken kommt es zu einer Ausbreitung der Entzündung in das umgebende Hautgewebe. Unbedingt muß ein Drücken im Bereich der Oberlippe und der Nase unterbleiben, denn es kann über die Blutgefäße zu einer Verschleppung der Entzündung ins Gehirn kommen.
Kommt es immer wieder zu neuen – meist zahlreichen – Furunkelbildungen, spricht man von einer *Furunkulose.* Es empfiehlt sich, von einem Arzt die Ursache abklären zu lassen, denn gelegentlich versteckt sich eine Blutzuckererkrankung dahinter. Greift die Entzündung von einem Haarbalg auf mehrere benachbarte über, entsteht ein *Karbunkel.* Meist kommt es dabei zu Fieber, Schüttelfrost und Kopfschmerzen.

Ursache

Durch reibende Kleidungsstücke oder Kratzen kommt es zu einer Infektion des Haarbalgs und der Talgdrüsen mit bestimmten Bakterien. Als zusätzliche Faktoren kommen in Frage: falsche Hauptpflege, Stoffwechselkrankheiten, Magen-Darm-Störungen, Störfelder (Zähne, Mandeln, Gallenblase u. a.) und geschwächte Abwehrkräfte.

Behandlungsmethoden

Allgemeine Maßnahmen

Vor allem bei immer wieder neu entstehenden Furunkeln und bei Furunkulose erzielt man nur dann einen dauerhaften Heilerfolg, wenn man den gesamten Organismus behandelt. Am Anfang einer konsequenten, naturgemäßen Therapie steht eine *Fastenkur* (Seite 16). Es eignen sich alle in diesem Kapitel beschriebenen Kuren.
Am Anfang der Kur können allerdings kurzzeitig neue Furunkel auftreten.
Nach dem Fasten sollte die Ernährung auf Vollwerternährung (Seite 13 ff.) umgestellt werden. *Hefekur* Einen günstigen Einfluß auf den Heilprozeß hat eine Hefekur, ca. 4 Wochen lang. Verwenden kann man alle Präparate, die es in Reformhäusern und Apotheken gibt.

Wasseranwendung
Die lokale Behandlung zielt darauf ab, das Furunkel zu erweichen und zum Reifen zu bringen. Dazu eignen sich:
→ Leinsamenauflagen,
→ heiße Lehmpackungen,
→ Bockshornkleepackungen.

Heilpflanzen
Hat sich der Eiter entleert, so behandelt man die entzündete Stelle mit Kamillenspülung oder Ringelblumentinktur (Seite 176).
Wer zu Furunkeln neigt, sollte zusätzlich zu den anderen Maßnahmen auch einen Blutreinigungstee trinken.

Blutreinigungstee	
Brennesselblätter	20,0
Ackerschachtelhalmkraut	10,0
Löwenzahnkraut und Wurzeln	10,0
Birkenblätter	10,0
Schlehenblüten	10,0
Fenchelfrüchte	10,0
Hagebuttenschalen	10,0
Zubereitungsart II (Seite 52)	

Homöopathie
Belladonna   Im ersten Stadium der akuten Entzündung; die Haut ist rot und heiß geschwollen, pulsierende Schmerzen.
Dosierung   Belladonna D12. Stündlich 1 Tablette oder 5 Globuli.
Apis mellifica   Hochrote Schwellung mit stechenden, brennenden Schmerzen; sehr

berührungsempfindlich; Besserung durch Kälte.
Dosierung   Apis mell. D4. Stündlich 5 Tropfen/Globuli.
Hepar sulfuris   Mittel für das beginnende Eiterstadium: stechende, prickelnde Schmerzen; Haut neigt leicht zu Eiterbildungen; sehr empfindlich gegen Berührung und kalte Luft; Besserung durch Wärme.
Dosierung   Hepar sulf. D12. Stündlich 1 Tablette oder 5 Glb.
Myristica sebifera   Ist das »homöopathische Messer«; Entzündung im akuten, eitrigen Stadium; beschleunigt die Eiterung, verkürzt die Dauer und bringt den Prozeß zum »Einschmelzen«; eignet sich besonders gut bei *Fingernagelbettentzündung.*
Dosierung   Myristica seb. D6. Stündlich 1 Tablette oder 5 Glb.

Ekzem

Erscheinungsbild

Das Ekzem ist die häufigste Hauterkrankung. Das Krankheitsbild ist sehr vielgestaltig und wechselt im Verlauf der Erkrankung. Die akute Form ist meist durch Rötung, Schwellung und Bläschenbildung der Haut gekennzeichnet. Niemals fehlt der fast unerträgliche Juckreiz. Durch Kratzen platzen die Bläschen, trocknen ein. Es kommt zur Krustenbildung mit

nachfolgender Schuppung. Bei der trockenen Form verdichtet sich die Haut, oft entstehen nässende Risse und Knötchen.

Verlauf

In den meisten Fällen geht ein akutes Ekzem bei unsachgemäßer Behandlung in die chronische Form über. Die wechselhaften Beschwerden bestehen dann oft jahrzehntelang.

Ursache

Die Ursachen sind mannigfaltig wie das Erscheinungsbild. Eine veranlagungsbedingte Überempfindlichkeit der Haut gegen äußere Faktoren ist ein Grund für das Entstehen eines *Kontaktekzems.* Auslöser können sein: Putzmittel, Kosmetika, Mehl, Färbemittel, Lacke, Säuren, Kalk u. a. Warum es letztlich zum Ausbruch eines Ekzems kommt, ist unklar. Zwei ursächliche Faktoren werden oft zuwenig berücksichtigt: falsche Ernährung und psychische Belastung. Nicht umsonst heißt es im Volksmund: »Das geht mir unter die Haut; ein dickes Fell zulegen« u. ä.

Behandlungsmethoden
Allgemeine Maßnahmen
Zuerst müssen die Ursachen abgeklärt werden. Handelt es sich um ein Kontaktekzem, was man

mit einem Hauttest feststellen kann, bringt man die Krankheit zum Ausheilen, indem der auslösende Stoff gemieden wird. Allerdings bringt ein Hauttest oft kein eindeutiges Ergebnis und letztlich liegt jedem Ekzem eine veranlagungsbedingte Bereitschaft zugrunde, mit der Haut auf Umweltreize aller Art zu reagieren.
Die Behandlung sollte deshalb den ganzen Menschen in seiner Körper-Seele-Einheit erfassen und nicht nur die äußerlichen Beschwerden der Haut behandeln. Dazu eignen sich das Fasten (Seite 16) und psychotherapeutische Gespräche. Mit einer milden Fastenkur kann man zu Hause beginnen. Zeigt sich kein Erfolg, was bei chronischem Ekzem häufig vorkommt, sollte eine strenge Fastenkur in einer geeigneten Klinik durchgeführt werden. Nach dem Fasten muß die Ernährung auf Vollwerternährung (Seite 13 ff.) umgestellt werden.

Wasseranwendung

Eine angenehme, juckreizstillende Wirkung haben:
→ Bäder mit Zusätzen von Molke, Kleie, Stiefmütterchenkraut, Eichenrinde.
Abwaschungen mit Essigwasser
1 Eßlöffel Obstessig auf 2–3 Liter Wasser. Die betroffenen Stellen damit abwaschen – kälteres Wasser wird als angenehmer empfunden als warmes.

Heilpflanzen

Juckreizstillend und heilungsfördernd bei einem akuten, nässenden, entzündlichen Ekzem wirken Umschläge mit Eichenrinde, Malve, Kamille, Ackerstiefmütterchen oder Ackerschachtelhalm, Zubereitungsart II (Seite 52).
Hat das Nässen nachgelassen, geht man zu Pinselungen über. Hierfür eignet sich Lotio alba mit einem Zusatz von Kamillenextrakt, Johanniskrautöl oder Ringelblumenessenz (wird von der Apotheke zusammengestellt).
Trockene, chronische Ekzeme behandelt man mit Pflanzenteer. Dies sollte man aber dem Hautarzt überlassen. Die Behandlung von Ekzemen kann durch das Trinken von Stoffwechseltee unterstützt werden.

Stoffwechseltee	
Ackerstiefmütterchenkraut	30,0
Walnußblätter	20,0
Brennesselblätter	20,0
Birkenblätter	20,0
Ackerschachtelhalmkraut	20,0
Holunderblüten	20,0
Zubereitungsart II (Seite 52)	

Frostbeulen

Erscheinungsbild

Rotblau angeschwollene Knötchen und Knoten an Füßen und Händen. Bei Druck durch Schuhe kommt es zu Schmerzen. Wärme, z. B. abends im Bett, erzeugt starken Juckreiz.

Verlauf

Die Beschwerden sind oft hartnäckig und langwierig.

Ursache

Meist kommt es infolge von schlechter Durchblutung schon bei geringer Kälte zu einer oberflächlichen Erfrierung.

Behandlungsmethoden

Wasseranwendung

Wer zu kalten Füßen und Händen neigt, sollte vorbeugen, damit es erst gar nicht zu den unangenehmen, schmerzhaften Frostbeulen kommt.
Dazu eignen sich:
→ Wechselunterschenkelbäder (wie Wechselfußbad, Wasser reicht aber bis zur Kniekehle),
→ Wechselarmbäder,
→ Kniegüsse,
→ Armgüsse,
→ Fuß- oder Armbäder mit Zusätzen von Rosmarin, Roßkastanienextrakt, Senfmehl.

Bestehen bereits Frostbeulen, wirken schmerzstillend:
→ Fuß- oder Handbäder mit Eichenrinde.

Heilpflanzen

Hautöl für Erfrierungen, Frostbeulen, Hautrisse
Walnußblätter
Eberraute
Weinraute
Ackerschachtelhalm
Ackergauchheil
Johanniskraut
Steinklee

Die frischen Kräuter zu gleichen Teilen in 200 Gramm Olivenöl ziehen lassen. Nach ca. 3 Wochen die Flüssigkeit abpressen und in eine dunkle Flasche füllen.

Dieses Hautöl wirkt angenehm hautstärkend und lindernd. Mit diesen Kräutern kann man auch eine Salbe herstellen; Rezept Blutergußsalbe, Seite 175.

Homöopathie

Agaricus   Rötliche Schwellung mit prickelnden, brennenden, juckenden Schmerzen, »wie von Eisnadeln durchstochen«; »muß kratzen, bis es blutet.«
Dosierung   Agaricus D8. 3mal täglich 1 Tablette oder 5 Globuli.
Abrotanum   Bläulich-rote Schwellung mit juckenden Schmerzen; Stechen, Pelzigsein und Kältegefühl in Fingern und Füßen.

Dosierung   Abrotanum D4. 3mal täglich 1 Tablette od. 5 Glb.
Pulsatilla   Juckende Schwellung; Frostbeulen vor allem bedingt durch schlechte Durchblutung; Krampfadern in den Wechseljahren; schnelles Frösteln; Besserung aller Beschwerden in frischer Luft.
Dosierung   Pulsatilla D4. 3mal täglich 5 Tropfen oder Globuli.

Homöopathische Tinkturen können äußerlich zu Umschlägen verwendet werden. Es eignet sich Abrotanum-Urtinktur mit gleichen Teilen Wasser gemischt.

Hühneraugen

Erscheinungsbild

An den Zehen, der Fußaußenseite oder unter dem Fußballen bilden sich runde, harte, druckschmerzhafte Stellen. Manchmal kommt es auch zu einer entzündlichen Rötung der umgebenden Haut.

Verlauf

Werden die Beschwerden nicht konsequent behandelt, kommt es zu keiner Besserung.

Ursache

Hühneraugen entstehen ausschließlich durch schlechtsitzendes Schuhwerk. Durch zu enge Schuhe kommt es zu einem dauernden Druck, auf den der Körper mit einer Verhornung der Haut reagiert.

Behandlungsmethoden

Allgemeine Maßnahmen

Das wichtigste ist, vernünftige, d. h. nicht drückende Schuhe zu tragen. In warmen Jahreszeiten offene Sandalen tragen oder, so oft es geht, barfuß laufen.

Homöopathie

Antimonium crudum   Schmerzhafte, schwielige Verdickungen an der Fußsohle, Ferse und den Handflächen; hornige Hühneraugen sehr empfindlich gegen kaltes Wasser.
Dosierung: Antimonium crud. D8. 3mal täglich 1 Tablette oder 5 Globuli.

Hausmittel

Die harten, verhornten Stellen müssen zuerst aufgeweicht werden. Dies erreicht man mit einem:
Seifenfußbad   In einer kleinen Wanne löst man in möglichst heißem Wasser etwas Kernseife auf. Dann badet man die Füße 10–20 Minuten darin. Anschließend kratzt man die Hornhaut ab – z. B. mit einem Bimsstein. Wichtig ist es, das Auge herauszulösen, denn dieses ist der Ausgangspunkt für neuerliche Wucherungen. Wirksam ist folgende Methode:

Zitronen- oder Zwiebelscheibe
Ein Stückchen Zitronen- oder
Zwiebelscheibe über Nacht auf
die betroffene Stelle legen und
mit einem Verband oder
Pflaster abdecken. Am nächsten
Tag versucht man, das Auge
herauszulösen. Manchmal
gelingt dies nicht beim ersten
Mal, dann muß man die Be-
handlung wiederholen.

Warzen

Erscheinungsbild

Es gibt die sogenannten *Flachwarzen*. Sie treten meist grup-
penweise im Gesicht, an den
Händen oder Fußsohlen auf. Es
sind weißliche oder gelbliche,
runde, unregelmäßig begrenzte
Flächen, die sich nur wenig
über das Hautniveau erheben.
Die *gewöhnlichen Warzen* sind
unterschiedlich große, harte
Knötchen mit einer graugelben,
höckerigen, blumenkohlartigen
Oberfläche, die an den Händen
und im Gesicht vorkommen.

Verlauf

Urplötzlich, »wie aus heiterem
Himmel«, entstehen die Warzen, um dann jahrelang Beschwerden zu verursachen. Sie
verschwinden manchmal ohne
jede Behandlung, treten aber
nach kurzer Zeit wieder an einer
anderen Stelle auf.

Ursache

Ursächlich kommt ein bestimmter Virus in Frage, der vor allem
warme, feuchte Umgebung bevorzugt. Warum es aber letztlich zum Wachsen der Warzen
kommt, ist noch unklar. Eine
bestimmte Hautbeschaffenheit,
hormonelle Faktoren und seelische Belastungen spielen sicherlich auch eine Rolle. Dies zeigt
sich z. B. daran, daß durch Hypnose oder Besprechen Warzen
zum Verschwinden gebracht
werden.

Behandlungsmethoden

Allgemeine Maßnahmen
Bei Warzen an der Fußsohle
empfiehlt es sich, Socken aus
natürlichem Material – Wolle –
zu tragen. Synthetische Stoffe
bilden eine feuchte Kammer,
die das ideale Klima für Viren
darstellt. Offene Schuhe und
häufiges barfuß laufen sind
ebenso zu empfehlen. Die Anzahl der Methoden, vor allem in
der Volksmedizin, ist sehr groß.
Sie reicht vom Besprechen bei
abnehmendem Mond bis zum
Brennglasausbrennen. Die hier
angeführten Maßnahmen sind
erprobt und meist erfolgreich.

Heilpflanzen
Recht wirksam bei Flachwarzen
und kleinen gewöhnlichen Warzen sind die folgenden Anwendungen:

Eichenrindenumschläge 1 Eßlöffel Eichenrinde 10–15 Minuten leicht kochen lassen, abfiltern, ein Mull-Läppchen damit
anfeuchten und auf die betroffene Stelle legen. 2–3mal täglich,
5–10 Tage lang.

Schöllkrautsaft Den gelben
Saft von gerade frisch gepflück-
tem Schöllkraut 2mal täglich ca.
10 Tage lang auf die Warzen
tupfen.

**Zitronen-, Zwiebel- oder Knob-
lauchauflagen** Dazu legt man
über Nacht ein Stückchen Zitrone, Zwiebel oder Knoblauch auf
die Warze und deckt es mit
einem Verband ab. 5–10 Tage
lang wiederholen.

Homöopathie
Causticum Fleischige, große,
zackige Warzen, vor allem an
den Fingern und im Gesicht;
Neigung zu trockenen, juckenden Hautveränderungen vor
allem hinter den Ohren und
zwischen den Oberschenkeln.
Dosierung Causticum D12.
2mal täglich 1 Tablette oder
5 Globuli.

Antimonium crudum Harte,
bröckelige Warzen an Händen
und Füßen; siehe auch Hühner-
auge (Seite 140).
Dosierung Antimonium crud.
D8. 3mal täglich 1 Tablette oder
5 Globuli.

Thuja Neigung zur Warzen-
bildung vor allem im Gesicht,
Rücken und Brust; dunkler Haut-
typ; Nägel brüchig und rissig;

Haare trocken, fallen leicht aus.
Dosierung   Thuja D8. 3mal
täglich 5 Tropfen oder 5 Globuli.

Hausmittel
Warzensalbe   50 Gramm ge-
klärte Butter (Butter erhitzen,
Schaum abschöpfen),
25 Gramm Weizenkeimöl,
25 Gramm Bienenwachs unter
Rühren erwärmen. Zwei Handvoll frische kleingeschnittene
Kräuter, z. B. Schöllkraut,
Ringelblumenblüten, Fetthenne,
Ackergauchheil, dazugeben und
einige Stunden leicht sieden
lassen; über Nacht auskühlen,
am nächsten Tag erwärmen,
durchseihen, und in ein Gefäß
füllen.
Mehrmals täglich die betroffenen Stellen damit bestreichen.
Warzen mit Apfelessig 2mal
täglich einreiben, anschließend
mit Rhizinusöl betupfen.
2–3 Wochen durchführen.

Schuppen

Erscheinungsbild

Auf der behaarten Kopfhaut
kommt es zu einer übermäßigen, trockenen Abschuppung
der Haut. Es besteht ein leichter
Juckreiz mit Neigung zum
Kratzen.

Verlauf

Die Beschwerden bestehen oft
lebenslang, können aber durch
entsprechende Behandlung gelindert werden.

Ursache

Neben einer veranlagungsbe-
dingten Hauttrockenheit, führt
oft zu häufiges Haarewaschen
mit falschem Shampoo oder
Dauerwelle zur zusätzlichen
Austrocknung.

Behandlungsmethoden

Heilpflanzen
Das Einmassieren von Pflanzen-
ölen verhindert das Austrocknen
der Kopfhaut. Es eignen sich
Leinöl, Klettenwurzelöl und
Weizenkeimöl. Das Öl am
Abend auf die Kopfhaut
auftragen, mit einem Tuch
abdecken und über Nacht einwirken lassen. Am nächsten
Morgen mit einem milden
Shampoo auswaschen. Einen
durchblutungsfördernden,
stärkenden Effekt auf die
Kopfhaut und den Haarboden
haben Spülungen.

Kräuterspülung
Brennessel
Rosmarin
Klettenwurzel
Seifenkraut
Walnußblätter

3 Eßlöffel Kräuter (einzeln oder
zu gleichen Teilen gemischt),
mit 1 Liter kochendem Wasser
übergießen, zugedeckt 10 Minuten ziehen lassen, abfiltern. Mit
dem abgekühlten Kräuterwasser
die Haare nach der Haarwäsche
spülen.

Hausmittel
Zum Einmassieren bei sprödem
Haar und Schuppen eignet sich
folgendes Haaröl.

Haaröl	
Mandelöl	20,0
Walnußöl	20,0
Olivenöl	20,0
Rosenöl	5,0

Die Öle gibt es in der Apotheke.
Mit dem Haaröl 1mal pro Woche
Haare und Kopfhaut massieren.

Bewegungsorgane

Arthrose

Erscheinungsbild

Arthrose ist eine Erkrankung, die vor allem ältere Menschen betrifft. Die ersten Symptome sind leichte Schmerzen beim Beginn einer Bewegung, sogenannter Anlaufschmerz, und rasche Ermüdbarkeit des betroffenen Gelenks. In den Gelenken macht sich ein Knirschen und Knacken bemerkbar. Mit Fortschreiten der Erkrankung verstärken sich die Schmerzen. Die Folge ist eine Schonhaltung des betroffenen Gelenks, die zu Bewegungseinschränkung, Versteifung, Sehnen- und Muskelveränderungen führt. Gelegentlich kommt es zu entzündlichen Reizzuständen, man spricht dann von einer *aktivierten Arthrose*. Das Gelenk ist schmerzhaft angeschwollen und überwärmt. Am häufigsten betroffen ist das Kniegelenk, gefolgt vom Hüftgelenk, auch Finger-, Hand-, Ellenbogen-, Schulter- und Wirbelgelenke können betroffen sein.

Verlauf

Die Erkrankung beginnt langsam, schreitet unbehandelt stetig voran und kann letztlich bis zur fast vollständigen Bewegungsunfähigkeit des betroffenen Gelenks führen. In diesem Stadium ist oft die einzige Behandlungsmöglichkeit ein operativer Gelenkersatz. Deshalb sollte die Behandlung so früh wie möglich erfolgen.

Ursache

Die ursächlichen Faktoren sind recht vielfältig, z. B. Fehlhaltung durch einseitige berufliche Belastung; Fehlstellung bei angeborenen O- oder X-Beinen; Übergewicht; Mineralstoffwechselstörungen u. a. Das Entstehen und Fortschreiten wird aber auch durch falsche Ernährung begünstigt.

Behandlungsmethoden

Allgemeine Maßnahmen
Günstige, dauerhafte Behandlungsergebnisse erreicht man mit Vollwerternährung (Seite 13 ff.). Beginnt die Behandlung in einem Stadium, in dem es noch nicht zu deutlichen Formveränderungen am Gelenkknorpel gekommen ist, kann man mit einer konsequenten Vollwerternährung völlige Beschwerdefreiheit erzielen. Ist es bereits zu Knorpel- und Knochenveränderungen gekommen, kann man diese natürlich nicht rückgängig machen, aber Linderung der Schmerzen und bessere Beweglichkeit sind immer zu erreichen.

Die Behandlung beginnt mit einer Umstellung auf Frischkost (Seite 15), die über einige Monate beibehalten werden muß. Anschließend kann man dann auf Vollwerternährung übergehen.

Es besteht die weit verbreitete Ansicht, bei arthrotischen Beschwerden am Knie- und Hüftgelenk möglichst viel zu gehen. Dies führt aber zu einer zusätzlichen Reizung der betroffenen Gelenke und somit zu rascherem Fortschreiten der Erkrankung.

Eine absolute Schonung wäre aber ebenso verkehrt, da dadurch der natürliche Reiz der Bewegung fehlen würde. Folgende Ratschläge sollte man beachten:
- So wenig wie möglich und so viel wie nötig gehen.
- Längere Gehstrecken vermeiden.
- Radfahren statt gehen.
- Weiches, dämpfendes Schuhwerk tragen.
- Stock benützen.
- Warme Kleidung tragen.

Regelmäßige Pendelübungen durchführen.

<u>Kniependeln</u>   Dazu setzt man sich am besten auf einen festen Tisch, denn die Unterschenkel müssen frei herabhängen. Nun läßt man die Unterschenkel locker hin- und herpendeln.
Dauer   5–10 Minuten, möglichst 3mal täglich.

<u>Hüftpendeln</u>   Dazu stellt man sich mit einem Bein z. B. auf ein dickes Buch und hält sich mit der Hand an der Wand oder dem Türrahmen fest. Nun läßt man das freie Bein leicht hin- und herpendeln.
Dauer   Wie oben.

Wasseranwendung
Bei einer aktivierten Arthrose wirken schmerzlindernd und abschwellend:
→ kalte Wickel um das betroffene Gelenk,
→ kalte Lehmpackungen,
→ Quarkpackungen,
→ Eisbeutelauflagen.

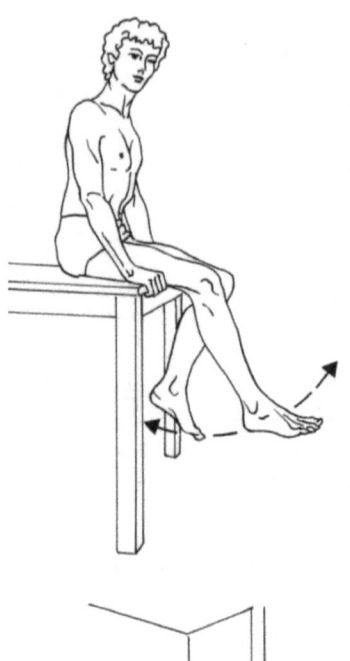

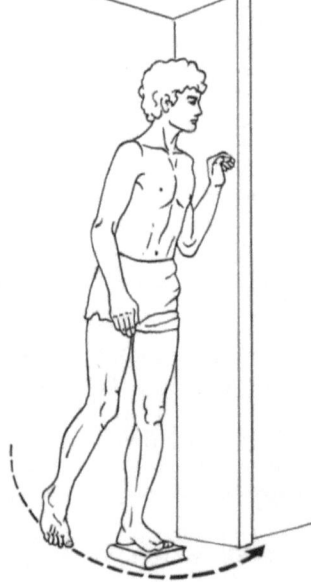

Im nicht entzündlichen Stadium empfehlen sich durchblutungsfördernde Wärmeanwendungen:
→ Heublumenpackungen auf das betroffene Gelenk,
→ Kartoffelauflagen,
→ Vollbäder mit Zusätzen von Heublumen, Moor.

Heilpflanzen
Die Veränderungen an den Gelenken kann man mit einem Heilpflanzentee nicht direkt beeinflussen. Durch eine Anregung der gesamten Stoffwechselvorgänge läßt sich aber das Fortschreiten der Erkrankung verzögern. Teerezepte siehe Seite 146, 148.

Hausmittel
<u>Weißkohlblattauflage, »Krautwickel«</u>   Von einem frischen Kohlblatt die Mittelrippe herausschneiden, mit einem Nudelholz weich walken, um das betroffene Gelenk legen und mit einer Mullbinde festbinden. Täglich 2–3 Wochen lang, am besten über Nacht anlegen.
<u>Rizinusöleinreibung</u>   Das betroffene Gelenk 2mal täglich mit dem Öl einreiben. Mit einer Mullbinde abdecken.

Chronischer Gelenkrheumatismus

Bei Schmerzen in Gelenken und Muskeln spricht man im Volksmund von Rheuma. Rheuma ist aber nur ein Sammelbegriff für zahlreiche, verschiedene Erkrankungen, die den ganzen Organismus betreffen, sich aber hauptsächlich am Bewegungsapparat in Schmerzen und Gelenkveränderungen äußern. Beschrieben wird nur der chronische Gelenkrheumatismus – PCP – und der Muskelrheumatismus.

Erscheinungsbild

Die Erkrankung beginnt schleichend mit Abgeschlagenheit, Müdigkeit, verstärkter Schweißneigung, Frösteln und Steifheit in den Händen, besonders am Morgen. Gelegentlich schwellen die Fingermittel- und -grundgelenke teigig an, sind gerötet und schmerzen bei leichtem Druck und Bewegung. Ein leichter Händedruck erzeugt bereits Schmerzen. Schubweise kommt es dann zu Gelenkschmerzen, wobei auch die Fuß-, Sprung-, Knie-, Hand-, Ellbogen- und Schultergelenke betroffen sein können. Schließlich – nach Jahren – kommt es zu Gelenkveränderungen und Versteifungen. Bewegungen sind nur noch in geringem Umfang und unter größten Schmerzen möglich.

Verlauf

Langsam und kaum bemerkbar beginnt die Erkrankung und entwickelt sich im Laufe der Jahre so, daß das gesamte Leben des Betroffenen verändert wird. Häufig kommt es infolge der Gelenkveränderungen zur Frühinvalidität. Da Rheuma eine Erkrankung ist, die den gesamten Organismus betrifft, kann es zu Spätkomplikationen an Augen, Herz, Nieren und Haut kommen.

Ursache

Rheuma zählt zu den sogenannten Auto-Immunerkrankungen, d. h. körpereigene Zellen greifen körpereigenes Gewebe an. Warum es dazu kommt, ist noch unklar. Sicher ist aber, daß es nicht nur eine einzige Ursache gibt. Erst das Zusammentreffen von falscher Ernährung, hormoneller Fehlsteuerung, psychischer Belastung, Störfeldern, z. B. tote Zähne, Mandeln, und eine anlagebedingte Schwäche, führt zum Entstehen von Rheuma.

Behandlungsmethoden

Allgemeine Maßnahmen

Die Ursachen sind vielfältig und die Erkrankung betrifft den ganzen Menschen. Die Gelenkveränderungen behindern ihn in seiner Bewegung und die Schmerzen zermürben ihn auch in seiner seelischen Verfassung. Andererseits können starke psychische Belastungen einen akuten Rheumaschub auslösen.

Es besteht eine Wechselwirkung zwischen Körper und Seele, dies muß bei der Behandlung unbedingt berücksichtigt werden. Eine naturgemäße Basisbehandlung ruht auf drei Säulen:

Psychische Betreuung und Beratung In Gesprächen sollte der Rheumapatient immer wieder die Möglichkeit haben, über die Probleme seiner Erkrankung, z. B. in Beruf, Partnerschaft und Sexualität, zu reden. Hilfreich ist auch das Erlernen entspannender Übungen, z. B. autogenes Training, Atemübungen u. a.

Ernährung Im Anfangsstadium genügt eine normale Vollwerternährung (Seite 13 ff.), mit Verzicht auf tierisches Eiweiß. Milchprodukte sind erlaubt. Ist die Erkrankung aber schon fortgeschritten, d. h. ist es schon zu Gelenkveränderungen gekommen, so ist eine Frischkosternährung (Seite 15) zu empfehlen. Hierbei besteht die Kost nur aus frischen Blatt- und Wurzelgemüsen, die mit naturbelassenen Fetten und Ölen, Obstessig und Kräutern zubereitet wird und aus Frischkornbrei.

Bewegungsübungen Die Schmerzen sind oft so stark, daß ein Rheumapatient nur noch die unbedingt notwendigen Bewegungen macht. Die Folge ist eine zusätzliche Versteifung der Gelenke und eine Erschlaffung der Muskulatur. Eine gezielte

Gymnastik ist unbedingt erforderlich. Diese sollte unter krankengymnastischer Anleitung erlernt werden, um dann täglich zu Hause wiederholt zu werden.

Wasseranwendung
Während einer entzündlichen Phase – gekennzeichnet durch Schwellung, Rötung und Überwärmung des betroffenen Gelenks – wirken entzündungshemmend und schmerzlindernd:
→ milde kalte Knie-, Schenkeloder Armgüsse,
→ Wechselunterschenkel- und -armbäder,
→ Ganzkörperwaschungen.
In Phasen, in denen die Entzündungsvorgänge weniger stark ausgeprägt sind, wirken durchblutungsfördernd und schmerzlindernd:
→ warme Vollbäder mit Zusätzen von Heublumen, Moor, Fichtennadeln,
→ ansteigende Fußbäder,
→ Senffußbäder,
→ Heublumenpackungen,
→ Sauna.

Heilpflanzen

Stoffwechselanregende Rheumatees	
Löwenzahnkraut mit Wurzel	20,0
Birkenblätter	20,0
Pfefferminzblätter	10,0
Ackerstiefmütterchenkraut	10,0
Sandseggenwurzel	10,0
Schlehenblüten	10,0
Zubereitungsart II (Seite 52)	

Brennesselblätter	20,0
Ackerschachtelhalmkraut	10,0
Wacholderbeeren	10,0
Mädesüßblüten	10,0
Fenchelfrüchte	10,0
Pestwurzwurzel	10,0
Zubereitungsart II (Seite 52	

Entzündungswidriger, schmerzlindernder Rheumatee	
Teufelskralle	20,0
Mädesüßblüten	10,0
Weidenrinde	10,0
Pestwurzwurzel	10,0
Sandseggenwurzel	10,0
Zubereitungsart II (Seite 52)	

▷ Teufelskralle und Weidenrinde gibt es als hochdosiertes Fertigpräparat in der Apotheke zu kaufen.

Homöopathie
Die homöopathische Behandlung des chronischen Gelenkrheumatismus erfordert viel Erfahrung und sollte deshalb nur von homöopathischen Ärzten oder Heilpraktikern durchgeführt werden.

Muskelrheumatismus

Erscheinungsbild
Reißende, stechende Schmerzen in den Muskeln und Sehnen –vor allem im Nacken, Brust-und Lendenbereich – sind das Hauptkennzeichen. Bestimmte Muskelgruppen schmerzen schon bei leichtem Druck, geringste Bewegungen verursachen einschiessende Schmerzen. Feuchte Kälte oder Witterungswechsel verstärken oft die Beschwerden oder lösen sie aus.

Verlauf
Treten die Beschwerden plötzlich auf und werden sie rechtzeitig behandelt, so klingen sie auch rasch wieder ab. Meist beachtet man sie aber anfänglich gar nicht, oder erkennt nicht die ursächlichen Zusammenhänge. So kommt es zu einer hartnäckigen Muskelverspannung, die nur durch eine längere, konsequente Behandlung wieder zu lockern ist.

Ursache
Einseitige körperliche Belastung im Berufsleben oder Arbeitsüberlastung im täglichen Haushalt sind auslösende Faktoren. Durch die Belastungen kommt es zu übermäßiger Beanspruchung der Haltemuskulatur des Rückens. Die Folge sind dann oft Fehlhaltungen mit Muskelverspannungen und Schmerzen. Es besteht aber auch ein enger Zusammenhang zwischen Psyche, vegetativem Nervensystem und Muskelspannung. Angst und emotionale Verstimmungen können zu einem *Muskelhartspann* führen. In beiden Situationen kommt es durch die Muskelverspannung zu einer Sauerstoffmangeldurchblutung mit einer Störung

Behandlungsplan: Muskelrheumatismus

1. Woche	morgens	vormittags	nachmittags	abends
Montag	Trockenbürsten	Atemübungen	30 Minuten spazieren-gehen	Heusack, Einreibung mit Wacholderspiritus
Dienstag	Trockenbürsten	Atemübungen	15 Minuten schwimmen in warmem Wasser, Rückengymnastik	Heusack, Einreibung mit Johanniskrautöl
Mittwoch	Trockenbürsten	Atemübungen	Massage	Vollbad mit Heublumen
Donnerstag	Trockenbürsten	Atemübungen	30 Minuten spazieren-gehen	Heusack, Einreibung mit Wacholderspiritus
Freitag	Trockenbürsten	Atemübungen	30 Minuten spazieren-gehen, Rückengymnastik	Heusack, Einreibung mit Johanniskrautöl
Samstag	Trockenbürsten	Atemübungen, 1 Minute leichte Bewegungsübungen	Sauna	
Sonntag	Trockenbürsten	Vollbad mit Moor	30 Minuten spazieren-gehen, Rückengymnastik	Wassertreten 38 °C 3 Minuten

Den Plan gut sichtbar aufhängen.
Die Anwendungen und Übungen regelmäßig durchführen und nach persönlicher Belastbarkeit steigern.
Um eine allgemeine Umstimmung zu erzielen, muß der Behandlungsplan 4–6 Wochen konsequent eingehalten werden. Nach dieser Zeit aber nicht ganz aufhören, sondern einzelne Übungen regelmäßig fortführen, z. B. Trockenbürsten, Wassertreten, Atemübungen, Sauna.
Ferner sollte man während dieser Zeit den angegebenen Tee trinken – 3 Tassen täglich.

des Zellstoffwechsels. Die Folge sind Ablagerungen, die muskelrheumatische Beschwerden verursachen. Aber auch hormonelle Einflüsse und Störfelder, wie z. B. Zahnherde, Mandeln, Narben, können ursächlich beteiligt sein.

Behandlungsmethoden

Allgemeine Maßnahmen

Um eine nachhaltige Besserung zu erreichen, müssen die auslösenden Bedingungen mitberücksichtigt werden. Soweit möglich, sollte einseitige körperliche Belastung vermieden werden, oder durch ausgleichende Übungen gemindert werden. Hierzu eignen sich:
→ leichte Bewegungsübungen,
- Schwimmen, vor allem Rückenschwimmen,
- Massage.

Die psychischen Verspannungen können gelöst und gelockert werden durch therapeutische Gespräche, autogenes Training, Atemübungen (Seite 23 f.) und entspannende Massage.

Wasseranwendung

Wichtig ist eine Steigerung der örtlichen Durchblutung mit dem Erfolg der Muskelauflockerung. Dies erreicht man durch:
→ warme Vollbäder mit Zusätzen von Heublumen, Moor,
→ Heublumenpackungen,
→ Sauna,
→ Trockenbürsten.

Heilpflanzen

Entspannende, schmerzlindernde, stoffwechselanregende Teemischung	
Brennnesselblätter	30,0
Melissenkraut	20,0
Johanniskraut	200,0
Hopfenzapfen	20,0
Pestwurzwurzel	20,0
Holunderblüten	20,0
Schlehenblüten	20,0
Goldrutenkraut	20,0
Zubereitungsart II (Seite 52)	

Siehe auch chronischer Gelenkrheumatismus, Seite 146. Wohltuende Wirkung haben auch Einreibungen mit Johanniskrautöl (Seite 175) und
Wacholderspiritus   30 Gramm Wacholderbeeren zerstampfen, mit 100 Milliliter 70% Alkohol übergießen und 2–3 Wochen ziehen lassen. Abfiltern und in eine saubere Flasche füllen. Die schmerzenden Stellen damit 2–3mal täglich einreiben. Eine blutreinigende, kräftigende Wirkung hat eine:
Frühjahrskur mit frischen Wildkräutern   Bei rheumatischen Beschwerden sind zu empfehlen: Löwenzahnblätter, Brennnesselblätter, Birkenblätter, Schlehenblüten, Scharbockskraut, Brunnenkresse. Man kann die Kräuter klein gehackt unter Quark mischen, aufs Butterbrot streuen, einen Salat daraus zubereiten oder mit Hilfe eines Entsafters einen frischen Kräutertrunk herstellen.

Schulter-, Nackenschmerzen

Erscheinungsbild

Heftige, oft über Nacht entstehende Schmerzen im Schulter-Nackenbereich. Ist der Nacken betroffen, muß der Kopf meist zwanghaft schief gehalten werden. Kopfbewegungen – vor allem Drehen – sind nur unter größten Schmerzen möglich. Ist die Schulter betroffen, sind Armbewegungen schmerzhaft; häufig strahlen die Schmerzen bis zum Oberarm aus.

Verlauf

Die Beschwerden können bei entsprechender Therapie und unter Berücksichtigung der ursächlichen Faktoren ebenso rasch verschwinden, wie sie gekommen sind. Dies ist gerade beim Schultergelenk von Bedeutung, da es schon bei kurzzeitiger, 7–10 Tage, Ruhigstellung zum Schrumpfen der Gelenkkapsel mit deutlicher Bewegungseinschränkung kommt. Tritt eine gerötete, stark schmerzhafte Schwellung auf, spricht dies für eine akute Entzündung.

Ursache

Die Ursachen hierfür sind vielfältig: Überanstrengung durch einseitige Arbeitsbelastung,

Altersveränderungen an der Wirbelsäule, Störfelder, psychische Probleme u. a.

Behandlungsmethoden

Allgemeine Maßnahmen
Siehe Muskelrheumatismus, Seite 146 f., und akuter Rückenschmerz, Seite 150 f.

Wasseranwendung
Bei einem akuten, entzündlichen Prozeß verbietet sich jede Wärmeanwendung. Schmerzlindernd und abschwellend wirken:
→ kalte Umschläge mit Essigwasser,
→ kalte Lehmpackungen,
→ Quarkpackungen,
→ Eisbeutelauflagen.
Sind die Beschwerden nicht entzündlicher Art, wirkt Wärme entspannend und durchblutungsfördernd.
Es helfen:
→ warme Nackengüsse,
→ Heublumenpackungen,
→ Senfpackungen,
→ Vollbäder mit Zusätzen von Heublumen oder Moor.

Homöopathie
Aconitum   Akutes, plötzliches Auftreten von einschießenden Schmerzen; Steifheit im Nakken; Verschlechterung nachts, durch kalte, trockene Luft.
Dosierung   Aconitum D6. 5 Tropfen/Globuli stündlich.
Sanguinaria   Rheumatische Schmerzen in der rechten

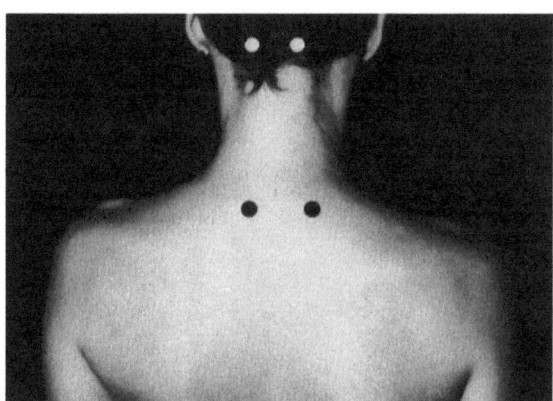

DÜ 15, B 10

Schulter- und Nackengegend; Armheben ist schmerzhaft, Verschlimmerung der Schmerzen nachts.
Dosierung   Sanguinaria D4. 3mal täglich 5 Tropfen/Globuli.
Lachnantes   Schmerzen und Steifheit im Nacken; Frösteln zwischen den Schulterblättern.
Dosierung   Lachnanthes D3. 3mal täglich 5 Tropfen/Globuli.
Cocculus   Schmerzen in der Schulter, die bis in den Arm ziehen; Schmerzen wie bei einer Prellung; Knacken und Knirschen der Wirbelsäule beim Bewegen; starkes Schwächegefühl in den Muskeln.
Dosierung   Cocculus D6. 3mal täglich 5 Tropfen/Globuli.

Akupressur

Punkte für Nackensteife – bei Kopfdrehung kommt es zu Schmerzen
Lage Dü 15   Ca. 2 Daumen breit von der hinteren Mittel-

linie in Höhe des 7. Halswirbels – ist der tastbare, »vorspringende« Wirbel, vor allem, wenn man den Kopf leicht beugt.
Dauer   Einige Minuten lang sanft drücken.
Lage B 10   Knapp 2 Daumen breit von der hinteren Mittellinie, am Unterrand des tastbaren Hinterhauptknochens, in einer kleinen Mulde.
Dauer   Wie oben.
Lage DE 15   (Foto Seite 150) Ca. 2 Daumen breit vom Oberrand der Schulter, in der Schultermitte.
Dauer   Wie oben.

Punkte für Schultersteife – die Armbewegungen sind schmerzhaft
Lage Dü 10   (Foto Seite 150) Handbreit oberhalb der hinteren Achselfalte.
Dauer   Mit sanftem Druck einige Minuten massieren.
Lage DE 15   Siehe oben.

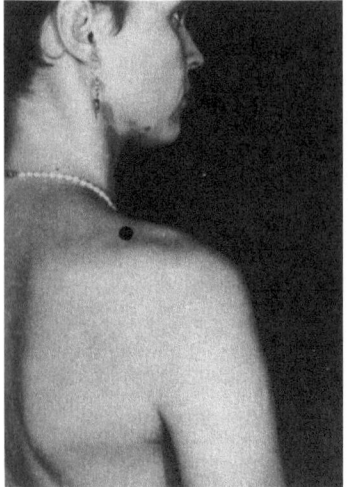

DE 15

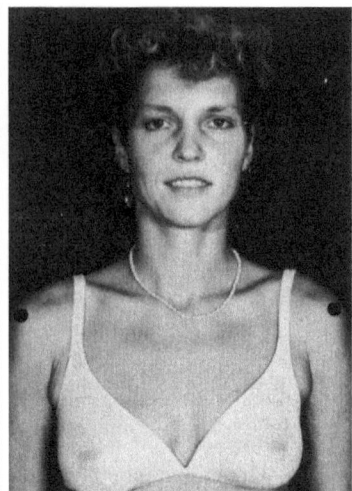

Di 15

<u>Lage Di 4</u>   (Foto Seite 67)
Daumen und Zeigefinger fest
aneinander pressen, am höch-
sten Punkt des entstehenden
Muskelwulstes.
Dauer   Kurz mit kräftigem
Druck.

<u>Lage Di 15</u>   An der Außenseite
der Schulter bei leichtem Heben
des Arms ist dort eine Grube
tastbar.
Dauer   Mit sanften, kreisenden
Bewegungen einige Minuten
massieren.

Akuter Rückenschmerz – Hexenschuß

Erscheinungsbild

Plötzlicher, heftig einschießender Kreuzschmerz. Bestimmte
Bewegungen verstärken den
Schmerz, Bücken ist fast unmöglich.

Verlauf

Bei rechtzeitiger Behandlung
klingen die Schmerzen rasch ab.
Kommt es zu keiner Besserung,
oder strahlen die Schmerzen in
die Leiste oder ins Bein aus,
sollte ein Arzt zu Rate gezogen
werden!

Ursache

Durch eine übermäßige, meist
einseitige Belastung der Rük-
kenmuskulatur im Lenden-
Kreuzbereich kommt es zu einer
geringfügigen Verschiebung
eines Bewegungssegmentes der
Wirbelsäule. Dadurch wird ein
Nerv kurzfristig gequetscht, es
kommt zu den starken, plötzlichen Schmerzen mit nach-
folgender brettharter Muskelverspannung. Durch die Verspannung kommt es zu einem
Dauerschmerz, der sich bei
bestimmten Bewegungen
verstärkt.
▷ Kommt es in kurzen Abständen immer wieder zu akuten
   Rückenschmerzen, so muß

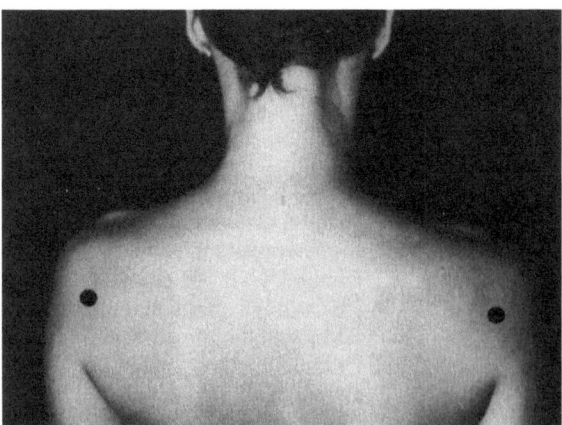

Dü 10

man auch an ein Störfeld als Ursache denken. Es kommen in Frage: Mandeln, Zähne, chronisch entzündliche Prozesse, z. B. von Eierstöcken, Vorsteherdrüse, Darm. Aber auch psychische Belastungen sind häufig an der Entstehung von Verspannungen beteiligt. Siehe Muskelrheumatismus, Seite 146.

Behandlungsmethoden

Allgemeine Maßnahmen

Das Wichtigste beim akuten heftigen Rückenschmerz ist Entlastung und Entspannung. 2–3 Tage Bettruhe im sogenannten Stufenbett. Hierbei werden 1–2 Matrazen oder harte Kissen ans Fußende des Bettes gelegt, so daß die Beine jeweils im Hüft- und Kniegelenk um 90 Grad gebeugt werden. Sind die akuten Schmerzen abgeklungen, wirken isometrische Übungen entspannend, lockernd und kräftigend.

Wasseranwendungen

Entspannende und durchblutungsfördernde Wirkung haben:
→ Heublumenpackungen,
→ Vollbäder mit Zusätzen von Heublumen oder Moor.

Homöopathie

Die Auswahl der homöopathischen Mittel bei Schmerzen und Beschwerden am Bewegungsapparat, d. h. an Muskeln, Sehnen, Gelenken, Bändern bezieht sich nur auf akute Fälle, z. B. Nackensteife, Hexenschuß, Tennisellenbogen u. a. Die homöopathische Behandlung chronischer rheumatischer Krankheiten erfordert viel Erfahrung und sollte von einem homöopathischen Arzt oder Heilpraktiker durchgeführt werden.

Die Mittel werden nach der Lokalisation der Schmerzen unterteilt. Dabei sollte aber beachtet werden, daß ein Mittel, das z. B. bei Hexenschuß aufgeführt wird, auch bei Nackensteife helfen kann. Entscheidend für das Finden des richtigen Mittels ist dabei, durch was die Beschwerden ausgelöst wurden.

Bryonia   Stechende, reißende Schmerzen, die sich bei der geringsten Bewegung und Berührung verschlimmern; der Kranke liegt unbeweglich im Bett; Liegen auf der kranken Seite bessert; Verschlimmerung durch Wärme, heißes Wetter; Besserung durch Ruhe und Kühlung, z. B. auch durch kalte Getränke.
Dosierung   Bryonia D4. Stündlich 5 Tropfen/Globuli.

Rhus toxicodendron   Ziehende, reißende Schmerzen in den Muskeln, Sehnen und Bändern im Nacken, Rücken, in Oberschenkeln, Armen; Gefühl der Steifheit; Bewegungen schmerzen anfänglich, doch werden die Schmerzen bei fortgesetzter, leichter Bewegung besser; Verschlimmerung durch feuchte Kälte, Nässe, Regen, in der Nacht; Besserung durch warmes, trockenes Wetter, warme Bäder; ausgelöst oft durch Überanstrengung, z. B. Verheben, heftige Bewegung, Gartenarbeit u. a.
Dosierung   Rhus tox. D6. Stündlich 5 Tropfen/Globuli.

Dulcamara   Rheumatische Schmerzen im Nacken und Kreuz; Steifheit und Lahmheit vor allem nach Verkühlung; »Herbstmittel«, heiße Tage – kalte Nächte; feuchte Kälte, Wechsel zu kalter Witterung; Sitzen auf kaltem Boden lösen die Beschwerden aus; Besserung durch leichte Bewegung und Wärme.
Dosierung   Dulcamara D4. Stündlich 5 Tropfen/Globuli.

Kalmia   »Wandernde Schmerzen«; blitzartig ausstrahlende Schmerzen vom Nacken in den Arm, den Rücken hinunter, von der Hüfte zu den Knien und Füßen; Schulterschmerzen vor allem rechts; Verschlimmerung durch Vorwärtsbeugen, Bewegung; Besserung bei Ruhe und Liegen auf dem Rücken.
Dosierung   Kalmia D6. Stündlich 5 Tropfen/Globuli.

Nux vomica   Meist morgendliche akute Rückenschmerzen, Hexenschuß, Berührung verschlimmert; »wenn er sich im Bett umdrehen will, muß er sich dazu vorher aufsetzen«; vom

Charakter her nervös, reizbar; arbeitet, raucht und trinkt viel. »Managertyp«; Besserung bei feuchtem Wetter.
Dosierung Nux vomica D6. Stündlich 5 Tropfen/Globuli.

Phytolacca Schießender Schmerz wie ein elektrischer Schlag in der rechten Schulter oder rechten Oberschenkel-außenseite; Schmerzen wechseln rasch den Ort; Rücken ist steif, besonders morgens; Verschlimmerung bei feucht-kaltem Wetter, nachts; Besserung durch Wärme und Ruhe.
Dosierung Phytolacca D6. Stündlich 5 Tropfen/Globuli.

Akupressur
Lage B 60 (Foto Seite 134) Genau auf der Hälfte der Verbindungslinie vom äußeren Knöchel zur Achillessehne.
Dauer Kurz kräftig massieren.

Ischias

Erscheinungsbild

Meist plötzlich einschießender Kreuzschmerz mit Ausstrahlung ins Bein. Die Schmerzen verstärken sich bei Bewegung, Husten und Niesen. Die »Ischiasdruckpunkte« am Gesäß und in der Kniekehle sind druckschmerzhaft. Es kann auch zu Empfindungsstörungen an der Beinaußenseite und am Fußrücken kommen.

Verlauf

Jeder Ischias, vor allem bei Sensibilitätsstörungen und Gangunsicherheiten – gehen auf Fußspitzen ist nicht mehr möglich – muß vom Arzt untersucht werden!

Ursachen

Kommt es zu einem Verrutschen der Bandscheibe mit einer kurzzeitigen Einquetschung des Ischiasnervs, spricht man von einer *Lumbo-Ischialgie*. Um eine *vollständige Ischialgie* handelt es sich, wenn es zu einem dauerhaften Bandscheibenvorfall mit bleibender Einquetschung des Ischiasnervs gekommen ist. Die Gründe dafür sind recht vielfältig: Fehlstellung der Wirbelsäule, Alterungsprozesse, einseitige Überlastung, mangelnde Muskelstütze, entzündliche Prozesse, des kleinen Beckens u. a.

Behandlungsmethoden

Siehe akuter Rückenschmerz, Seite 151.

Tennisellenbogen

Erscheinungsbild

Akute oder allmählich sich verstärkende Schmerzen an der Außenseite des Ellenbogens. Dort findet sich eine druckschmerzhafte Stelle am Sehnenansatz. Die Schmerzen verstärken sich bei Belastung des Unterarms.

Verlauf

Die Beschwerden bessern sich bei entsprechender Behandlung nach einigen Tagen. Häufig kommt es aber zu einem chronischen Verlauf, wenn die ursächlichen Faktoren – häufig Störfelder – bei der Behandlung nicht mitberücksichtigt werden.

Ursache

In der Regel kommt es nach einer Überanstrengung – Tennisspielen – zum Auftreten der Beschwerden. Die ursächlichen Faktoren sind aber meistens in Störfeldern – Zähne, Mandeln, Narben – oder einer Fehlhaltung der Halswirbelsäule zu suchen.

Behandlungsmethoden

Allgemeine Maßnahmen
Im akuten Stadium erreicht man eine rasche Schmerzlinderung durch Schonung und Entlastung für ca. 2 bis 3 Tage.

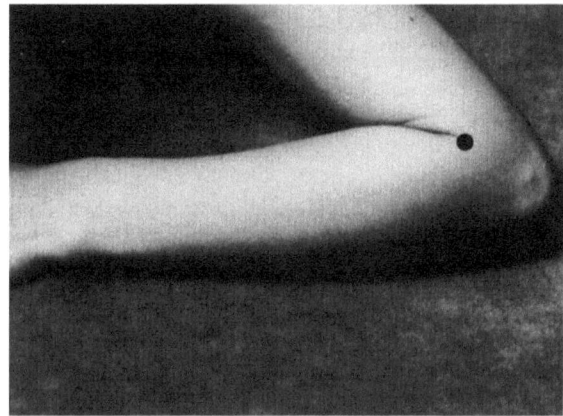

Di 11

Gicht

Erscheinungsbild

Die ersten Anzeichen, der oft schon jahrelang bestehenden Erkrankung, ist eine plötzliche, sehr schmerzhafte Gelenkentzündung. Betroffen ist meist das Grundgelenk der großen Zehe, aber auch das Daumengrundgelenk, Knie-, Hand- und Schultergelenk können befallen sein. Das Gelenk ist rot geschwollen, extrem schmerzhaft; Bewegung ist kaum möglich, oft besteht auch Fieber. Die akuten Symptome klingen unbehandelt nach 7–10 Tagen wieder ab.

Verlauf

Mit dem Abklingen des akuten Gichtanfalls – behandelt oder unbehandelt – kommt es aber nicht zum Verschwinden der Erkrankung, sondern sie geht in das anfänglich symptomlose, chronische Stadium über. Im Laufe der Jahre kommt es dann allerdings zu Schädigungen des Gelenkknorpels, zu Gichtknoten an der Gelenkkapsel, an den Sehnen und an der Ohrmuschel. Auch die Bildung von Nierensteinen mit Schädigung des Nierengewebes ist häufig.

Ursache

Gicht ist eine Wohlstandskrankheit. Obwohl auch erbliche Ver-

Wasseranwendung

Schmerzlindernd und durchblutungsfördernd wirken:
→ ansteigende Armbäder,
→ Heublumenpackungen,
→ heiße Lehmpackungen,
→ Wacholderspiritus
    (Seite 148)
und
Beinwellwickel   20 Gramm Beinwellwurzeln in wenig Wasser ca. 15 Minuten leicht kochen. Anschließend zerstampfen, auf ein Leinentuch streichen und über Nacht um den schmerzenden Ellenbogen wickeln.

Homöopathie

Ferrum muriaticum
Schmerzen im rechten Ellenbogen oder rechten Schultergelenk; Schmerzen bei geringster Bewegung, Armheben fast unmöglich; ist die linke Seite betroffen kommt Ferrum metallicum in Frage.

Dosierung   Ferrum mur. D6. 3mal täglich 1 Tablette oder 5 Globuli.

Akupressur

Lage Di 11   Bei angewinkeltem Arm am Ende der Ellenbogenfalte.
Dauer   Kurz kräftig massieren.

anlagung bei der Entstehung mitspielt, sind die auslösenden Faktoren in erster Linie übermäßiges Essen und Trinken. Vor allem der hohe Fleisch- und Alkoholkonsum sind dabei zu nennen. Bei der Erkrankung kann die vermehrt anfallende Harnsäure – diese ist das Endprodukt eines bestimmten Stoffwechselvorganges im Körper – nicht mehr mit dem Urin ausgeschieden werden. Es kommt zur Bildung von Harnsäurekristallen, die sich in den Gelenken ablagern. Zu einem *akuten Gichtanfall* kann es aber auch bei bestimmten Erkrankungen oder in anderen Situationen kommen. Man spricht dann von *sekundärer Gicht.* In Frage kommen Krebserkrankungen, chronische Nierenschwäche, hormonelle Stoffwechselerkrankungen, Röntgentherapie, Chemotherapie, Null-Diät bei Abmagerungskuren u. a.

Behandlungsmethoden

Allgemeine Maßnahmen

Gicht ist eine Ernährungskrankheit, die einzige ursächliche Behandlung ist demzufolge eine Ernährungsumstellung. Unbedingt zu meiden sind purinhaltige Nahrungsmittel, da Harnsäure das Endprodukt des Purinstoffwechsels ist. Dazu zählen insbesondere Innereien, Wildbret, Fleisch, Fleischbrühe, Sardinen, Sardellen, Spinat, Spargel, Hülsenfrüchte. Alkohol sollte weitestgehend vermieden werden, da er die Harnsäureausscheidung in der Niere blokkiert. Ein Glas Bier, Wein oder Sekt ist erlaubt, absolut verboten sind dunkles Bockbier, Portwein und Likör. Erhöhtes Körpergewicht sollte auf Normalgewicht reduziert werden. Um dies zu erreichen, bedarf es keiner speziellen Gicht-Diät; ausreichend ist eine gut zusammengestellte Vollwerternährung (Seite 13 ff.); lediglich die erwähnten Gemüse in größeren Mengen und Fleisch sind zu vermeiden. Während eines akuten Gichtanfalls empfiehlt sich für 2–3 Tage folgendes Vorgehen:

→ Frischkost,
→ Molke-Diät.

▷ Wichtig ist es, auf ausreichende Flüssigkeitszufuhr zu achten, z. B. durch Kräutertee, Mineralwasser – Fachinger, Wildunger-Helenenquelle, Vichywasser – Johannisbeersaft.

Wasseranwendung

Im akuten Anfall wirken kalte Anwendungen schmerzlindernd:
→ kalte Wickel,
→ Eisbeutelauflagen.
Im chronischen Stadium, bei bereits bestehenden Gelenkveränderungen, sind warme bis heiße Anwendungen angezeigt. Siehe Gelenkrheumatismus, Seite 146.

Heilpflanzen

Das wirksamste Mittel zur Behandlung des akuten Gichtanfalls wird aus der Herbstzeitlose hergestellt. Die Trinktura Colchici oder das Fertigpräparat Colchysat® müssen aber in genauer Dosierung vom Arzt verordnet werden.

Eine milde schmerzstillende, abschwellende Wirkung haben die äußerliche Anwendung von Bilsenkrautöl und Arnika-Tinktur (gibt es in der Apotheke) in Form von Umschlägen. Dosierung beachten!

Unterstützende Wirkung im Sinne einer Entschlackung und Blutreinigung hat folgende Teemischung:

Blutreinigungstee	
Brennnesselblätter	20,0
Birkenblätter	20,0
Bohnenschalen	10,0
Ackerschachtelhalmkraut	10,0
Wacholderbeeren	10,0
Apfelschalen	20,0
Zubereitungsart II (Seite 52)	

Kräutersäfte aus frischen Pflanzen eignen sich ebenfalls zur Behandlung. In Frage kommen Brennesselsaft, Löwenzahnsaft, Wacholderbeerensaft, Birkenblättersaft. Diese gibt es als Frischpflanzensäfte zu kaufen. Zu geeigneter Jahreszeit kann man sie auch selbst herstellen.

Hausmittel

»Krautwickel« siehe Arthrose, Seite 144.

Sehnenscheiden-entzündung

Erscheinungsbild

Die betroffene Sehne – meist am inneren Unterarmbereich – schmerzt bei Bewegung. Oft zeigt sich eine leicht gerötete Schwellung mit schmerzhaftem Knirschen bei Druck auf die Sehne.

Verlauf

Sind die Beschwerden akut entstanden, klingen sie unter entsprechender Behandlung nach 5–7 Tagen wieder ab. Gelegentlich entwickelt sich ein sogenanntes *Überbein*. Nur wenn dieses Beschwerden bereitet, sollte es operativ entfernt werden.

Ursachen

Meist entstehen die Beschwerden durch Überanstrengung oder einseitige Arbeitsbelastung. Aber auch im Rahmen einer rheumatischen Erkrankung kann es zu einer Sehnenscheidenentzündung kommen.

Behandlungsmethoden

Allgemeine Maßnahmen
Eine rasche Schmerzlinderung erreicht man durch Entlastung und Ruhigstellung mit einer elastischen Binde.

Wasseranwendung
Im akuten entzündlichen Zustand wirken kalte Anwendungen schmerzlindernd und abschwellend:
→ kalte Armbäder,
→ kalte Armwickel,
→ kalte Lehmpackungen,
→ Quarkpackungen.

Heilpflanzen
Abschwellend und schmerzlindernd wirken Umschläge mit Kräuterzubereitungen:
- Arnikatinktur (Seite 174),
- Johanniskrautöl (Seite 175),
- Beinwellbrei (Seite 174).

Homöopathie
Siehe Tennisellenbogen, Seite 153.

Akupressur
<u>Lage Dü 4</u>   Am Außenrand des Handgelenks in einer kleinen Mulde.

Dauer   Einige Minuten kräftig massieren.
<u>Lage DE 5</u>   Ca. 2 Daumen breit von der Handgelenksfalte auf der Mitte der Armaußenseite.
Dauer   Wie oben.

Schleimbeutel-entzündung

Erscheinungsbild

Der betroffene Schleimbeutel, z. B. am Ellenbogen, auf und kurz unter der Kniescheibe, am Schultergelenk, ist teigig geschwollen und schmerzhaft gerötet.

Verlauf

Bei entsprechender Behandlung kommt es nach 5–8 Tagen zum Abklingen der Entzündung.

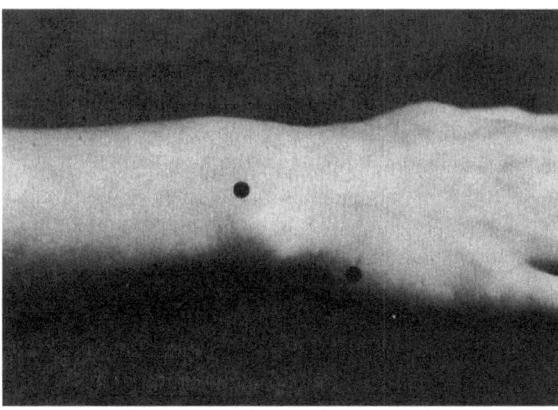

Dü 4, DE 5

Wird die Entzündung chronisch, kann es zu einer *Verkalkung des Schleimbeutels* kommen.

Ursache

Durch Verletzungen, einseitige Überlastung, spezielle Entzündung und im Rahmen einer rheumatischen Erkrankung kommt es zur Schleimbeutelentzündung.

Behandlungsmethoden

Allgemeine Maßnahmen, Wasseranwendungen

Siehe Sehnenscheidenentzündung, Seite 155.

Homöopathie

Apis mellifica Teigige Schwellung von blasser Farbe, stechende Schmerzen; sehr berührungsempfindlich; Verschlimmerung durch Hitze; Besserung durch Kälte.
Dosierung Apis mell. D4. Stündlich 5 Tropfen/Globuli.

Bryonia Heiße, rote Schwellung, sehr schmerzhaft und berührungsempfindlich; Verschlimmerung durch Bewegung, Wärme; Besserung durch Ruhe.
Dosierung Bryonia D4. Stündlich 5 Tropfen/Globuli.

Nerven und »Gemüt«

Kopfschmerzen

Erscheinungsbild

Der Kopfschmerz ist keine eigenständige Krankheit, sondern ein äußerst schmerzhaftes, subjektives Symptom eines bestimmten Grundleidens. Der Schmerzcharakter und die Lokalisation ist verschieden, z. B. dumpf, brummend, stechend, ziehend, einschnürend, pochend; vom Nacken über den Hinterkopf ausstrahlend, an der Stirn, hinter den Augen, einseitig, wechselnd, umherziehend.

Verlauf

Kopfschmerzen werden als alltägliches Leiden vom Betroffenen, aber auch häufig vom Arzt nicht ernst genug genommen. Häufig werden über Jahre und Jahrzehnte Schmerzmittel verordnet und eingenommen, ohne eine vorherige genaue Abklärung der auslösenden Ursachen. Eine Selbstbehandlung empfiehlt sich nur bei leichten, vorübergehenden Kopfschmerzen.

Einen Arzt sollte man aufsuchen bei:
Heftigen Kopfschmerzen aus »heiterem Himmel«.
Kopfschmerzen mit Sehstörungen und Benommenheit.
Kopfschmerzen mit hohem Fieber und Erbrechen.
Kopfschmerzen, die nach Kopfverletzungen auftreten, vor allem, wenn eine beschwerdefreie Zeit dazwischenliegt.
Kopfschmerzen, die an Stärke zunehmen.
Kopfschmerzen, die sich trotz Behandlung nicht bessern.

Ursache

Die ursächlichen und auslösenden Faktoren sind sehr vielfältig. Es kommen in Frage:
- Verspannungen der Nackenmuskulatur,
- psychische Belastungen,
- berufliche Überlastung,
- Infektionen – akut oder chronisch – von Nebenhöhlen, Ohren, Zähnen,
- Nahrungsmittelallergien,
- Sehstörungen,
- Lärmbelästigungen,
- chronische Verstopfung,
- Überlastung der Leber und Galle, z. B. mit fetten Speisen,
- Wetterfühligkeit,
- Belastung mit Umweltchemikalien,
- hormonelle Faktoren,
- falsches Licht, künstliches Licht (Neonbeleuchtung),
- Medikamente, z. B. Anti-Baby-Pille, Kopfschmerztabletten, Antibiotika u. a. m.

Behandlungsmethoden

Allgemeine Maßnahmen
Um eine dauerhafte Besserung und Heilung zu erreichen, müssen die ursächlichen Bedingungen mitbedacht und mitbehandelt werden. Allgemein entspannende Maßnahmen haben aber immer eine schmerzlindernde Wirkung. Dazu zählen z. B. autogenes Training, Yoga, regelmäßiges Spazierengehen, Massagen, leichte Bewegungsübungen (Seite 16 ff.), Atemübungen (Seite 23 f.).
Häufiger als vermutet sind gewisse Nahrungsmittel und chro-

nische Verstopfung auslösende Faktoren für Kopfschmerzen. Eine überaus wirksame Behandlung, die oft völlige Beschwerdefreiheit bringt ist das Fasten (Seite 16). Nach Beendigung der Fastenkur geht man langsam wieder auf Vollwerternährung (Seite 13 ff.) über. Unbedingt muß man darauf achten, ob nach Genuß eines bestimmten Nahrungsmittels wieder Kopf schmerzen auftreten.

Wasseranwendung

Alle hier erwähnten Anwendungen wirken im Sinn einer Ableitung. Durch die reflektorische Beeinflussung der Blutgefäßspannung kommt es zu einer Umverteilung des Blutes. Wichtig ist es, die jeweilige Reaktionslage zu erkennen, z. B. bei Kopfschmerzen durch Muskelverspannungen im Nacken sind warme Anwendungen zu empfehlen, bei Kopfschmerzen infolge von Blutfülle im Kopf sind kalte Anwendungen wirksam. Es empfiehlt sich von daher jede Anwendung abzubrechen, die die Schmerzen verstärkt. Ein erfahrener naturheilkundiger Arzt oder Heilpraktiker sollte dann zu Rate gezogen werden. Folgende Maßnahmen kommen in Frage:
→ warme Nackengüsse,
→ Heublumenpackungen in den Nacken,
→ ansteigende Fuß- oder Armbäder,

→ Senffußbäder,
→ Wechselfuß- oder -armbäder,
→ kalte Kniegüsse,
→ kalte Nackengüsse,
→ Wassertreten,
→ Trockenbürsten,
→ Luftbäder,
→ Sauna.

Heilpflanzen

Ein Kräutertee hat lediglich eine entspannende Wirkung. Da aber ca. 80% der Kopfschmerzen sogenannte *Spannungskopfschmerzen* sind, lohnt sich ein Versuch:

Kopfschmerztee	
Melissenblätter	20,0
Lavendelblüten	20,0
Hopfenzapfen	10,0
Pestwurzwurzel	10,0
Rosmarinkraut	10,0
Pfefferminzblätter	10,0
Fenchelfrüchte	10,0
Zubereitungsart II (Seite 52)	

Homöopathie

Die hier aufgeführten Mittel wurden nach der Schmerzlokalisation und der Art des Schmerzes ausgewählt. Sie sind nur eine kleine Auswahl, haben sich aber in der Behandlung des akuten Kopfschmerzes durchaus bewährt.
<u>Gelsemium</u> Schmerzen ziehen vom Hinterkopf über die Schläfe zur Stirn, Schmerzen »wie ein Band um den Kopf«; Gefühl, als wäre der Kopf zu groß; dumpfer Schmerz; schwere

Augenlider, große Schläfrigkeit, Benommenheit; Verschlimmerung bei Aufregung; »Mittel gegen Prüfungsangst und Lampenfieber«; Besserung durch reichlich Wasserlassen.
Dosierung Gelsemium D6. 5 Tropfen/Globuli stündlich, bis Besserung eintritt.
<u>Nux vomica</u> Kopfschmerzen im Hinterkopf oder über dem rechten Auge mit einem Gefühl von Schwindel und Benommenheit; typische Kopfschmerzen nach einer durchzechten Nacht – »Katermittel«; übermäßiger Alkohol- und Tabakgenuß; Verschlimmerung immer morgens oder 1–2 Stunden nach dem Essen; empfindlich gegen laute Geräusche; vom Charakter her nervös, reizbar, geschäftig – zuviel Büroarbeit, Studium, hektisches Geschäftsleben.
Dosierung Nux vomica D6, wie Gelsemium.
<u>Bryonia</u> Berstende Kopfschmerzen im Hinterkopf oder in der Stirn; Stechen und Ziehen durch den Kopf, geringste Bewegung – Drehen des Kopfes oder nur der Augen – verstärkt die Schmerzen; kräftiges Drükken bringt Besserung.
Dosierung Bryonia D6, wie Gelsemium. Siehe auch Migräne, Seite 161.

Akupressur

Das Massieren der angegebenen Punkte bringt meist eine rasche Linderung der Schmerzen –

auch im akuten Stadium. Es ist
sehr sinnvoll, noch zusätzlich
die Punkte zu massieren, die
druckschmerzhaft sind. Also
ruhig den Kopf abtasten und
solche Stellen suchen.

Punkte für Stirnkopfschmerz
Lage G 14   Daumenbreit über
der Augenbrauenmitte.
Lage B 2   Am inneren Ende
der Augenbraue.
Lage PaM 9   Auf der Schläfe.
Dauer   Mit zartem Druck kurz
massieren.
Lage PaM 3   Genau in der
Mitte zwischen den Augen-
brauen.
Dauer   Mit Daumen und Zei-
gefinger leicht drücken.

Punkte für Hinterkopfschmerzen
Lage B 10   Gut daumenbreit
neben der Mittellinie am Unter-
rand des Hinterhauptknochens.
Lage B 60   (Foto Seite 160)
Zwischen Fußaußenknöchel und
Achillessehne.
Lage B 65 (Foto Seite 160) Am
Grundgelenk der kleinen Zehe.
Dauer   Mit zartem Druck kurz
massieren.

Punkte für Kopfschmerzen in Scheitelhöhe
Lage N 1   (Foto Seite 160) Auf
der Fußsohle zwischen den
Ballen der Groß- und Kleinzehe
in einer kleinen Mulde.
Lage Le 3   Ca. daumenbreit
oberhalb der Zehenspalte.
Dauer   Wie oben.

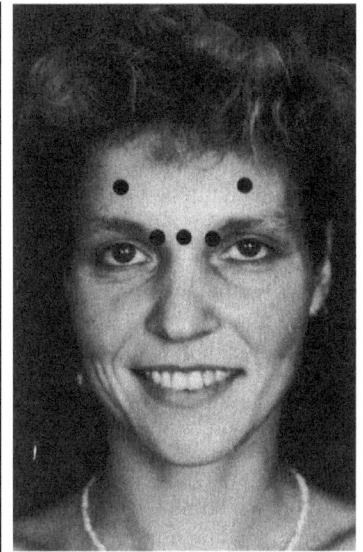

G 14, B 2, PaM 3

PaM 9

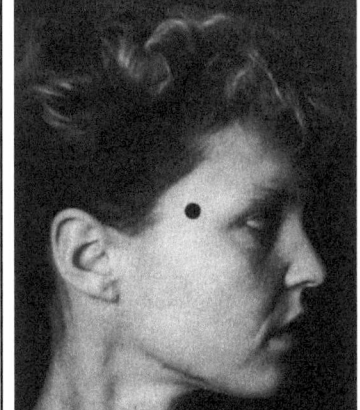

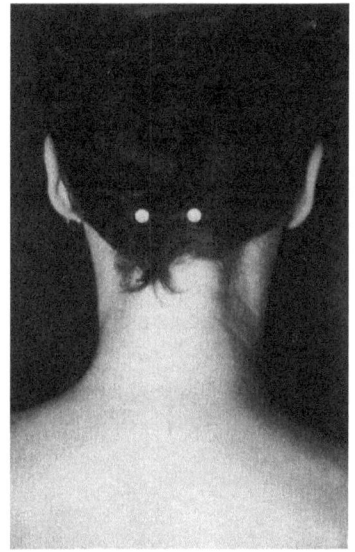

B 10

Punkte für diffuse, umher-ziehende Kopfschmerzen
Lage Di 4   Auf dem höchsten
Punkt des Muskelwulstes der
entsteht, wenn man den Daumen an die Hand preßt.
Lage Lu 7   Ca. 2. Daumen
breit von der Handgelenksfalte
auf der Arminnenseite.
Dauer   Wie oben.

Hausmittel
Frische Zwiebelscheiben ca.
15 Minuten auf die Stirn legen.
Meerrettich fein zerreiben, auf
ein Tuch streichen und
5–10 Minuten in den Nacken
legen.
Zitrone dünn schälen und die
Schalen mit der Innenseite auf
die Stirn legen.

Migräne

Erscheinungsbild

Die Migräne ist ein sehr heftiger, anfallsartig auftretender, halbseitiger Kopfschmerz. Die schmerzfreien Intervalle zwischen den einzelnen Anfällen sind unterschiedlich lang. Der Anfall kündigt sich durch individuell verschiedene Vorboten an. Manche fühlen sich an den Tagen vor dem Anfall überaus fröhlich, geistig aktiv, andere wiederum spüren eine große Müdigkeit, Unlust und Reizbarkeit. Unmittelbar vor dem Schmerzanfall kommt es zu Sehstörungen. Es erscheinen flimmernde Pünktchen vor einem oder beiden Augen. Kurz darauf setzt der heftig pulsierende Kopfschmerz ein. Die Schmerzen sind so überaus stark, daß der Betroffene unfähig ist zu arbeiten. Auf dem Höhepunkt bestehen Hitzewallungen, Schweißausbrüche, es kommt zu Übelkeit und Erbrechen. Es besteht eine Überempfindlichkeit gegen Licht und Lärm.

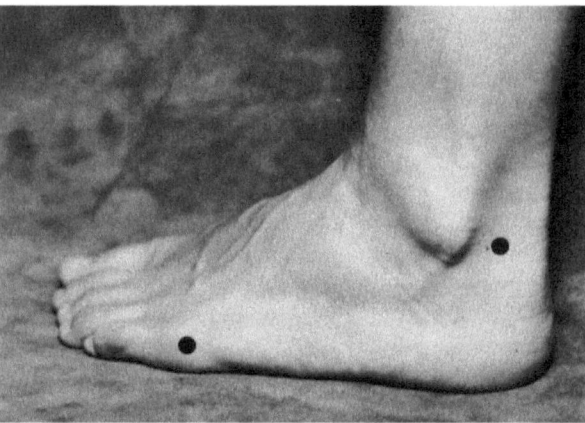

B 65
B 60

Verlauf

Der Anfallsverlauf ist recht verschieden. Er kann einige Stunden dauern und nach heftigem Erbrechen plötzlich wieder verschwinden, aber auch eine Woche lang und mehr kann der Betroffene so darunter leiden, daß er im Bett liegen muß. Die Beschwerden können jahrzehntelang in wechselnder Häufigkeit und Intensität auftreten, um dann plötzlich ein für allemal zu verschwinden.

Eine Migräne, die immer auf derselben Seite auftritt, sollte vom Arzt auf organische Veränderungen abgeklärt werden.

Ursache

Als Auslöser für einen Anfall kommen alle bereits bei Kopfschmerzen (Seite 157) erwähnten Faktoren in Frage.

Behandlungsmethoden

Allgemeine Maßnahmen
Wasseranwendungen, Heilpflanzen siehe Kopfschmerzen, Seite 158.

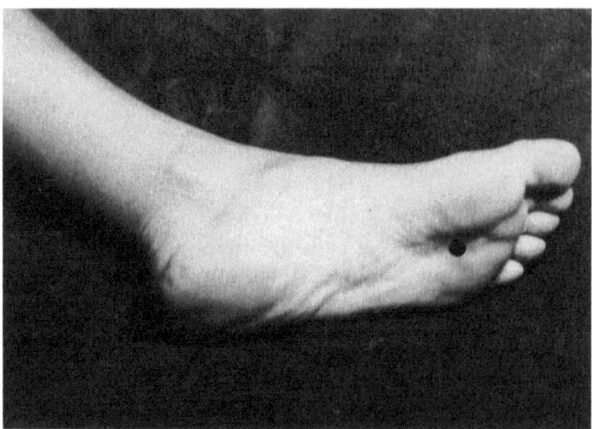

N 1

Homöopathie

<u>Spigelia</u> Schmerzen beginnen im Hinterkopf, breiten sich nach vorn aus und setzen sich über dem linken Auge fest; heftiger, pulsierender Schmerz; Lärm und Erschütterung verschlimmern; der Schmerz steigert sich im Laufe des Tages und nimmt am Abend ab.

Dosierung Spigelia D6. 5 Tropfen/Globuli stündlich, bis Besserung eintritt.

<u>Sanguinaria</u> Schmerzen beginnen im Hinterkopf und ziehen zum rechten Auge; Übelkeit und Widerwillen gegen Essen; Erbrechen bringt Erleichterung; Schmerz steigert sich im Laufe des Tages und nimmt am Abend ab.

Dosierung Sanguinaria D6, wie Spigelia.

<u>Iris versicolor</u> Stirn und Schläfenkopfschmerz, besonders rechtsseitig mit Übelkeit und Schleiern vor den Augen; Verschlimmerung bei Entspannung und Ruhe – sogenannte »Sonntagsmigräne«.

Dosierung Iris D4, wie Spigelia.

Akupressur

Es gibt einige Punkte, die speziell für Migräne wirksam sind – vor allem, wenn sie bereits im Vorstadium massiert werden.

<u>Lage DE 10</u> Daumenbreit oberhalb des Ellenbogenknochens – bei leicht gebeugtem

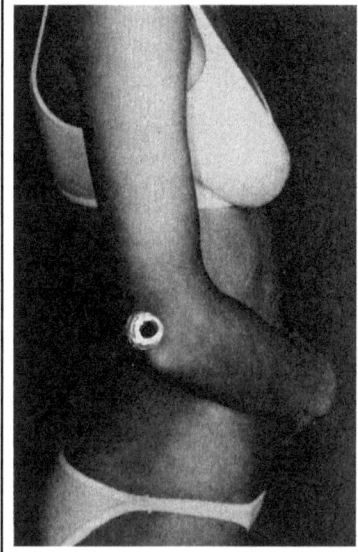

DE 10

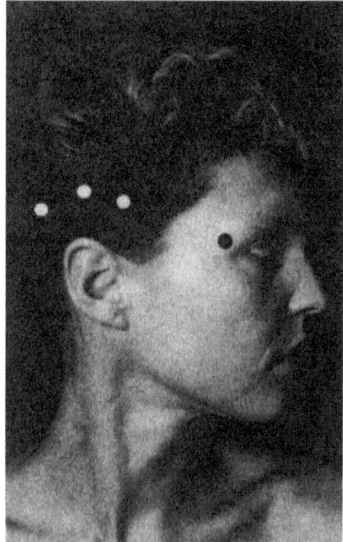

DE 23

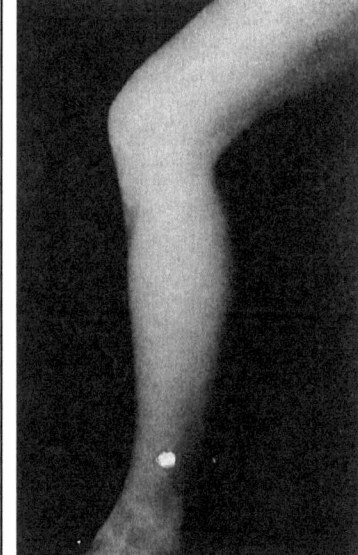

G 38

Arm tastet man hier eine Mulde.

Dauer Einige Minuten massieren.

<u>Lage DE 23</u> Am äußeren Ende der Augenbraue.

Dauer Wie oben.

<u>Lage</u> Die Punkte liegen 2 Finger breit oberhalb der Ohrmuschel. Sie liegen auf dem dort verlaufenden Gallenmeridian.

Dauer Großflächig mit 3 Fingern mit leichtem Druck massieren.

<u>Lage G 38</u> Gut handbreit oberhalb des äußeren Knöchels am Vorderrand des Wadenbeinknochens.

Dauer Einige Minuten kräftig massieren.

Hausmittel

Im Vorstadium des Anfalls wirkt manchmal: 1 Tasse starker, schwarzer Kaffee mit ca. 1 Teelöffel Zitronensaft vermischt.

1 kleines Stück Watte mit etwas Kampfer, Zitronenöl oder Pfefferminzöl tränken und in die Nase stecken.

Neuralgien

Erscheinungsbild

Plötzlich einschießende, stechende, bohrende Schmerzen, die anfallsartig auftreten und wenige Minuten bis mehrere Stunden, oder manchmal auch tagelang, anhalten können. Am häufigsten betroffen sind bestimmte Bereiche im Gesicht – sogenannte *Trigeminusneuralgie* – und am Brustkorb – *Intercostalneuralgie.*

Verlauf

Die Schmerzattacken treten in gewissen Zeitabständen immer wieder von neuem auf. Im allgemeinen werden die Betroffenen jahre- bis jahrzehntelang von diesen überaus heftigen Schmerzen geplagt.

Ursache

Die eigentlichen Ursachen sind noch nicht aufgeklärt. Ausgelöst werden die Schmerzen – besonders die Trigeminusneuralgie – durch Sprechen, Kauen, Kälte, Berührung, aber auch durch körperliche oder seelische Überlastung.

Gelegentlich kann eine organische Erkrankung, z. B. Hirntumor, Gefäßerkrankung, Zahn- oder Nebenhöhlenentzündung, als auslösende Ursache in Frage kommen. Es sollte deshalb jede Neuralgie vom Facharzt abgeklärt werden.

Behandlungsmethoden

Die hier aufgeführten Methoden haben lediglich einen milden, schmerzlindernden und entspannenden Effekt; eine Heilung ist durch sie nicht zu erreichen.

Ein naturheilkundlich orientierter Arzt oder Heilpraktiker kann durch eine gezielte Akupunktur oder Neuraltherapie in den meisten Fällen eine weitgehende Besserung erzielen.

Wasseranwendungen

Örtliche, feuchte Wärmeanwendungen wirken in vielen Fällen erleichternd:

→ Leinsamenauflagen,
→ Heublumenpackungen,
→ Kartoffelauflagen.

Heilpflanzen

Bevor man zu starken chemischen Arzneimitteln greift, lohnt sich ein Versuch mit dem Blauen Eisenhut, *Aconitum napellus.* Diese Pflanze kann man nur in Form einer Tinktur verwenden. Die genaue Dosierung muß beachtet werden!

| **Tinctura Aconiti** |
| In der Apotheke erhältlich. |

3mal täglich 5–10 Tropfen. Als Fertigpräparat kommt auch Aconitysat® in Frage.

Äußerlich kann man den Blauen Eisenhut auch anwenden, z. B. Aconit-Nervenöl®.

Viel verwendet und in der Volksheilkunde sehr beliebt sind die Einreibungen mit Pflanzenspiritus, z. B. Wacholderspiritus (Seite 148), und

Brennesselspiritus 2 Handvoll frische Brennesseln kleinhacken, mit 100 Millimeter 70%igem Alkohol übergießen und ca. 14 Tage ziehen lassen. Abfiltern und in eine saubere Flasche füllen. Bei einem Anfall die betroffene Stelle damit einreiben.

Homöopathie

Die erwähnten Mittel beziehen sich nur auf akute Neuralgien; chronische Beschwerden bedürfen einer sorgfältigen, umfassenden Abklärung durch einen erfahrenen homöopathischen Arzt oder Heilpraktiker.

Aconitum Plötzlich einschießende Schmerzen – vor allem linksseitig, ausgelöst durch kal-

ten Wind oder Zugluft; Gefühl von Taubheit, Kribbeln, Ameisenlaufen, besonders nachts.
Dosierung Aconitum D12. Stündlich 5 Tropfen/Globuli.
Colocynthis Stechende, heftige Schmerzen mit Fröstelgefühl, periodisch auftretend; vor allem links; Druck bringt oft Erleichterung, vor allem Liegen auf der schmerzhaften Seite.
Dosierung Colocynthis D6. Stündlich 5 Tropfen/Globuli.
Verbascum Blitzartige, periodisch kommende Schmerzen; Gefühl »als ob von Zangen gequetscht«; Verschlimmerung durch Temperaturwechsel, Reden, Niesen, kräftiges Kauen.
Dosierung Verbascum D3. Stündlich 5 Tropfen/Globuli.

Schlafstörungen

Erscheinungsbild

Schlafstörungen sind keine eigenständige Krankheit, sondern ein Symptom, hinter dem sich viele verschiedene Ursachen verbergen.
Die am häufigsten vorgebrachten Klagen sind: »Ich kann nicht einschlafen, mir geht noch so viel durch den Kopf«; »Ich wache immer wieder nachts auf«; »Ich wache gegen 3 Uhr nachts auf, liege dann einige Stunden wach und bin am Morgen, wenn ich aufstehen muß, unausgeschlafen und müde« u. a.

Verlauf

Jeder Mensch wird wohl schon mit Schlafstörungen zu tun gehabt haben. Meist stellt sich aber nach einer gewissen Zeit wieder ein gesunder Schlafrhythmus ein. Für den, der chronisch unter Schlafstörungen leidet, werden die Beschwerden zu einem ernsthaften Problem. Da zu einem gewissen Prozentsatz auch organische Erkrankungen als Ursache in Frage kommen, sollte bei länger andauernden Schlafstörungen eine genaue ärztliche Abklärung erfolgen.

Ursache

Die Ursachen sind mannigfaltig, und welche nun gerade für den einzelnen in Frage kommen, ist oft schwierig herauszufinden. Häufig spielen mehrere Faktoren eine Rolle. Mögliche Ursachen können sein:
Berufliche Überlastung; die Folge ist oft, »abends nicht abschalten können«; dies kommt vor allem bei den »Kopfarbeitern« vor.
Erwartungsangst, z. B. vor Prüfungen, oder Erwartungsfreude.
Überreiztheit durch zu hektische Sinneseindrücke (Film, Radio, Buch).
Veränderter Lebensrhythmus, z. B. durch Reisen, Urlaub, Schichtarbeit.

Unverarbeitete Tageserlebnisse. Empfindlichkeit gegen Erdstrahlen und elektromagnetische Strahlen, z. B. Radiowecker oder elektrische Leitung am Kopfende.
Bettwäsche aus synthetischem Material, falsche Matratzen (Schaumstoff), schlechte Sprungfedern.
Zuviel Kaffee, Tee, Nikotin.
Medikamente.
Schmerzzustände.

Behandlungsmethoden

Allgemeine Maßnahmen

Grundsätzlich sollten, soweit wie möglich, auslösende Faktoren ausgeschaltet werden. Dazu zählt vor allem: abends keinen aufregenden Film ansehen oder aufregende Lektüre lesen; keinen Kaffee oder Tee trinken und keine Zigaretten rauchen; natürliche Bettwäsche und Matrazen anschaffen; Bett umstellen u. a.
Am Anfang jeder Behandlung steht die Überprüfung der Einstellung zum Schlafen und Wachsein. Häufig ist es so, daß in der Nacht die Wachphasen beobachtet werden und am Tag die Sehnsucht nach Schlaf und Ruhe gepflegt wird.
Wird am Tag das Wachsein, die Gegenwart bejaht, so stellt sich meist am Abend der Schlaf von allein ein. Bei Schlafstörungen durch mangelnde körperliche Bewegung und geistige Über-

anstrengung empfiehlt sich:
Körperliche Betätigung, z. B.
Schwimmen, leichter Dauerlauf,
Gartenarbeit, kräftiges Radfahren u. a. Die beste Zeit dafür ist
der späte Nachmittag.
Am Abend leichte Entspan-
nungsübungen, z. B. Bewe-
gungsübungen (Seite 16 ff.),
Atemübungen (Seite 23 f.) und
autogenes Training.
Ältere Menschen, die an Schlafstörungen leiden – häufig
wachen sie gegen 3 bis 4 Uhr
morgens auf und liegen dann
wach – sollten folgendes
beachten:
Im Alter bedarf es keiner
8 Stunden Schlaf mehr. Keinen
langen Mittagsschlaf halten,
höchstens 15–30 Minuten.
Bei Schlafunterbrechung sich
keine Angst damit machen, daß
das Schlafsoll nicht erreicht
wird, und krampfhaft nach
Schlaf suchen, sondern die Zeit
mit Lesen oder Musikhören
überbrücken.

Wasseranwendung
Entspannende, beruhigende und
einschlaffördernde Wirkung,
vor allem für fröstelige Men-
schen haben:
→ ansteigende Fußbäder,
→ Vollbäder mit Zusätzen von
   Baldrian, Melisse, Lavendel,
→ Ganzkörperwaschungen.
Bei in der Nacht auftretenden
Schlafunterbrechungen, die

häufig durch Blutdruckschwan-
kungen ausgelöst werden,
helfen:
→ Senffußbäder,
→ heiße Fußbäder.

Heilpflanzen
Eine milde, entspannende und
damit schlaffördernde Wirkung
haben folgende Teemischungen.

Schlaftees	
Melissenblätter	30,0
Hopfenzapfen	20,0
Lavendelblüten	20,0
Pomeranzenschalen	20,0
Fenchelfrüchte	10,0
Zubereitungsart II (Seite 52)	
Melissenblätter	20,0
Baldrianwurzel	10,0
Hopfenzapfen	20,0
Lavendelblüten	10,0
Zubereitungsart IV (Seite 52)	

Schlaftropfen	
Tinct. Valeriana	25,0 Milliliter
Extract. Lupuli	25,0 Milliliter
Avena Urtinktur	25,0 Milliliter
Passiflora Urtinktur	25,0 Milliliter

Vor dem Schlafengehen
40 Tropfen auf l Glas Wasser
nehmen.

Homöopathie
Aconitum   Ängstliche Träume,
»Alpträume«, mit Unruhe,
»fährt im Schlaf hoch«.
Dosierung   Aconitum D12.
5 Tropfen/Globuli, bei Bedarf
wiederholen.

Ambra grisea   Schlaflosigkeit
wegen Sorgen, große nervliche
Überempfindlichkeit, alles Un-
gewöhnliche erzeugt Aufregung; Musik verschlimmert die
Symptome.
Dosierung   Ambra D4.
5 Tropfen/Globuli, bei Bedarf
wiederholen.
Coffea   Schlaflos durch Ideen-
fülle, »der Film der Tagesarbeit
reißt nicht ab«; »freudige Über-
raschungen machen schlaflos«.
Dosierung   Coffea D4.
5 Tropfen/Globuli, bei Bedarf
wiederholen.
Cocculus   Schlaflosigkeit in
Folge von Überforderung,
Überanstrengung, Schlafman-
gel, z. B. Nachtwachen.
Dosierung   Cocculus D12.
5 Tropfen/Globuli, bei Bedarf
wiederholen.
Cypripedium   »Kindermittel«,
Kinder wachen nachts auf und
sind hellwach, »sitzen singend
und spielend im Bettchen«.
Dosierung   Cypripedium D6.
5 Globuli, bei Bedarf wiederholen.

Hausmittel
Kräuterkissen   Aus einem
Leinentuch näht man sich ein
Kissen von der Kantenlänge
20 x 20cm. Eine Seite bleibt
etwas offen. Für die Füllung
nimmt man Lavendelblüten,
Hopfenzapfen, Baldrianblüten,
Fenchelgrün (alles getrocknet)
zu gleichen Teilen, insgesamt
etwa 600 Gramm. Das Kissen

damit füllen und zunähen. Abends unters Kopfkissen oder ans Kopfende legen.
Manchmal hilft ein Stück Traubenzucker, vor allem bei Blutzuckererkrankung.
Ein Täßchen starker, schwarzer Kaffee hilft vor allem älteren Menschen überraschend gut. Besonders dann, wenn eine Gehirnmangeldurchblutung besteht.

Nervöse Beschwerden

Erscheinungsbild

Keine andere Erkrankung hat so vielgestaltige Symptome, Beschwerden und Schmerzzustände.
An allgemeinen Beschwerden finden sich: Müdigkeit, Zerschlagenheitsgefühl, innere Unruhe und Anspannung, vermehrte Reizbarkeit, Verdrießlichkeit, Betrübtheit, Traurigkeit, Ängstlichkeit, Schlafstörungen, Gedächtnisschwäche, Konzentrationsmangel u. a.
An körperlichen Beschwerden treten in diesem Zusammenhang auf: Magenschmerzen, Verdauungsstörungen, Durchfall, Verstopfung, Herzstechen, Herzrhythmusstörungen, Atemnot, Reizhusten, Schmerzen in Muskeln und Gelenken, Kopfschmerzen, Durchblutungsstörungen, Hauterkrankungen, Blasen- und Nierenbeschwerden.

Verlauf

Die Beschwerden können plötzlich beginnen, sich aber auch langsam und stetig verschlimmern. Auch die Symptome und der Ort der Beschwerden wechseln häufig.
Durch das wechselhafte Erscheinungsbild ist es schwierig, eine exakte Diagnose zu stellen. Eine gründliche körperliche Untersuchung ist unbedingt notwendig, bevor man alles »auf die Nerven« schiebt. Allzuleicht wird sonst ein organisches Leiden übersehen. Außerdem kommt es im Verlauf nervöser Beschwerden auch zu organischen Veränderungen, z. B. Magengeschwür, Bluthochdruck, Darmerkrankungen u. a.

Ursache

Übergroße berufliche Belastungen, Leistungsdruck, Erfolgszwang, Arbeitslosigkeit, finanzielle Probleme; familiäre Sorgen, Kindererziehung, Haushalt; persönliche Probleme, Ehekonflike, Sexualität, werden als so übermächtig und unlösbar erlebt, daß es bei den Betroffenen zu nervösen, körperlichen Symptomen kommt. Die Ausprägung des individuellen Beschwerdebilds hängt dabei wahrscheinlich von der jeweiligen Persönlichkeitsentwicklung des einzelnen ab.

Behandlungsmethoden

Allgemeine Maßnahmen

So komplex die Beschwerden sind, so umfassend und weitgefächert ist die Therapie. Eine einzige, allgemein gültige Behandlung gibt es nicht.
Von den erwähnten Maßnahmen muß der Betroffene die für ihn passende heraussuchen. Hilfreich sind Gespräche mit erfahrenen Ärzten oder Heilpraktikern.
Entscheidend für eine tiefgreifende Besserung ist aber, daß der einzelne aktiv an seiner Gesundung mitarbeitet. Nur bei entsprechender Bereitschaft, auch eine manchmal unbequeme Therapie durchzuhalten, zeigen sich dauerhafte Behandlungserfolge.
Dabei gibt es zwei grundlegende Ansatzpunkte für die Behandlung:
Aufarbeitung psychischer und sozialer Konfliktsituationen
Hierzu eignen sich psychotherapeutische Verfahren, z. B. Gespräche, Einzel- und Gruppentherapie, Gestalttherapie, Bioenergetik u. a.
Stärkung der körperlichen Reaktionsbereitschaft, d. h. Vermitteln von Körpergefühl
In Frage kommen z. B. Wandern, Tanzen, Schwimmen, Gymnastik, leichte sportliche Aktivitäten – aber möglichst ohne Wettkampfsituation – Yoga, autogenes Training u. a.

Wasseranwendung
Die Behandlung richtet sich nach der jeweiligen Ausgangslage.
Stehen Beschwerden mit Überreiztheit, z. B. Unruhe, Reizbarkeit, Herzjagen, Magenschmerzen im Vordergrund, sind zuerst entspannende, beruhigende Maßnahmen angezeigt:
→ ansteigende Fußbäder,
→ Vollbäder mit Zusätzen von Melisse, Lavendel oder Haferstroh,
→ wechselweise Fuß- oder Armbäder,
→ Wechselkniegüsse,
→ Wassertreten.
Bei Beschwerden mit Erschöpfungszeichen (Müdigkeit, Traurigkeit, Muskelschmerzen, Durchblutungsstörungen) empfiehlt sich eine milde Reizanwendung:
→ Trockenbürsten,
→ Wechselwaschungen mit geringem Temperaturunterschied,
→ milde Wechselfuß- oder -armbäder,
→ Vollbäder mit Zusätzen von Rosmarin, Fichtennadeln, Lavendelblüten oder Kalmuswurzel.

Heilpflanzen
Es gibt einige Kräuter, die eine gute Wirkung auf das Nervensystem haben. Sie wirken nicht so stark und sofort wie chemische Präparate, haben dafür aber bei regelmäßiger Einnahme eine

milde, langandauernde Wirkung ohne Nebenwirkungen.

Tees bei innerer Unruhe, Erregtheit, Verspanntheit

Johanniskraut	30,0
Melissenblätter	20,0
Apfelschalen	10,0
Pomeranzenschalen	10,0
Fenchelfrüchte	10,0
Pestwurzwurzel	10,0
Zubereitungsart II (Seite 52)	

Johanniskraut	20,0
Lavendelblüten	20,0
Baldrianwurzel	10,0
Melissenblätter	10,0
Fenchelfrüchte	10,0
Zubereitungsart II (Seite 52)	

Tee mit stimmungsaufhellender, belebender Wirkung

Johanniskraut	30,0
Rosmarinblätter	10,0
Melissenblätter	20,0
Kalmuswurzel	10,0
Eisenkraut	10,0
Zubereitungsart II (Seite 52)	

▷ Diese 3 Tees mildern Prüfungsängste, wenn man 14 Tage vor dem Prüfungstermin täglich 3 Tassen davon trinkt.

Tee für nervöse Magenbeschwerden

Melissenblätter	30,0
Kamillenblüten	20,0
Engelwurzwurzel	10,0
Pestwurzwurzel	10,0
Fenchelfrüchte	20,0
Zubereitungsart II oder IV (Seite 52)	

Tee für nervöse Herzbeschwerden

Melissenblätter	20,0
Johanniskraut	20,0
Weißdornblüten u. -blätter	20,0
Herzgespannkraut	10,0
Baldrianwurzel	10,0
Lavendelblüten	10,0
Zubereitungsart II oder IV (Seite 52)	

Tee für nervöse Verdauungsbeschwerden, z. B. Blähungen, Verstopfung, Aufstoßen

Melissenblätter	20,0
Johanniskraut	20,0
Löwenzahnkraut	10,0
Erdauchkraut	10,0
Faulbaumrinde	5,0
Ringelblumenblüten	10,0
Pfefferminzblätter	10,0
Zubereitungsart II (Seite 52)	

▷ Tip: Sehr zu empfehlen ist auch die Einnahme eines Johanniskrautpräparates; z. B. Laif 600®, Jarsin 300®, Helarium 425®

Akupressur
Das tägliche Massieren folgender Punkte und Zonen bringt Erleichterung und wirkt harmonisierend auf die Seele.

<u>Lage H 7</u>   (Foto Seite 96)
In der äußeren Armseite in Höhe der Handgelenksfalte.
<u>Lage H 5</u>   (Foto Seite 96)
Daumenbreit von H 7 entfernt.
Dauer   Beide Punkte mit zartem Druck und sanften, kreisenden Bewegungen massieren.

<u>Lage KG 12–17</u> Diese Zone liegt auf der Körpermittellinie

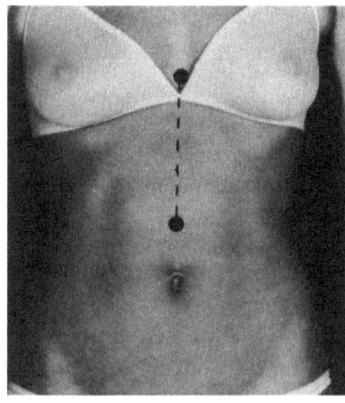

KG 12–17

handbreit oberhalb des Nabels bis auf Brustwarzenhöhe.
Dauer Einige Minuten in Richtung Kopf mit sanft streichelnden Bewegungen gut massieren.

Hausmittel
<u>Borretschmilch</u> 1 Handvoll Borretschblüten mit ¼ Liter warmer Milch übergießen, kurz ziehen lassen und dann schluckweise trinken. Die Blüten können mitgegessen werden. Wirkt stimmungsaufhellend.

<u>Rotweinmix</u> ¼ Liter Rotwein mit 1 Eigelb und 1 Eßlöffel Honig verquirlen. Wirkt anregend, belebend und stärkend.
<u>Honigmilch</u> 1 Eßlöffel Honig in ¼ Liter warmer Milch auflösen; langsam, schluckweise trinken. Wirkt beruhigend und schlaffördernd.
<u>Stimmungsaufheller</u> 1 Handvoll frische Erdbeeren, 2 Handvoll Johanniskrautblüten, Borretschblüten, Melissenblätter und Fenchelgrün ca. 1 Woche in 1 Liter Weißwein ziehen lassen, abfiltern und in eine Flasche füllen. Täglich 1 Likörgläschen trinken.

Kinderkrankheiten

Masern

Erscheinungsbild

Die Erkrankung beginnt mit Abgeschlagenheit, Verstimmung, Weinerlichkeit, gefolgt von mäßigem Fieber 38,5 °C, gelegentlich Bindehautentzündung und trockenem Husten. An der seitlichen Mundschleimhaut zeigen sich kleine, weißliche Flecken. Nach Entfieberung kommt es nach 2 Tagen erneut zu einem hohen Fieberanstieg, 39–40,5 °C. Jetzt zeigen sich die ersten Hautflecken. Der Ausschlag besteht aus hellroten, kleinen, unregelmäßigen Flecken, die nach kurzer Zeit zusammenfließen und dann größere Flecken bilden. Meist beginnt er hinter den Ohren und breitet sich dann über Gesicht, Hals, Oberkörper und Gliedmaßen aus.

Verlauf

Nach einer Ansteckungszeit (Inkubationszeit) von 9–11 Tagen kommt es zu Erkältungssymptomen = Vorstadium; nach 2–4 Tagen zum Ausbruch des Hautausschlages = Hauptstadium. Am 5. Tag nach Ausbruch des Ausschlags fällt das Fieber steil ab, die Flecken verblassen, schließlich schuppt die Haut sich kleieförmig – aber nicht, wie bei Scharlach an Handtellern und Fußsohlen.
Die größte Infektiosität (Ansteckungsgefahr) besteht im Vorstadium und bis zum 3. Tag nach Ausbruch des Ausschlags. Nach einer Erkrankung besteht ein lebenslanger Schutz vor neuerlicher Ansteckung.
Eine gefährliche Komplikation der Masern ist die Hirnentzündung (Enzephalitis), die sich durch Kopfschmerzen, Benommenheit und Nackensteife bemerkbar macht.

Ursache

Viruserkrankung mit hoher Ansteckungshäufigkeit. Die Übertragung erfolgt durch eine Tröpfcheninfektion, z. B. Husten, Niesen.

Behandlungsmethoden

Allgemeine Maßnahmen

Um den geschwächten Organismus zu schonen und zu entlasten und um eine Zweitinfektion – Mandelentzündung, Mittelohrentzündung, Lungenentzündung – zu vermeiden, sollte unbedingt folgendes beachtet werden:
Bettruhe Für mindestens 7 Tage, wichtig ist, die Kinder auch noch 2–3 Tage nach der Entfieberung im Bett zu halten.
Ernährung Meistens haben die Kinder während der Erkrankung keinen Appetit. Sie sollten auf keinen Fall zum Essen gezwungen werden. Hat das Kind Hunger, gibt man Gemüsesuppe, Grießbrei, Haferschleimsuppe. Auf Fleisch und Süßigkeiten sollte man verzichten, Milch so wenig wie möglich geben.

Wasseranwendung

Bei Masern besteht ein verstärktes Wärmebedürfnis, was sich nicht nur in hohem Fieber äußert, sondern auch in starkem Verlangen nach Zuneigung und

Liebe. Hohes Fieber 39,5 bis
40,5 °C sollte man deshalb nicht
mit chemischen Präparaten senken, sondern lediglich die Fie-
berspitze mit natürlichen Mitteln behandeln:

→ Wadenwickel,
→ Essigsöckchen,
→ Einläufe.

Wenn der Ausschlag nicht richtig zum Durchbruch kommt,
hilft sehr gut eine lauwarme
Waschung mit Salzwasser.
Ist der Hautausschlag abgeklungen, befindet sich das Kind in
der Rekonvaleszenz (Gesun-
dungsphase), so wirken stärkend:

→ Bäder mit Retterspitz,
→ Heublumenbäder.

Heilpflanzen

Wichtig ist es, die Abwehrkräfte
zu stärken.

Tee zur Stärkung der Abwehrkräfte	
Lindenblüten	30,0
Hagebuttenfrüchte	20,0
Holunderblüten	20,0
Zubereitungsart II (Seite 52)	

Siehe auch grippaler Infekt,
Seite 64 f.

Homöopathie

Die homöopathischen Mittel für
die typischen Kinderkrankheiten helfen den Kindern, die Erkrankung besser zu überstehen.
Sie unterstützen die Selbstheilungskräfte und fördern die allgemeine körperliche und seelische Entwicklung.

<u>Pulsatilla</u>   Es ist das Hauptmit-
tel bei Masern.
Dosierung   Pulsatilla D6;
stündlich 5 Globuli – bei
Besserung 3 bis 4mal täglich.

Röteln

Erscheinungsbild

Die ersten Symptome sind
leichter Schnupfen und geringe
Schmerzen beim Bewegen des
Kopfes – vor allem bei Bewegungen nach vorn und zur Seite.
Diese Schmerzen werden verursacht durch eine gut tastbare
Lymphknotenschwellung am
Hinterkopf-Halsbereich – wich-
tigstes Erkennungszeichen für
Röteln: Es besteht auch leichtes
Fieber (38,5 °C). Nach 2–3 Tagen erscheint erst im Gesicht
ein hellroter, kleinfleckiger
Hautausschlag, der sich über
Rumpf und Gliedmaßen weiter
ausbreitet. Die Flecken fließen
nicht wie bei Masern zusammen
und sind nach 3-4 Tagen bereits
wieder verschwunden.

Verlauf

Die Ansteckungszeit (Inkubationszeit) beträgt 2–3 Wochen.
Nach einem kurzen Vorstadium
(2–3 Tage) kommt es zum Hautausschlag, der nach 3–4 Tagen
wieder verschwunden ist. Die
größte Infektiosität (Anstek-
kungsgefahr) besteht in der Regel eine Woche vor und nach
Ausbruch des Hautausschlags.

Ursache

Viruserkrankung, die durch
Tröpfcheninfektion – Husten,
Niesen – übertragen wird.

Behandlungsmethoden

Allgemeine Maßnahmen

Es sollten die für alle Infektionskrankheiten geltenden
Maßnahmen beachtet werden –
eine spezielle Behandlung ist
nicht nötig.
Siehe grippaler Infekt,
Seite 62 f.

▷ Erkrankt eine Frau während
der ersten 4 Schwanger-
schaftsmonate an einer Rö-
telinfektion, kann es zu einer
Schädigung des Embryos
kommen.
Von daher empfiehlt es sich,
junge Mädchen, die noch
keine Infektion durchge-
macht haben, gegen Röteln
zu impfen.

Scharlach

Erscheinungsbild

Die Erkrankung beginnt plötzlich, mit hohem Fieber – 39 bis 41 °C – Kopfschmerzen, Gliederschmerzen, auch Übelkeit und Erbrechen. Die Mandeln sind geschwollen, dunkelrot und gelegentlich mit gelben Eiterstippchen bedeckt. Die Halslymphknoten sind schmerzhaft vergrößert. Die Zunge ist anfangs dick, gelb-weiß belegt und verändert sich, wenn der Ausschlag beginnt, zu der typischen dunkelroten Himbeerzunge. Der Hautausschlag ist hellrot, stecknadelkopfgroß und tritt vor allem in der Achselhöhle und Leistengegend stark hervor. Die Wangen sind stark gerötet, wobei das Hautareal um den Mund frei bleibt, »Milchbart«. Wenn der Ausschlag verblaßt, beginnt sich die Haut am Rumpf kleieartig abzuschuppen. An Handtellern und Fußsohlen kommt es zu einer großflächigen Hautschuppung.

Verlauf

Die Ansteckungszeit (Inkubationszeit) beträgt 2–4 Tage. Nach dem oben beschriebenen heftigen, kurzen (1–2 Tage) Vorstadium kommt es innerhalb von 12–36 Stunden zum Ausbruch des Hautausschlags. Das anfänglich hohe Fieber fällt ab dem 3. Tag langsam ab. Nach ca. 1 Woche ist die Temperatur wieder normal. Die Hautschuppung beginnt am Ende der 1. Krankheitswoche zuerst im Gesicht und am Rumpf, in der 3. Woche an Händen und Füßen.

Bei Scharlach kann es zu einer Anzahl gefürchteter Komplikationen kommen, z. B. Herzmuskelentzündung, Nierenentzündung, Hirnhautentzündung u. a. Es sollte deshalb bei Scharlachverdacht ein Arzt aufgesucht werden.

Ursache

Bestimmte Bakterien (Streptokokken der Gruppe A), die durch Tröpfcheninfektion – Husten, Niesen – oder durch infizierte Gegenstände übertragen werden.

Behandlungsmethoden

Allgemeine Maßnahmen

Scharlach ist eine ernstzunehmende Erkrankung. Damit es nicht zu Komplikationen kommt, sollte man folgendes beachten:

Bettruhe   Für 2–3 Wochen. Bleiben die Kinder, trotz guten Zuredens nicht im Bett, sollte man doch möglichst auf körperliche Schonung achten. Eine Reizüberflutung durch Radio und Fernsehen ist zu vermeiden.

Ernährung   Die ersten Tage nur leichte Kost geben, z. B. rohes Obst, Gemüsesäfte (1 Glas pro Tag); Karottensuppe. Ab der 2. Woche kann man wieder langsam mit Vollwerternährung (Seite 13 ff.) beginnen.

Wasseranwendung

Die Fieberspitzen können durch natürliche Maßnahmen gelindert werden:

→ Wadenwickel,
→ Essigsöckchen,
→ Einläufe,
→ Ober- oder Unterkörperwaschungen.

Heilpflanzen

In der Fieberphase sollten die Kinder viel trinken. Hierfür hat sich folgende Mischung bewährt:

Abwehrstärkender Kindertee	
Lindenblüten	30,0
Hagebuttenschalen	20,0
Brombeerblätter	10,0
Schlehenblüten	10,0
Anisfrüchte	10,0
Zubereitungsart II (Seite 52)	

Homöopathie

Belladonna   Es ist das Hauptmittel bei Scharlach.
Dosierung   Belladonna D12; stündlich 5 Globuli – bei Besserung 3 bis 4mal täglich.

Windpocken

Erscheinungsbild

Die Erkrankung beginnt mit Abgeschlagenheit, Übelkeit und leichtem Fieber. Schon bald kommt es zum Ausbruch des Hautausschlages. Zuerst bilden sich kleine, rote, stark juckende Flecken, die sich rasch zu einem flüssigkeitsgefüllten Bläschen umbilden. Die Bläschen platzen leicht oder trocknen ein. Es kommt letztlich zur Krustenbildung. Der Ausschlag beginnt am Rumpf und greift dann auf Gesicht und behaarte Kopfhaut über. Seltener werden Arme und Beine betroffen.

Verlauf

Die Ansteckungszeit (Inkubationszeit) beträgt 2–3 Wochen. Alle Stadien des Hautausschlages – Flecken → Bläschen → Krusten – treten gleichzeitig auf. Die Krusten fallen nach 8–20 Tagen ab. Anfänglich bestehen helle Hautstellen, gelegentlich, vor allem bei aufgekratzten Bläschen, bleiben Narben zurück. Die größte Infektiosität (Ansteckungsgefahr) besteht in der Regel 1 Tag vor bis 1 Woche nach Ausbruch des Hautausschlages. Aber auch die Krusten sind noch ansteckend. Es besteht eine lebenslange Immunität, Komplikationen kommen sehr selten vor.

Ursache

Viruserkrankung, die durch strömende Luft, Tröpfchen (Husten, Niesen) und direkten Kontakt übertragen wird.

Behandlungsmethoden

Allgemeine Maßnahmen

Um den Organismus nicht übermäßig zu belasten, ist folgendes sinnvoll:
- Bettruhe für die ersten paar Tage.
- Körperliche Schonung bis zum Abfallen der Krusten.

Wasseranwendung

Sehr unangenehm bei der Windpockenerkrankung ist der starke Juckreiz. Man kann ihn durch Betupfen mit lauwarmem Essigwasser (1 Eßlöffel Obstessig auf 1 Liter lauwarmes Wasser) lindern.

Homöopathie

<u>Antimonium tartaricum</u>
Es ist das Hauptmittel bei Windpocken.
Dosierung   Antimonium tart. D12. Anfangs stündlich 5 Tropfen oder Globuli, ab dem 4. Tag 3mal täglich 5 Tropfen/Globuli.

Mumps

Erscheinungsbild

Nach einigen Tagen allgemeinen Unwohlseins, Abgeschlagenheit und leichtem Fieber kommt es zur schmerzhaften Schwellung der Ohrspeicheldrüse. Die seitliche Halspartie, unterhalb des Ohres, ist verstrichen, das Ohrläppchen steht ab. Häufig schwellen beide Seiten kurz nacheinander an. Das Kauen und das Trinken saurer Flüssigkeiten ist sehr schmerzhaft.

Verlauf

Die Ansteckungszeit (Inkubationszeit) beträgt 16–20 Tage. Nach einem kurzen Vorstadium (1–3 Tage) kommt es zu einer 7–10 Tage dauernden Ohrspeicheldrüsenschwellung. Während dieser Zeit oder kurz danach kann es zu Komplikationen kommen. Bei Bauchschmerzen, Übelkeit und Erbrechen ist die Bauchspeicheldrüse mitbefallen. Bei einer, meist einseitigen, schmerzhaften Hodenschwellung mit Rötung der darüberliegenden Haut, ist es zu einer Hodenentzündung gekommen. Diese kommt vor allem bei Jungen in der Pubertät und Männern häufig vor. Mädchen und Frauen können an einer Eierstockentzündung erkranken. Bei Mumps kann es auch zu einer

Hirnhautentzündung kommen, die sich durch starke Kopfschmerzen, Benommenheit und Nackensteife bemerkbar macht. Wegen dieser Komplikationen sollte immer ein Arzt zu Rate gezogen werden! Die Infektiosität ist sehr groß. Sie besteht einige Tage vor Krankheitsbeginn bis zum Verschwinden der Drüsenschwellung.

Ursache

Virus wird durch Tröpfcheninfektion – Husten, Niesen – und direkten Kontakt – Speichel, Urin – übertragen.

Behandlungsmethoden

Allgemeine Maßnahmen
Wegen der Gefahr der Komplikationen sollte man folgendes beachten:
- Bettruhe für mindestens 1 Woche

Ernährung Da das Kauen schmerzhaft und eine Entlastung der Stoffwechselorgane sinnvoll ist, sollte man nur Gemüsesuppe und milde Gemüse- und Obstsäfte geben.

Wasseranwendung
Die lokalen Beschwerden können durch Wärme gelindert werden. Es eignen sich hierfür
→ Leinsamenauflagen,
→ Lehmpackungen,
Ölläppchenauflagen Hierzu taucht man ein Leinenläppchen

in warmes Olivenöl, legt dieses auf die Schwellung, deckt es mit einem weißen Läppchen ab und wickelt zum Schluß einen Wollschal um den Hals.

Heilpflanzen
Wichtig ist eine gründliche Mundpflege mit Salbeetee oder Kamillentee (Zubereitungsart II, Seite 52). Mehrmals täglich damit den Mund ausspülen.

Homöopathie
Belladonna Es ist das Hauptmittel bei Mumps.
Dosierung Belladonna D12. 5 Tropfen/Globuli mit etwas Wasser verdünnen 5mal täglich.
Mercurius solubilis Stark gelb belegte Zunge mit Zahneindrücken an den Rändern; Atem übelriechend; nachts besteht starkes Schwitzen.
Dosierung Mercurius D12. Wie oben.

Drei-Tage-Fieber

Erscheinungsbild

Die Erkrankung beginnt mit den Anzeichen einer Erkältung. Rachen und Mandeln sind leicht geschwollen und gerötet. Dann kommt es zu hohem Fieber 40,5 °C. Wenn das Fieber nachläßt, erscheint ein kleinfleckiger, hellroter Hautausschlag. Er beginnt am Rumpf und greift dann auf Gesicht, Arme und Beine über.

Verlauf

Die Ansteckungszeit (Inkubationszeit) beträgt 8–14 Tage. Nach dem Vorstadium kommt es zu einem 3–4tägigen Fieberanstieg. Nach Fieberabfall erscheint ein Hautausschlag, der aber bereits nach 1–2 Tagen wieder verschwunden ist. Der Krankheitsverlauf ist relativ komplikationslos. Es kann lediglich bei Kleinkindern während des raschen Fieberanstiegs zu einem Fieberkrampfanfall kommen.

Ursache

Viruserkrankung mit geringer Infektiosität, die durch direkten Kontakt übertragen wird.

Behandlungsmethoden

Allgemeine Maßnahmen
Es sollten die für alle Infektionskrankheiten geltenden Maßnahmen beachtet werden. Eine spezielle Behandlung ist nicht nötig. Siehe auch Grippaler Infekt, Seite 62 f.

Keuchhusten

Erscheinungsbild

Die Erkrankung verläuft in 3 Phasen. Nach einer Phase mit leichten Erkältungssymptomen – Schnupfen, Husten, leichtes

Fieber – folgt das Stadium der Hustenanfälle. Die Anfälle bestehen aus einer Serie von Hustenstößen (5–15); das Gesicht kann sich dabei blau-rot verfärben; dicker, zäher Schleim wird ausgehustet oder verschluckt; es kann zu einem Würgereiz mit Erbrechen kommen. Ist der Anfall vorüber, folgt ein keuchendes, ziehendes Einatmen. Schon kurze Zeit später kommt es zum nächsten Hustenanfall. Die Anfälle häufen sich vor allem nachts. Schließlich klingt die Erkrankung und damit die Hustenattacken allmählich ab.

Verlauf

Nach einer Ansteckungszeit (Inkubationszeit) von 7–14 Tagen treten die ersten Symptome auf. Dieses Vorstadium dauert 1 bis 2 Wochen. Das Hauptstadium mit den Hustenanfällen zieht sich über 4–6 Wochen hin. Die Abklingphase dauert nochmal ca. 2 Wochen. Oft besteht aber noch längere Zeit ein sogenanntes Gewohnheitshusten. Die größte Infektiosität besteht in den ersten 4 Wochen. Keuchhusten ist vor allem für Säuglinge und Kleinkinder im 1. Lebensjahr eine ernste Erkrankung. Durch die Hustenanfälle kann es zu einem kurzfristigen Atemstillstand, evtl. mit Hirnschädigung, kommen. Ein Arzt sollte vor allem bei Kleinkindern zu Rate gezogen werden.

Ursache

Keuchhusten wird durch Bakterien verursacht. Die Ansteckung erfolgt über eine Tröpfcheninfektion – Husten, Niesen.

Behandlungsmethoden

Allgemeine Maßnahmen

Ruhe Um die Anfälle zu lindern, ist es wichtig, daß die Eltern Ruhe und Geborgenheit auf das Kind ausstrahlen. Durch überängstliches Besorgtsein verschlimmern sie die Situation.
Ernährung Der Stoffwechsel sollte nicht mit schwerer Kost überlastet werden. Günstiger ist es, häufig kleine, leichte Mahlzeiten anzubieten. Auf Milch sollte man verzichten.
Frischluft Die Kinder sollten sich in einem gut gelüfteten Zimmer aufhalten. In der Ausklingphase sollten sich die Kinder viel an der frischen Luft aufhalten.

Heilpflanzen

Es gibt einige Heilpflanzen, die durch ihre sekretverflüssigende und krampflösende Eigenschaft bei Keuchhusten eine Linderung bewirken:

Keuchhustentee	
Thymiankraut	30,0
Huflattichkraut	20,0
Spitzwegerichkraut	10,0
Anisfrüchte	20,0
Zubereitungsart II (Seite 52)	

Mögen die Kinder keinen Tee, so kann man sich mit einem Thymiansirup behelfen. Der Zusatz von Drosera (Sonnentau) steigert die Wirkung.

Thymiansirup	
Sirupus Thymi comp.	100,0
Homöopathische Urtinktur von Drosera (gibt es in der Apotheke)	5,0

Mehrmals täglich 1 Teelöffel einnehmen.

Homöopathie

Belladonna Mittel für das Anfangsstadium; nächtlicher trockener Reizhusten; große Unruhe; starkes Schwitzen.
Dosierung Belladonna D12; stündlich 5 Globuli – bei Besserung 3 bis 4mal täglich.
Drosera Bellender, krampfhafter Husten; Anfälle vor allem nachts; Erstickungsgefühl mit Brechreiz; große Angst vor den Anfällen; Kinder müssen während des Hustens Brust und Bauch halten.
Dosierung Drosera D4. 1 Tablette oder 5 Globuli alle 2 Stunden.
Cuprum metallicum Beim Husten bläuliche Verfärbung des Gesichts; am Ende des Anfalls Erbrechen; Hustenanfälle besser durch Trinken von kaltem Wasser.
Dosierung Cuprum met. D8. Einnahme wie Drosera.

Kleine Verletzungen und Beschwerden

Prellungen

Erscheinungsbild

Durch Zerreißen kleiner Blutgefäße kommt es zu einem Bluterguß mit druckempfindlicher Schwellung. Bewegungen sind häufig nur unter Schmerzen möglich.

Verlauf

Der anfänglich bläuliche Erguß verfärbt sich innerhalb von 7 bis 10 Tagen grün bis gelbgrün. Die Schmerzen klingen während dieser Zeit langsam ab. Bestehen 2–3 Tage nach der Verletzung noch starke Schmerzen, z. B. bei Brustkorbprellung atemabhängiger stechender Schmerz, können innere Verletzungen oder Knochenbrüche vorliegen. Es muß dann unbedingt ein Arzt aufgesucht werden! Kommt es zu einer harten, druckempfindlichen Schwellung, die auch noch nach 4 Wochen besteht, liegt ein *abgekapselter Bluterguß* vor. Auch hier: Arzt aufsuchen!

Ursache

Stumpfe Gewalteinwirkung, z. B. Schlag, Sturz, Tritt.

Behandlungsmethoden

Wasseranwendung
Um eine Schwellung zu verhindern oder möglichst klein zu halten, sollte sofort ein kalter Umschlag oder eine
→ Eisbeutelauflage
gemacht werden.
Heilungsfördernd wirkt eine
→ Lehmpackung.

Heilpflanzen
Schmerzlindernde und abschwellende Wirkung haben Arnikaumschläge   Arnikatinktur 1:9 verdünnen (1 Teil Tinktur auf 9 Teile Wasser). Ein Leinenläppchen damit befeuchten, leicht ausdrücken und auf die erkrankte Stelle legen. Den Umschlag alle 15 Minuten erneuern, bis die akuten Schmerzen abgeklungen sind. Dann mehrmals am Tag den Umschlag wiederholen, um die Heilung zu fördern.

▷ Bei häufiger, langdauernder, zu konzentrierter Anwendung kann es zu Hautreizungen und allergischen Ekzemen kommen.
Alte, abgekapselte Blutergüsse kann man mit Kräuterauflagen »erweichen«:
→ Leinsamenauflage.
Bockshornkleeauflage
50 Gramm Bockshornkleesamen in ein Leinensäckchen füllen, diese ca. 10 Minuten in heißes Wasser legen. Anschließend leicht ausdrücken und möglichst heiß auf die verletzte Stelle legen. Mehrmals wiederholen.
Ist es zu einer Mitbeteiligung der Knochenhaut gekommen, z. B. bei Schienbeinprellung, Armkantenprellung, wirkt schmerzlindernd und heilungsfördern ein
Beinwellbreiumschlag
100 Gramm Beinwellwurzel zermahlen, in ein Leinensäckchen füllen und in Wasserdampf erwärmen. Auf die erkrankte Stelle legen, mit einem Leinentuch abdecken und einer Binde leicht umwickeln. Mehrmals wiederholen.

Homöopathie

Arnika Muskelschmerzen mit Zerschlagenheitsgefühl, jede Berührung und Bewegung schmerzt, sogar das Bett erscheint als zu hart. Mittel für größere Blutergüsse an mehreren Körperstellen, z. B. nach Sturz von der Treppe.
Dosierung Arnika D12. Stündlich 5 Tropfen/Globuli.
Bellis perennis Abgeschlagenheit und Wundheitsgefühl. Besserung durch Wärme und leichte Bewegung; Verschlimmerung nachts und durch Anstrengung. Mittel für kleine Blutergüsse.
Dosierung Bellis perennis D4. Stündlich 5 Tropfen/Globuli.
Ruta Ist das Mittel für die »Knochenprellung« und Sehnenschmerzen; Gefühl von großer Mattigkeit und Schwäche; Hinlegen und Kälte verstärken.
Dosierung Ruta D4. Stündlich 5 Tropfen/Globuli.

Hausmittel

Blutergußsalbe 100 Gramm Butter erhitzen, Schaum abschöpfen. 50 Gramm Sonnenblumen- oder Olivenöl und 50 Gramm Bienenwachs dazugeben und erwärmen. Je 20 Gramm Beinwellwurzeln, Bockshornkleesamen, Kamillenblüten und Ringelblumenblüten zufügen und über Nacht ziehen lassen. Am nächsten Tag wieder erwärmen und abfiltern. Die Salbe eignet sich auch für alte, verhärtete Blutergüsse.

Beinwell ist auch in Fertigpräparaten enthalten, z. B. Kytta-Salbe® Beinwell-Balsam®.
Johanniskrautöl Zwei Handvoll Johanniskrautblüten in ein 1-Liter-Einweckglas geben, zerquetschen, z. B. mit einer Flasche, und mit ¼ Liter Sonnen- oder Olivenöl auffüllen. Unter gelegentlichem Umrühren 3–5 Tage offen stehen lassen. Dann an einem sonnigen Platz ca. 4 Wochen verschlossen ziehen lassen. Hat sich das Öl rot gefärbt, abfiltern, in saubere Flaschen füllen und gut verschließen. Eignet sich zum Einreiben bei Verstauchungen, Prellungen, Zerrungen, Sehnenscheidenentzündungen und Nervenschmerzen.
▷ Fertigpräparat: Jukunda-Rotöl

Verstauchungen

Erscheinungsbild

Das betroffene Gelenk ist angeschwollen, häufig besteht ein Bluterguß. Jede Bewegung ist sehr schmerzhaft. Bestand anfänglich ein kurzer, starker, stechender Schmerz, deutet dies auf eine Bänderzerrung oder einen Bänderriß hin.

Verlauf

Nach 7–10 Tagen sollte sich die Schwellung bzw. der Bluterguß weitgehend zurückgebildet haben. Bestimmte Bewegungen können daher auch noch nach 6–8 Wochen schmerzhaft sein. Besteht ein großer Bluterguß, sind Bewegungen nicht mehr möglich oder ist das Gelenk in seiner Form stark verändert, muß unbedingt sofort ein Arzt aufgesucht werden!

Ursache

Durch plötzliche, ruckartige Gewalteinwirkung kommt es zu einer kurzfristigen, geringfügigen Verschiebung der am Gelenk beteiligten Knochen. Hierdurch werden die Gelenkkapsel, Bänder, Sehnen und Muskeln überdehnt oder gezerrt. In schweren Fällen kommt es zu Kapsel- und Bänderrissen, Knochenabsplitterungen und zur Verrenkung des Gelenks.

Behandlungsmethoden

Allgemeine Maßnahmen

Das betroffene Gelenk sollte unbedingt mit einer elastischen Binde für 1 Woche ruhiggestellt werden. Die anderen Behandlungsmethoden (Prellungen Seite 174) verkürzen den Heilungsprozeß.

Homöopathie

Rhus toxicodendron Reißende Schmerzen in Sehnen und Bändern; auch als Folge von Überanstrengung; Ruhe verschlimmert die Beschwerden; leichte Bewegung bessert.

Dosierung   Rhus tox. D6. Stündlich 5 Tropfen/Globuli, bei Besserung 3mal täglich 5 Tropfen.

Kleine Wunden

Erscheinungsbild

Durch einen Unfall kommt es zu einer oberflächlichen Hautverletzung. Dies kann in Form einer Schnitt-, Stich-, Riß- oder Schürfwunde auftreten. Es besteht ein kurzer, stechender, meist auch brennender Schmerz. Je nach Wundart blutet die Wunde schwach oder stark.

Verlauf

Bei einer leichten Schnitt-, Stich- oder Rißwunde sollte die Blutung nach 1–2 Minuten aufgehört haben. Blutet die Wunde stark, gleichmäßig und dunkelrot, so ist eine Vene verletzt. Spritzt im Pulsrhythmus hellrotes Blut, ist eine Arterie beschädigt. Hier sollte man einen Druckverband anlegen und umgehend einen Arzt aufsuchen.

Eine Schürfwunde blutet meist nicht, es kommt lediglich zum Austritt von Gewebsflüssigkeit. Kommt es im Laufe der Wundheilung zu einer pochenden, schmerzhaften, roten Schwellung um das Wundgebiet, fließt aus der Wunde ein gelbliches Sekret (Eiter), so hat sich die Wunde infiziert. Bildet sich in der Nähe der Wunde ein roter Streifen und sind Lymphknoten geschwollen, sollte ein Arzt zu Rate gezogen werden. Bei den roten Streifen – im Volksmund *Blutvergiftung* genannt – handelt es sich um eine Entzündung der oberflächlichen Lymphbahn und nicht um eine Blutvergiftung.

Ursache

Äußere Gewalteinwirkung.

Behandlungsmethoden

Allgemeine Maßnahmen

Wunde ausbluten lassen. Saubere Wunden mit einem Pflaster oder Verband abdecken. Verschmutzte Wunden mit Kamillenspülung oder 1:5 verdünnter Ringelblumentinktur auswaschen und verbinden. Besteht kein Tetanusimpfschutz, muß unbedingt unverzüglich ein Arzt aufgesucht werden.

Heilpflanzen

Wundheilungsfördernd und antibakteriell wirken und vor allem zur Reinigung verschmutzter Wunden geeignet sind Kamillenspülungen und Ringelblumentinktur.

<u>Kamillenspülung</u>   Eine Handvoll Kamillenblüten mit kochendem Wasser übergießen, 10 Minuten ziehen lassen, abfiltern. Die Wunde mehrmals mit dem abgekühlten Tee spülen. Zum Schluß eine sterile Mullkompresse damit tränken, auf die Wunde legen und verbinden.

<u>Ringelblumentinktur</u>   Die Tinktur (gibt es in der Apotheke) 1:5 mit Wasser verdünnen. Wunde mehrmals damit ausspülen und anschließend mit einer sterilen Mullkompresse abdecken und verbinden. Bei schlecht heilenden, eitrigen Wunden wirken heilungsfördernd Echinacin-Salbe® und Calendula-Salbe®.

Homöopathie

Die Auswahl der homöopathischen Mittel erfolgt nach der Art der Verletzung.

<u>Arnika</u>   Mittel bei Quetschungen mit kleiner Wunde, aber stark gequetschtem, umliegendem Gewebe; bläulicher Bluterguß.

Dosierung   Arnica D12. 3mal täglich 5 Tropfen/Globuli.

<u>Calendula</u>   Mittel bei Zerreißungen – Wunde ist groß, offen, die Wundränder sind ausgefranst. Heftige Schmerzen bei jeder Bewegung.

Dosierung   Calendula D4. 3mal täglich 5 Tropfen/Globuli.

<u>Hypericum</u>   Mittel bei Stich- oder Schnittverletzungen und Quetschungen; vor allem bei gequetschten Fingern; Schmerzen sind sehr stark.

Dosierung Hypericum D4.
3mal täglich 5 Tropfen/Globuli.
Staphisagria Mittel bei glatten
Schnittverletzungen.
Dosierung Staphisagria D6.
3mal täglich 5 Tropfen/Globuli.
Ledum Mittel bei Stichverlet-
zungen oder Bissen; Kälte des
verletzten Teils, aber Besserung
durch Kälte, Verschlimmerung
durch Wärme.
Dosierung Ledum D6.
3mal täglich 5 Tropfen/Globuli.

Hausmittel
Honigsalbe 1 Eßlöffel kaltge-
schleuderter Honig mit einer
Messerspitze feingeriebenem
Meerrettich vermischen. Auf
die Verletzung auftragen und
mit einer Binde abdecken.
Gut vor allem bei schlecht
heilenden Wunden.
Blutwurzpulver 50 Gramm
getrocknete Blutwurzwurzeln
(Tormentill erecta) zu Pulver
vermahlen. Das Pulver direkt
auf die Wunde streuen. Es wirkt
blutstillend und wundheilungsfördernd.

Verbrennungen

Erscheinungsbild

Ein stechender, brennender
Schmerz mit Rötung und leichter
Schwellung der Haut kenn-
zeichnet eine Verbrennung ersten
Grades. Zu Blasenbildung kommt
es bei Verbrennungen zweiten
Grades. Wird tieferliegendes
Gewebe in Mitleidenschaft
gezogen, spricht man von
Verbrennungen dritten Grades.
Entscheidend bei einer Verbrennung ist, wieviel von der
Körperoberfläche betroffen ist. So
ist eine großflächige Verbrennung
ersten und zweiten Grades
gefährlicher als eine kleine dritten
Grades. Merkregel zum
Abschätzen der Größe der
verbrannten Fläche:
1 Handinnenfläche entspricht ca.
1% der Hautoberfläche. Sind
mehr als 10% geschädigt, besteht
ernsthafte Schockgefahr.

Verlauf

Nach 7–10 Tagen sollte eine
Verbrennung ersten Grades
weitgehend abgeheilt sein. Bei
einer Verbrennung zweiten
Grades dauert es etwa 14 Tage.
Eine Verbrennung dritten Grades benötigt zum vollständigen
Abheilen – je nach Tiefe der
Verletzung 3–6 Wochen. Infiziert sich die Wunde – schmerzhafte Rötung, Lymphknotenschwellung – sollte ein Arzt
aufgesucht werden!

Ursache

Intensive Hitzeeinwirkung.

Behandlungsmethoden

Kleine Verbrennungen ersten
oder zweiten Grades, wenn sie
nicht größer als eine Handfläche
sind, können selbst behandelt
werden. Bei größeren sowie bei
Verbrennungen dritten Grades,
sollte immer ein Arzt aufgesucht
werden!

Allgemeine Maßnahmen
Nach dem Unfall die verbrannte
Stelle sofort 4–5 Minuten lang
mit kaltem Wasser abwaschen.
Anschließend mit einer Brandsalbe, z. B. Combudoron-Ge-
lee®, Wund- und Brandgel, abdecken und mit einem sterilen
Verband vorsichtig verbinden.
Brandblasen sollten nicht geöffnet werden!

Homöopathie
Apis mellifica Die Haut ist rot
und leicht geschwollen; der
Schmerz brennend, stechend;
jegliche Wärmezufuhr verstärkt
den Schmerz; Kälte bessert.
Dosierung Apis mellifica D4.
Anfangs alle 15–30 Minuten
5 Tropfen/Globuli, bei Nachlassen der Schmerzen alle
1–2 Stunden 5 Tropfen/Globuli.
Cantharis Die Haut ist rot,
geschwollen und es zeigen sich
kleine Bläschen; brennende,
juckende Schmerzen, »Rauh-
heitsgefühl«; Wärme verschlimmert den Schmerz; kalte Umschläge bessern.
Dosierung Cantharis D6.
Anfangs alle 15–30 Minuten
5 Tropfen/Globuli, bei Nachlassen der Schmerzen alle
1–2 Stunden 5 Tropfen/Globuli.

Brandtinktur	
Urtica-Urtinktur	20.0
Calendula-Urtinktur	20.0
Hypericum-Urtinktur	20.0
Cantharis D6 Tropfen	20.0
zu gleichen Teilen mischen.	

Ein Mulläppchen damit anfeuchten und auf die verbrannte Stelle legen.

Sonnenbrand

Erscheinungsbild

Jeder Sonnenbrand ist eine Verbrennung. Je nach Intensität vom beginnenden ersten Grad (= leichte Hautrötung) bis zu beginnendem zweiten Grad (= leichte Blasenbildung). Die betroffenen Stellen jucken, spannen und sind sehr berührungsempfindlich.

Verlauf

Je nach Schwere sind nach 3 bis 10 Tagen die Hauterscheinungen abgeheilt.

Ursache

Intensive Sonnenbestrahlung.

Behandlungsmethoden

Wasseranwendung
Schmerzlindernd und angenehm kühlend wirken:

Kalte Umschläge Leinentuch in möglichst kaltes Wasser tauchen, leicht auswringen und vorsichtig auf die betroffene Stelle legen. Häufig wechseln.
→ Molkebad.

Homöopathie
Siehe Verbrennungen, Seite 177 f.

Insektenstiche

Erscheinungsbild

Je nach Insektenart – Mücke, Biene, Wespe – kommt es zu einer stechenden, schmerzhaften, geröteten Schwellung. Gefährlich sind Bienen- oder Wespenstiche im Mund-Rachen-Bereich und für Personen, die allergisch darauf reagieren.

Verlauf

Nach einigen Stunden sind die akuten Schmerzen weitgehend abgeklungen. Die Rötung und Schwellung geht im Laufe von 3–5 Tagen zurück. Kommt es nach einem Bienen- oder Wespenstich zu einer starken Anschwellung, sollte ein Arzt aufgesucht werden.

Behandlungsmethoden

Allgemeine Maßnahmen
Bei Bienenstichen den Stachel mit einer Pinzette entfernen.

Wasseranwendung
Schmerzlindernd und abschwellend wirken kalte Umschläge; der Heilungsvorgang wird unterstützt, indem man auf ein Mull-Läppchen einige Tropfen Calendulatinktur gibt (in der Apotheke erhältlich);
→ Eisbeutelauflagen.

Homöopathie
Apis mellifica Brennender, stechender Schmerz; Haut ist rot und leicht geschwollen; Wärme verschlimmert; kalte Umschläge bessern.
Dosierung Apis mellifica D4. Alle 15 Minuten 5 Tropfen/Globuli, bis die Schmerzen besser werden.

Hausmittel
Frische Zitronenscheiben auflegen.
Frische Zwiebelscheiben auf die Haut reiben.
Frische Spitzwegerichblätter leicht zerdrücken und auflegen.
Frische Petersilie zerquetschen und auflegen.

Muskelkater

Erscheinungsbild

Es bestehen ziehende, dumpfe Schmerzen, die sich vor allem bei Bewegungen verstärken. Oft kommt es auch zu einem allgemeinen »Zerschlagenheitsgefühl«.

Verlauf

Ohne Behandlung klingen die unangenehmen Beschwerden nach 2–3 Tagen wieder ab. Bei entsprechender Behandlung oft schon nach Stunden.

Ursache

Zu einem Muskelkater kommt es infolge einer ungewohnten körperlichen Überanstrengung. In der untrainierten Muskulatur kommt es durch die Überlastung zu einer Anhäufung von »Stoffwechselschlacken«. Dabei lagert sich Milchsäure im Gewebe ab. Durch komplizierte biochemische Prozesse kommt es dann zur Schmerzentstehung.

Behandlungsmethoden

Allgemeine Maßnahmen
Wichtig ist es, daß die entstandene Milchsäure wieder abtransportiert bzw. abgebaut wird. Das erreicht man am einfachsten durch weitere leichte, lockere Bewegungen. D. h., Zähne zusammenbeißen, den anfänglichen Schmerz überwinden und einfache Bewegungsübungen machen. Abrupte, schnelle Bewegungen vermeiden, denn diese können schaden.
Eine angenehme und heilende Wirkung haben auch sanfte Massagen.

Wasseranwendung

Durch eine Anregung der Durchblutung kommt es zu einer Verbesserung der Ernährung der Muskulatur und zu einem rascheren Abbau der Stoffwechselschlacken. Es kommen daher vor allem Wärmeanwendungen in Frage:
→ Vollbad mit Zusätzen von Fichtennadeln, Heublumen,
→ Knie- oder Schenkelguß (38–40 °C) oder aber auch ganz einfach eine heiße Ganzkörperdusche,
→ Sauna.

Heilpflanzen

Auch hier wird durch äußere Anwendungen in Form von Einreibungen eine Durchblutungssteigerung erreicht:
- Wacholderspiritus (Seite 148)
- Brennesselspiritus (Seite 162)
- Johanniskrautöl (Seite 175)

Homöopathie

<u>Rhus toxicodendron</u> Gefühl wie »gerädert«, nach großer Anstrengung; Ruhe verschlimmert aber die Beschwerden, leichte Bewegung und Wärme bringen Besserung, Kälte verschlechtert.
Dosierung Rhus tox. D8. Stündlich 1 Tablette/5 Globuli.
<u>Arnica</u> Gefühl von »Zerschlagenheit«; alles ist zu hart, jede Berührung schmerzt; Bewegung verschlimmert, Ruhe bessert.
Dosierung Arnica D12. Stündlich 5 Tropfen/Globuli.

Wadenkrampf

Erscheinungsbild

Schmerzhafte, oft nächtliche Verkrampfung der Wadenmuskulatur, gelegentlich auch der Fuß- oder Zehenmuskulatur.

Verlauf

Der Krampf tritt meist urplötzlich auf und vergeht in den meisten Fällen wieder rasch. Kommt es gehäuft zu Wadenkrämpfen, muß unbedingt durch einen Arzt die Ursache abgeklärt werden.

Ursache

In den meisten Fällen ist die Ursache rein »funktionell«, d. h. durch eine übersteigerte Reflexbereitschaft auf Grund einer inneren Anspannung kommt es zu einem Krampf. Als körperliche Ursachen kommen z. B. in Frage:
- Mineralstoffmangel – Calcium, Kalium oder Magnesium,
- Durchblutungsstörungen,
- Blutzuckererkrankung,
- Senk- oder Spreizfüße.

Behandlungsmethoden

Allgemeine Maßnahmen
Oft läßt sich der Krampf durch einen Gegendruck beseitigen,

z. B. Fuß fest ans Bettende stemmen.

Wasseranwendung

Eine entkrampfende, entspannende Wirkung haben:
→ ansteigende Fußbäder,
→ Wechselfußbäder mit Zusätzen von Heublumen, Baldrian,
→ Wassertreten. Siehe auch Durchblutungsstörungen, Seite 99 ff.

Heilpflanzen

Einen schmerzstillenden, durchblutungsfördernden Effekt haben Einreibungen. Siehe Muskelkater, Seite 179.

Homöopathie

Es gibt zwei sehr bewährte homöopathische »Krampfmittel«.

Cuprum metallicum Krampfartige Schmerzen mit Zuckungen; Verschlimmerung durch Berührung, Besserung nach Schweißausbruch und nach kaltem Trinken.

Dosierung Cuprum met. D6. Alle 10 Minuten 1 Tablette, bis der Krampf nachläßt.

Magnesium phosphoricum Schneidende, krampfartige Schmerzen; Verschlimmerung durch Kälte und Berührung, Besserung durch Wärme, Druck, Zusammenkrümmen.

Dosierung Magnesium phos. D6. Einnahme wie oben.

Hausapotheke für die naturgemäße Behandlung

In jeden Haushalt gehört eine Hausapotheke. Art und Umfang der Ausstattung sind allerdings recht unterschiedlich. Einerseits hängt die Ausstattung vom Wissen über Krankheitszusammenhänge, andererseits aber auch von der Bereitschaft zum Tragen von Selbstverantwortung ab. Auch überliefertes Wissen und eigene Erfahrungen spielen eine Rolle. So hat der eine von der Großmutter pflanzliche Hausmittel übernommen, der andere hat gute Erfahrungen mit Kneippschen Wasseranwendungen gemacht, ein dritter hat durch ein homöopathisches Mittel prompte Heilung erlangt und möchte die Homöopathie nicht mehr in seiner Hausapotheke missen.

Eine vollständige Hausapotheke für eine naturgemäße Behandlung kann also recht umfangreich werden. Die hier aufgeführten Gegenstände und Medikamente sind nach dem gleichen Schema gegliedert wie die in diesem Buch beschriebenen Behandlungsmethoden. Die individuelle Zusammenstellung

der eigenen Hausapotheke soll den jeweiligen Neigungen des einzelnen überlassen werden. Die mit einem Punkt (•) gekennzeichneten Gegenstände und Medikamente sollten aber in keiner naturgemäßen Hausapotheke fehlen.

Noch einige wichtige Regeln: Eine Hausapotheke
- darf nicht für Kinder erreichbar sein,
- muß ein verschließbares Fach haben,
- muß sofort ergänzt werden, wenn etwas entnommen wurde,
- kann den Arzt nicht ersetzen.

Zusammenstellung der eigenen Hausapotheke

Allgemeines
- Hansaplast und Leukoplast in verschiedenen Größen
- Mullbinden, 6 und 8 cm breit – je 4 Stück
- Elastische Binden, 6 und 10 cm breit – je l Stück
- Verbandwatte
- Dreiecktuch
- Schere
- Splitterpinzette
- Jodtinktur, z. B. Mercurochrom®
- Wund- und Brandsalbe, z. B. Wund- und Brandgel®, Combudoron®
- Fieberthermometer
- Sicherheitsnadeln
- leichte Schmerztabletten, z. B. Aspirin®, Paracetamol-Ratiopharm 500®

Wasseranwendung
- Luffa-Schwamm oder rauher Frotteewaschlappen weiche Hautbürste Schlauch mit Anschluß an die Dusche für die Durchführung eines Gusses Fußwanne und Armwanne – je 2 Stück – notfalls genügen auch 2 größere Plastikeimer

Leinentücher in folgenden Größen:
- 10 x 60 cm Halswickel
- 150 x 180 cm Halbwickel – je 2 Stück
- 150 x 200 cm Schwitzpackung – je 2 Stück
  80 x 150 cm Brustwickel,

Lendenwickel – je 2 Stück
70 x 100 cm Armwickel
- 60 x 60 cm Wadenwickel
50 x 50 cm für Kompressen
und Auflagen
Wolldecke
- Heublumenpackung
- Emser-Salz
- Heilerde, z. B. Luvos-Heil-
erde®

Badezusätze:
Baldrian
Eichenrinde
Fichtennadeln
- Kamille
Lavendel
Molke, z. B. Lactomederm®
Retterspitz
Rosmarin
Zinnkraut

Heilpflanzen
Kräuter:
Ackerstiefmütterchenkraut
Ackerschachtelhalmkraut
- Anisfrüchte
Augentrostkraut
- Baldrianwurzel
Birkenblätter
Blutwurzwurzeln
- Brennesselblätter

- Brombeerblätter
Eibischwurzeln
Eichenrinde
- Fenchelfrüchte
Frauenmantelkraut
Goldrutenkraut
Hagebuttenschalen
- Heidelbeerenfrüchte
Holunderblüten
- Huflattichkraut
- Johanniskraut
- Kamillenblüten
Königskerzenblüten
Lavendelblüten
- Lindenblüten
- Löwenzahnwurzel und -kraut
Malvenblüten
- Melissenblätter
Pestwurzwurzeln
- Pfefferminzblätter
Ringelblumenblüten
Rosmarinkraut
- Salbeiblätter
Schafgarbenkraut
Spitzwegerichkraut
Taubnesselblüten
- Thymiankraut
- Weißdornblüten und -blätter

Kräuterzubereitungen:
- Aconit-Nervenöl®
- Arnikatinktur

- Echinacin-Tropfen®
- Johanniskrautöl
- Kaffeekohle,
z. B. Carbo Königsfeld®
- Kytta-Salbe®
- Ringelblumentinktur
- Wacholderspiritus

Homöopathie
- Aconitum D12
- Allium cepa D4
- Apis D4
- Arnica D12
- Belladonna D12
- Berberis D4
Bryonia D4
Cantharis D6
Chamomilla D4
- Cuprum metallicum D6
- Eupatorium perfoliatum D6
- Euphrasia D4
- Ferrum phosphoricum D4
- Gelsemium D6
Ipecacuanha D6
- Hepar sulfuris D6
Magnesium phosphoricum D8
- Nux vomica D6
- Pulsatilla D6
Rhus toxicodendron D6
Rumex D4

Literaturverzeichnis

Naturheilkunde

Anemüller, M.: Naturheilverfahren, Ernährungstherapie. Stuttgart 1998, Hippokrates
Dorstewitz, H.: Erkältung und Grippe natürlich behandeln. München 1993, Gräfe und Unzer
Münzing-Ruef, J.: So heilt die Natur. München 1984, Wilhelm Heyne
Stellmann, H. M.: Kinderkrankheiten natürlich behandeln. München 1983, Gräfe und Unzer

Allgemeine Maßnahmen

Ernährung

Gal, H.: Das große Kochbuch der vegetarischen Köstlichkeiten. Norderstedt 2004, Books on Demand
Gutjahr, I.: Die vitalstoffreiche Vollwertkost nach Dr. M. O. Bruker. München 1992, Goldmann
v. Koerber, K./ Männle, T./ Leitzmann, C.: Vollwert-Ernährung. Heidelberg 1999, Haug
Leitzmann, C./ Million, H.: Vollwertküche für Genießer. München 2003, Bassermann
Rauch-Petz, G.: So heilt Gemüse. München 2000, Südwest

Bewegung

Albrecht, K.: Körperhaltung. Heidelberg 2006, Haug

Atmung

Egenolf, H.: Wunder des Atmens. Ein kleines Atem-Lehrbuch für Gesunde und Kranke. Stuttgart 1983, Paracelsus
Gross, E.: Heilatmung für jeden. München 1983, Gräfe und Unzer
Lodes, H.: Atme richtig. Der Schlüssel zu Gesundheit und Ausgeglichenheit. München 1977, Ehrenwirth

Entspannung

Langen, D.: Autogenes Training. München 2005, Gräfe und Unzer

Wasseranwendung

Bachmann, R. M./Schleinkofer, G. M.: Natürlich gesund mit Kneipp. Stuttgart 2006, Trias

Heilpflanzen

Bocksch, M.: Das praktische Heilpflanzenbuch. München 2007, BLV
Bühring, U.: Praxis-Lehrbuch der modernen Heilpflanzenkunde. Stuttgart 2005, Sonntag-Verlag
Finklmann, V./ Weiß, R. F.: Lehrbuch der Phytotherapie. 10. Aufl. Stuttgart 2005, Hippokrates
Kreuter, M.-L.: Kräuter und Gewürze aus dem eigenen Garten. München 2002, BLV
Schilcher, H./ Kammerer, S.: Leitfaden Phytotherapie. München 2003, Urban + Fischer

Homöopathie

Calvi, J.: Das BLV-Handbuch Homöopathie. München 2007, BLV
Gawlik, W.: Homöopathie und konventionelle Therapie. Stuttgart 1997, Hippokrates
Sommer, Sven: Homöopathie. München 2001, Gräfe und Unzer

Akupressur

Bahr, F. R.: Akupressur. München 2003, Goldmann
Benesch, H.: Klopf dich gesund. München 2005, Kösel
Wagner, F.: Akupressur. München 2006, Gräfe und Unzer

Register